THÉRAPEUTIQUE SUGGESTIVE

SON MÉCANISME

PROPRIÉTÉS DIVERSES DU SOMMEIL PROVOQUÉ ET DES ÉTATS ANALOGUES

DU MÊME AUTEUR

Controverse sur l'agent magnétique. (*Union Magnétique*, du 10 février 1868, au 10 novembre).

Ebauche de psychologie. (G. MASSON, 1 vol. in-8, 1873).

Médication par suggestion, pendant les états de sommeil. (*Journal du Magnétisme*, juillet 1881).

Emploi de la thérapeutique du sommeil provoqué dans l'apoplexie cérébrale. (*Journal du Magnétisme*, janvier 1882).

Traitement hypnotique de quelques paralysies. (*Journal du Magnétisme*, avril 1882).

Étude sur le zoomagnétisme. (G. MASSON, 1883).

Biographie du général Noizet. (*Journal du Magnétisme*, octobre 1882 et juin 1884).

Traitement hypnotique de quelques maladies ayant pour siège principal les centres de la moelle épinière. (*Journal du Magnétisme*, octobre 1882 et juin 1884).

Anesthésie par suggestion. (*Journal du Magnétisme*, octobre 1885).

Traitement par suggestion hypnotique de l'incontinence d'urine chez les adultes et les enfants au-dessus de trois ans. (*Revue de l'Hypnotisme*, octobre 1886).

Emploi de la suggestion hypnotique en obstétrique. (*Revue de l'Hypnotisme*, mai 1887).

Emploi de la suggestion hypnotique pour l'éducation des enfants et des adolescents. (*Revue de l'Hypnotisme*, janvier 1889).

THÉRAPEUTIQUE
SUGGESTIVE

SON MÉCANISME

PROPRIÉTÉS DIVERSES DU SOMMEIL PROVOQUÉ ET DES ÉTATS ANALOGUES

PAR

Le Dr A.-A. LIÉBEAULT

C'est un grand ouvrier de miracles que l'esprit humain. (*Essais de Montaigne,* Liv. II, chap. XII.)

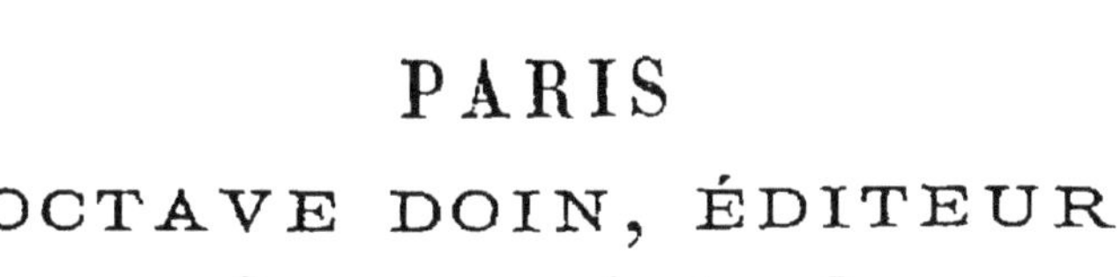

PARIS
OCTAVE DOIN, ÉDITEUR
8, PLACE DE L'ODÉON, 8

1891

AVANT-PROPOS

Le contenu de ce présent volume sort du livre que j'ai publié, en 1889 sur le sommeil provoqué[1] etc., comme une tige sort de sa graine.

Dans le volume de 1889, il a été établi que le sommeil est un effet de l'action de la pensée sur l'organisme : c'est-à-dire, l'effet d'une suggestion que l'on se fait à soi-même ou que l'on reçoit d'autrui ; il y a été démontré aussi que, développés par la même action psychique suggestive, les phénomènes divers qui apparaissent pendant le sommeil, appartiennent en outre au nombre des faits qui relèvent de la loi de balancement organique des forces, loi par laquelle, selon Cabanis[2] et Bichat[3], la force nerveuse répandue presque également dans tout le système nerveux, afflue sous certaines

[1] *Du sommeil provoqué etc.*, Paris, Octave Doin, 1889.
[2] *Rapport du physique et du moral.* t. I, p. 152. V. Masson, 1855.
[3] *Recherches physiologiques sur la vie et la mort*, art. 1, § 5. Paris, Charpentier, 1864.

causes, (et c'est ici sous l'influence de l'idée suggerée), vers un point ou quelques points spéciaux du corps, et y détermine l'excitation de certaines fonctions organiques aux dépens des autres fonctions qui, à l'opposé, restent amoindries ou arrêtées. Eh bien! dans ce nouveau livre, on constatera que c'est encore et toujours sous une semblable influence suggestive de la pensée, pendant la veille ou pendant le sommeil et ses analogues et d'après la même loi de fluctuation de la force nerveuse, que naissent : non-seulement d'autres phénomènes, psycho-physiologiques, tels que ceux de beaucoup d'affections morbides par causes morales; mais encore que suggestivement s'améliorent ou guérissent, à l'aide d'un mouvement nerveux en sens contraire de ces phénomènes, un très grand nombre de maladies qui sont le triste apanage de l'espèce humaine.

Dans ce second volume, je traite aussi, en quelques pages, la question de la médecine légale de l'hypnotisme; puis celle du zoomagnétisme dont la théorie, dans ce qu'elle m'avait paru avoir de fondé, s'est évanouie à mes yeux, peu de temps après l'avoir contrôlée, grâce au réactif de la suggestion.

Ensuite j'y aborde la question de la lucidité. Cette dernière question, bien que je n'aie pu la résoudre, m'a paru mériter un examen sérieux, et, s'ils sont vrais comme ils en ont l'apparence, il est de mon devoir de chercher à rattacher à la science positive les faits rares et étranges de lucidité qu'il m'a été donné de rencontrer dans ma longue carrière d'hypnotiseur. Arrière les savants dédaigneux qui rejettent les faits de ce genre parcequ'ils ne cadrent pas assez avec leurs connaissances acquises, et qui assignent ainsi des bornes aux recherches de l'esprit de l'homme!

En dernier lieu et comme appendice, je termine ce livre par ma confession d'un hypnotiseur, confession déjà parue, en 1886, dans la *Revue de l'Hypnotisme.* En ceci, mon but est de démontrer de nouveau, et c'est bien nécessaire, que le sommeil et les procédés pour le faire naître sont sans danger aucun, et que s'il arrive des accidents dans leur emploi, c'est toujours par suite de l'ignorance ou de l'étourderie de l'opérateur. Que le lecteur, maintenant averti, examine et juge.

THÉRAPEUTIQUE SUGGESTIVE
SON MÉCANISME

PREMIÈRE PARTIE

CHAPITRE PREMIER

DU MORAL, CAUSE DE MALADIES

Dans le système de la vie de relation, si l'attention, en se portant sur les sens et le cerveau, est cause d'impressions, puis de perceptions ; si elle est cause de la formation des idées-images, de la remémoration, du raisonnement, et enfin de la pensée consciente ; si cette même force, dans le système de la vie végétative, est cause de l'apport au cerveau des perceptions venant des impressions des filets sensitifs du grand sympathique et, consécutivement, de pensées inscientes ; si du cerveau part, sur les deux systèmes essentiels à la vie, comme d'un réservoir commun et par une double chaîne, l'action des deux formes de la pensée, afin de mettre, d'un côté, l'homme en rapport avec le monde extérieur, et d'entretenir de l'autre la vitalité et l'exercice de ses organes [1] ; il faut le dire, la pensée

[1] D'après Perez (voy. *Abeille médicale*, année 1865, p. 249), le cervelet est le centre des sensations et des volitions instinctives. Il préside, dit-il, aux instincts viscéraux : tels que ceux de l'alimentation, de la respiration, de la circulation, etc. Cela équivaut à dire que, pour ce physiologiste, le cervelet est nécessairement le siège de la pensée insciente qui veille à la respiration, à la circulation, à la nutrition, etc.

consciente, ce principal produit de l'attention agissant au sommet de l'être, a une action en retour sur cette même cause qui a servi à la former, l'attention.

Non-seulement elle l'appelle en abondance ou la fait diminuer dans les fonctions de la vie animale ; mais, par elle, elle exerce encore la même influence sur les fonctions organiques, ce qui arrive surtout pendant le sommeil ou les états analogues. Alors, cette pensée inconsciente qui, à notre insu, tient continuellement allumé le feu de la vie ; qui veille quand nous dormons et rejaillit sur le corps en merveilles de structure, d'harmonie et de mouvements, devient l'humble servante de sa congénère, la pensée consciente. Par l'attention que cette dernière concentre sur tout ou partie des organes soumis aux nerfs ganglionnaires ; ou par celle qu'elle en soustrait, cette pensée excite ou calme les fonctions, et, dans l'un de ces sens, elle se fait même traduire à la lettre, sur les parties les plus circonscrites de la peau où le désir en est exprimé, et cela en caractères exacts et parfaitement marqués, ainsi qu'il arrive dans la stigmatisation. Toute pensée concernant l'organisme (grâce à la force nerveuse qui, sous son impulsion, abonde vers les tissus ou en disparaît par suite d'une vive remémoration) est exprimée presque à la fois au cerveau et à l'extrémité des nerfs sensibles des deux appareils du système nerveux, de même que la sensation remémorée, dans la production d'une hallucination, est présente presque en même temps au cerveau et à l'extrémité des filets nerveux sensitifs.

Les généralités qui précèdent découlent des études que nous avons déjà faites dans le volume précédent[1] ; elles découlent surtout de celles auxquelles nous allons continuer de nous livrer. Il n'entre pas, dans notre sujet,

[1] *Le sommeil provoqué et les états analogues*. O. Doin, 1889.

de faire un exposé étiologique complet des maladies amenées par la réaction de la pensée sur l'organisme ; nous voulons seulement, avant d'entrer plus avant en matière, faire comprendre comment certaines maladies naissent moralement et quel est leur mécanisme dynamique de formation et d'entretien. Psychologiste avant tout, nous laisserons donc de côté les détails pathologiques qui ne sont que secondaires dans la question qui nous occupe.

Les maladies, par l'action de la pensée, affectent toutes les parties du corps : là où il y a de la substance nerveuse distribuée, là la pensée y réagit par répercussion sans en excepter les centres nerveux et les nerfs eux-mêmes. Déjà, en exposant de quelle manière, pendant le sommeil, et les états analogues, le moral influe sur le physique, nous avons touché indirectement au mode de formation des maladies par causes psychiques. Dans l'état de sommeil, l'attention est dédoublée ; la plus grande partie, accumulée, se met en arrêt sur une idée ou plusieurs idées fixes ; l'autre partie, diminuée, reste encore libre dans le cerveau, la moelle et les nerfs sensibles [1]. Ce dédoublement antagoniste de la force nerveuse, en temps qu'il est agent de la pensée et des sensations, se retrouve surtout dans les maladies du sommeil dont la folie est le type.

En outre, nos expériences nous ont prouvé que, quand la partie de l'attention accumulée se porte sur des idées concernant l'organisme, cette force a une très grande puissance d'action, soit directement sur les tissus où elle afflue, soit indirectement sur ceux qu'elle abandonne en même temps [2]. Nous avons aussi remarqué que lorsque la pensée est flottante, comme dans certains états de la

[1] Voy. *Le sommeil provoqué*, 1re partie, chap. IV, § 1.
[2] *Id.* 1re partie, chap IV, § 1, 3, 8, 9, 10.

veille où l'esprit est peu tendu, l'attention s'accumule à notre insu et se met à la remorque d'idées vers lesquelles nous nous laissons conduire en automates, idées qui, si elles concernent l'organisme, rejaillissent vigoureusement sur lui[1]. Nous avons encore constaté que, dans d'autres états ressemblant au sommeil, lorsque nous arrêtons notre attention sur des phénomènes extérieurs, il reste parfois une partie d'elle-même qui, involontairement et insciemment, va à la remorque d'une idée préconçue et produit une modification sur les tissus dans le sens de cette idée[2]. Nous avons observé enfin que, si un sentiment d'émotion accompagne la pensée réfléchie, l'action de cette dernière est plus intense[3].

Eh bien ! ces éléments du mécanisme de la pensée, attention et idées qui réagissent sur le corps pendant le sommeil et ses analogues, nous les retrouvons dans la formation des maladies par causes morales dont nous allons nous occuper ; mais comme nous reconnaissons trois modes principaux de développement de ces maladies ; ou, 1° par un exercice plus ou moins prolongé de l'attention sur des idées pures ou des idées-images non émotives ; ou, 2° par un exercice brusque ; ou, 3° par un exercice lent de l'attention sur des idées émotives ; pour plus de clarté, nous nous baserons d'après cette division, dans ce que nous aurons à dire sur la manière dont ces affections se produisent.

1° Maladies par un exercice plus ou moins prolongé de l'attention sur des idées pures ou des idées-images sans accompagnement d'émotion appréciable.

Elles sont l'effet d'une tension volontaire ou involontaire de l'esprit.

[1] *Du sommeil provoqué*, 2e partie, chap. I.
[2] *Id.* 2e partie, chap. III.
[3] *Id.* 1re partie, chap. IV, § 8 et 2e partie, chap. II.

Elles arrivent involontairement, lorsqu'on se trouve dans cet état de l'inertie de l'attention prédisposant à l'imitation, état où tombent plus spécialement certains individus à constitution éminemment impressionnable. Nous savons déjà combien l'on est sympathique pour les maux d'autrui ; on n'a pitié du mal des autres que parce que l'on s'en crée une représentation mentale plus ou moins vive. Ce mouvement d'imitation dépourvu d'écho émotif bien marqué est commun comme fait, mais il est rare comme cause de maladie. Nous avons pu saisir, en endormant des somnambules, comment il arrive que, sans en avoir le désir, l'on peut devenir souffrant à la suite d'une affirmation que l'on se fait involontairement. Une preuve que la chose est possible, c'est que des personnes présentes à nos expériences et voyant les membres d'un dormeur insensibles ou en raideur cataleptique, éprouvaient au même instant par imitation et dans les mêmes membres, de semblables phénomènes physiologiques ; et, il fallait que nous intervinssions pour dissiper en elles ces phénomènes consécutifs à une idée fixe et expression de la diminution ou de l'afflux de la force nerveuse dans les parties affectées. De même que de l'insensibilité et de la catalepsie que nous avons ainsi observées chez des sujets éveillés et très impressionnables ; de même d'autres symptômes morbides par une même autosuggestion pouvaient nécessairement, dans des circonstances analogues, naître en eux, pendant la veille, et s'y prolonger d'une manière indéfinie. Si encore des somnambules de profession ont gardé après réveil, par suite d'une affirmation involontaire qu'elles se sont faites, des douleurs pareilles à celles des malades qui étaient venus les consulter ; pourquoi, même éveillées, des personnes sensibles n'éprouveraient-elles pas des sympathies de même nature ?

Les maladies pouvant avoir lieu par imitation sans que

l'on découvre d'éléments affectifs bien marqués dans leur cause morale doivent être rares. On en rencontre plutôt qui sont la conséquence d'une affirmation d'idées non émotives et dont on s'est pénétré tout doucement et sans s'en apercevoir, par simple remémoration. Nous avons la certitude que de l'insensibilité [1], des douleurs névralgiques, de la paralysie, de l'aphonie, des hallucinations, des maladies à accès périodiques, quelques hypocondries des mouvements nerveux, sont les fruits de suggestions de ces choses que l'on s'est faite ainsi à son insu. Le tremblement des écrivains, par exemple, marqué par une agitation des doigts n'arrivant jamais que lorsqu'on se met à écrire, n'est-il pas l'effet inconscient de l'idée que ce phénomène doit se produire, et cette idée ne réagit-elle pas au moment même où l'on veut commencer à tracer des caractères sur le papier? Ce qui démontre indirectement notre assertion, c'est que lorsqu'ils n'écrivent pas, des hommes atteints de cette affection peuvent tailler leur plume, la tenir longtemps entre les doigts comme pour écrire, se laver, se raser, toucher du piano, sans être pris du tremblement ; chez eux, l'idée de trembler ne vient par association insciente qu'avec celle de tracer des lettres [2].

Une fois qu'un malade a été pris au piège d'un symptôme par affirmation insciente, il y croit, et par ce qu'il

[1] Une de mes clientes, lypémaniaque et par conséquent en état passif, ne vit plus clair tout d'un coup pour manger. Elle s'en était mis instantanément l'idée dans la tête. Pendant plusieurs semaines, on fut obligé de lui porter les aliments à la bouche, mais tandis qu'on l'aidait ainsi, elle savait fort bien distinguer à travers la fenêtre les passants de la rue. Elle était comme les somnambules qui ne paraissent voir que les objets dont ils ont idée. Sa singulière cécité s'en alla comme elle était venue.

[2] Voy. *Le sommeil provoqué*, 2e partie, chap. I, note où il est parlé des associations inconscientes d'idées.

éprouve réellement, il se confirme toujours de plus en plus dans l'idée qu'il souffre, qu'il est paralysé, etc. ; ce qu'il avait créé d'abord et qui n'aurait dû être qu'un effet passager de quelques heures, dès qu'il s'en occupe, devient le résultat permanent d'une idée fixe persistante. Cette idée fixe alimente ou prive alors continuellement les organes déjà souffrants, soit d'un surcroît, soit d'une diminution d'attention.

Si des affections naissent dans des états analogues au sommeil, à plus forte raison peuvent-elles éclore pendant le sommeil lui-même. C'est à une affirmation qu'elle se sont faites à leur insu, lorsqu'elles dormaient, que des personnes, à leur réveil, doivent d'éprouver souvent des symptômes nerveux disparaissant d'eux-mêmes quelques jours après. Nous en avons rencontré souvent qui, s'éveillant, ressentaient les douleurs auxquelles elles avaient pensé : ou elles les avaient créées de toutes pièces en y songeant ; ou elles avaient seulement exagéré une sensation pénible.

Il arrive encore que l'attention, après avoir été volontairement et trop vivement tendue sur un travail intellectuel, devient la cause de froid, d'insensibilité vers la périphérie du corps, de congestion nerveuse et de chaleur à la tête ; cet accident est léger. Mais il n'en est plus de même lorsque l'appel de l'attention vers le cerveau est permanent ; lorsque surtout les individus qui s'appliquent ont pour partage une impressionnabilité délicate des sens et en même temps une réaction puissante de la pensée ; lorsqu'enfin ils ont ces qualités greffées sur un état de charme habituel. Il arrive, par la persistance que l'on met à s'appliquer sur un objet de l'intelligence, que l'organe cérébral se fatiguant et l'attention s'accumulant davantage en un point : que cette force se divise vers deux pôles, l'un où elle se masse et s'immobilise sur une ou quelques idées; et l'autre, où elle se meut librement sur des séries d'idées. Par suite de ce mouvement de dédoublement, l'attention, ce propulseur, ayant perdu de son ressort, il n'est plus possible, faute d'elle, de mettre la pensée en action sur des occupations intellectuelles autres et plus raisonnées que celles qui obsèdent l'esprit; cette force, une fois désunie et faute d'une initiative possible, continue donc à rester, soit captive sur une ou plusieurs idées, soit libre sur un ordre d'idées incohérentes selon le pôle où elle domine. Comment ensuite l'esprit affaibli du sujet peut-il se maintenir dans le domaine du bon sens, dès qu'il n'y a plus possibilité pour lui d'appeler à son aide ou les organes sensibles ou les matériaux de la mémoire? Toute folie, ainsi consécutive à une pensée non émotive, qui dissocie la force nerveuse, comme dans le somnambulisme, est le privilège des hommes appliqués trop longtemps et trop exclusivement à des travaux intellectuels [1].

2° Maladies par un exercice brusque de l'attention sur des idées émotives.

Elles sont l'effet d'une action involontaire de l'esprit. A l'instant de la production de ces maladies, le réveil d'un sentiment, d'une passion, renforce énormément le mouve-

[1] L'an dernier, nous avons soigné un jeune homme studieux et calme de caractère, lequel après s'être exercé pendant six semaines et 20 à 30 minutes tous les jours à regarder fixement le bout de son nez, ainsi que le pratiquent certains faquirs, et cela afin de se rendre compte des phénomènes qu'il en éprouverait, ne put finalement s'empêcher d'être obsédé par cette préoccupation visuelle. Il en perdit le sommeil et resta incapable de se livrer à ses travaux intellectuels ordinaires. Craignant que cet état d'esprit qui durait déjà depuis deux ans et demi, ne s'aggravât encore, il vint, sur les conseils du Pr Delbœuf, se faire soigner chez moi. Il me fallut sept mois pour le débarasser de cette singulière folie partielle, en employant la suggestion tous les jours dans les états de second et troisième degré du sommeil provoqué. Quand il me quitta son obsession disparue ne faisait plus sur lui que l'effet d'un songe dont on se souvient.

ment perturbateur de l'attention et ne contribue que plus à mettre cette force en arrêt sur une idée, principalement si l'émotion est réveillée d'une manière imprévue et subite.

L'émotion apportant un renfort de force nerveuse à l'attention qui s'accumule sous l'influence de l'idée remémorée, il advient, par suite de ce surcroît, une répercussion consécutive sur certains organes, soit par excès, soit par soustraction de force nerveuse, selon l'intention que l'idée exprime. Quel est le médecin qui, dans un accouchement, n'a vu les contractions utérines discontinuer par l'effet d'une forte émotion? Il est presque inutile de rappeler de nouveau ces malades qui, consécutivement à une vive impression, ressentent, involontairement et par imitation [1], le mal des personnes qu'elles voient ou dont elles entendent les plaintes, mal ne s'effaçant qu'avec le temps, lorsque leur pensée fixe a cessé peu à peu de le nourrir. On peut aussi avancer sans crainte que, dans les cas de l'arrêt direct de l'attention sur des idées émotives remémorées, il naît des affections morbides, véritables hallucinations où, sous l'influence de la pensée devenue fixe, la sensation ressentie au cerveau est en même temps éprouvée à l'extrémité des filets nerveux du tact, de l'ouïe et des autres sens où on la rapporte. Il n'est pas rare de trouver des personnes devenues paralysées, sourdes, aveugles, muettes et même folles consécutivement à une affirmation qu'elles se sont faites de ces symptômes avec le concours d'un sentiment affectif. Une de nos malades entre autres, après avoir rêvé que le tonnerre tombait près d'elle, en resta sourde plus de deux mois. Les remèdes n'y firent rien: mais à mesure que son idée fixe se dissipa, son ouïe revint.

[1] Voy. *Le sommeil provoqué*, 2e partie, chap. I, note.

On voit même des maladies qui n'ont aucun rapport direct avec la pensée cause d'émotion brusque ; elles sont le produit d'une idée secondaire se reliant à cette pensée émotive par une association insciente [1]. Nous connaissons une domestique saignant du nez à chaque légère frayeur qu'elle éprouve. Elle est convaincue que ce phénomène ne manquera jamais d'avoir lieu dès qu'elle aura la moindre contrariété. Aussi, chaque fois qu'elle est impressionnée, même pour une assiette qu'elle casse, une partie de l'attention reflue sur l'idée d'hémorragie et l'écoulement de sang se renouvelle. Quelques personnes, et j'en ai rencontré, voient au contraire se terminer leur épistaxis sous le poids d'une émotion subite, et cela par une idée inverse de la précédente qu'elles s'affirment.

On rencontre encore des femmes menstruées qui, à la suite d'une émotion, par exemple, sont prises tout d'un coup, ou d'une métrorrhagie, ou d'une suppression des règles, selon l'idée qu'elles ont de ce qui leur doit arriver ainsi chaque fois. Dans les premiers de ces faits, sous l'influence de la pensée en arrêt, la force nerveuse abandonne les vaisseaux capillaires : ils se relâchent ; dans les autres, cette force surcharge ces mêmes vaisseaux : ils se contractent.

Pour quiconque connait la puissance de la pensée dans une des formes de l'état passif, qu'elle soit insciente ou non, ces résultats, si contradictoires sur des muqueuses et consécutifs à une émotion, ne peuvent guère s'attribuer qu'au contre-coup de réactions morales dont le sens est parfaitement déterminé. Dans la nature, les corps tombent selon la même loi ; le sang parcourt toujours le même cercle ; et la cause physique qui amène une fois la perte de ce liquide la produira chaque fois que

[1] Voy. 1re partie, chap. IV, de ce volume.

cette cause agira. Pourquoi, tout au contraire en apparence, une épouvante est-elle suivie, tantôt d'un arrêt dans l'écoulement du sang au dehors, et tantôt d'une hémorragie? C'est qu'elle dépend d'une influence psychique ; c'est que ensuite dans les deux cas, elle est accompagnée d'une pensée spéciale différente, laquelle est cause, ici : d'accumulation, et là : de soustraction de force nerveuse à l'endroit déterminé par la pensée. Il nous est impossible d'expliquer autrement une telle contradiction dans des effet succédant à un point de départ paraissant identiquement le même : l'état émotif.

Sans compter encore un grand nombre d'aliénations mentales dues au relâchement consécutif de l'attention ; c'est principalement à la suite d'une concentration de cette faculté sur des idée émotives, que des accès d'épilepsie, d'hystérie, de convulsions, de syncopes, etc., prennent naissance. Ce n'est plus par une affirmation consciente ou inconsciente, directe ou indirecte, que l'on tombe dans ces dernières affections, c'est par le contre-coup de l'entraînement de l'attention sur des idées-images. Consécutivement au retrait excessif de cette force sur le centre mémoriel, il s'ensuit un arrêt de la pensée consciente aux dépens de la pensée inscicnte ; et celle-ci, ne portant plus son excitation avec assez d'énergie vers d'autres points de l'organisme sur lesquels elle affluait, il en résulte une perturbation nerveuse traduite par des accès avec mouvements réflexes désordonnés, ou par des stases sanguines, etc.

On a vu une violente émotion déterminer la mort. C'est qu'alors la révulsion nerveuse au cerveau est tellement grande, que des organes nécessaires à la vie ne sont plus animés et leurs fonctions cessent. Ainsi, l'on peut expliquer comment un sentiment de dépit tua Fourcroy et Chaussier ; comment un mouvement de colère fit expirer l'empereur Valentinien Ier devant des envoyés bulgares; comment un condamné à mort périt au moment où le bourreau venait de le frapper à la nuque avec un linge mouillé: il crut tellement que c'était le coup mortel que ce le fut en effet.

Feuchtersleben [1] rapporte que des sauvages, lorsqu'ils sont las de la vie, prennent la résolution de mourir, se couchent, ferment les yeux et cessent de vivre. S'il est permis de douter de ce fait, il n'est pas d'un sot d'y croire. En 1750, on fit mourir, à Copenhague, un condamné à mort auquel on annonça, après lui avoir bandé les yeux, qu'on allait le faire mourir en lui ouvrant les veines. Pendant que l'on faisait des incisions insignifiantes à la peau, on lâcha tout auprès des robinets par lesquels s'écoulait de l'eau. Ce malheureux, convaincu que c'était son sang, tomba en syncope; il crut à la mort et il mourut. Nous n'en finirions pas si nous voulions citer des faits de ce genre. De même lorsqu'une excitation causée par un bonheur inattendu s'empare trop brusquement de l'esprit, il arrive aussi, et c'est logique autant que vrai, que l'action nerveuse désaccordée devient une cause de mort subite, tant il y a un afflux de l'attention sur l'organe cérébral aux dépens des autres organes. C'est une bonne nouvelle qui tua Sophocle, Denis le Tyran et Léon X.

3° Maladies par un exercice prolongé de l'attention sur des idées émotives.

Mais, pendant les états passifs, l'on ne développe pas seulement des maladies par l'absorption de son attention sur des idées pures ou imagées, ni par son afflux subit sur des idées émotives; on en fait naître encore, à plus forte raison, par l'accumulation lente et graduée de cette

[1] *Hygiène de l'âme*, 2e édit., p. 119, J.-B. Baillière, 1860.

force sur des idées tristes. Ce sont sans contredit les inquiétudes, les ennuis, les chagrins sourds et prolongés qui deviennent le point de départ du plus grand nombre des affections par influence morale. Outre que les passions débilitantes sont le principe de névrose, elles le sont aussi de maladies avec lésions de tissus. L'esprit humain est, de ce côté, une véritable boite de Pandore d'où s'échappent les maux de l'âme et par contre-coup les maux physiques. Dès que, par l'élément affectif de la pensée, cause de révulsion par accumulation ou soustraction de force nerveuse dans certains plexus du nerf grand sympathique; dès que par lui, l'innervation est troublée dans ses fonctions végétatives d'une manière permanente, les digestions deviennent paresseuses, la nutrition languit, des sécrétions diminuent ou s'exagèrent. Il y a des stases de liquides, des congestions, des modifications de tissus, etc.; bref, des lésions morbides qui germent dans les viscères, des diathèses en voie de formation et, depuis la simple dyspepsie jusqu'au cancer, il surgit une foule de maladies, échos amplifiés de l'action de la pensée.

Il est bon de remarquer que si certaines émotions produisent un trouble de presque toute l'économie et amènent des lésions générales, par cumul ou par révulsion de la force nerveuse, il en est d'autres qui appellent, au contraire, l'influx débilitant de la force nerveuse désharmonisée vers l'organe sur lequel elles ont le plus de puissance révulsive: cerveau, poumons, cœur, foie, intestins, etc. De plus, c'est une loi de la nature que des lésions, provenant d'une diathèse par cause morale, se forment dans les parties du corps les plus stimulées d'habitude, comme l'estomac chez l'homme, l'utérus et les glandes mammaires chez la femme; là où par conséquent, il y a eu le travail organique le plus actif; là où la pensée inconsciente et même consciente ont été le plus occupées.

Aussi, c'est surtout du côté de ces organes importants, si l'on est en proie aux chagrins, que l'attention, suivant sa pente accoutumée, viendra plus tard prendre connaissance d'une sensation, puis la nourrira et, par une application involontaire de tous les instants, y appellera un travail morbide. Une fois l'esprit occupé de l'idée fixe que l'on est réellement atteint d'une affection grave dans une partie quelconque du corps ; une fois sous ce charme, l'organisme est localement influencé par l'attention dans le sens de la pensée et, réciproquement, l'affaiblissement qui en résulte ne rend à son tour cette dernière que plus débilitante dans son action ; on parcourt un circuit dont il n'est plus facile de sortir ; c'est le serpent qui se mange la queue ; c'est le mal qui vit du mal.

Chose remarquable, la plupart de ces maladies, amenées par influence morale dans un des états analogues au sommeil, sont réputées héréditaires. C'est que, non-seulement avec la constitution physique, les parents transmettent à leurs enfants, leurs instincts, leurs passions, leurs aptitudes intellectuelles, etc. ; mais encore la tendance à être suggestible. C'est de cette tendance, compagne d'un tempérament spécial, que découlent les maladies en question. Naissant avec la prédisposition acquise d'être impressionnés par suggestion à leur su ou à leur insu, les membres des mêmes familles, selon qu'ils sont disposés à se concentrer sans s'émouvoir, ou à être pris d'émotion subite ou lente, sont : les uns, sujets à la folie, les autres aux névroses par accès, d'autres aux affections chroniques. On voit des rejetons d'un tronc commun être chacun à part affligé de névroses différentes et, quelquefois parmi eux, un même individu être pris tour à tour de plusieurs d'entre elles. Cela se comprend : ces diverses maladies descendant d'une prédisposition commune, c'est la manière de s'affecter ou c'est le plus ou moins d'énergie que l'on met à recevoir l'impression morale qui entraîne plutôt l'une que l'autre. Déjà des médecins ont constaté que des convulsions : l'épilepsie, l'hystérie, la folie et d'autres névroses, descendent d'un élément commun et ne sont que des manifestations variées d'une seule et même cause héréditaire, parce que, dans certaines lignées, ils ont rencontré la coïncidence de ces formes morbides. Leur manière d'induire est profonde. Nous venons de signaler une inconnue de cette cause unique ; elle fait encore davantage pressentir les autres.

Lors même que les maladies ont un autre point de départ que l'action mentale, il est certain que la pensée vient toujours les alimenter dès que l'on s'en afflige. Les remèdes les plus énergiques, les topiques les plus doux ou les plus irritants sont même sans effet, quand ce soutien perpétuel de la vie ne marche pas d'accord avec eux [1].

Il est souvent possible d'étudier alternativement sur les personnes qui tombent facilement en état suggestible, l'influence différente du moral, selon qu'il est affecté en bonne ou en mauvaise part. La pensée qui a amené du désordre dans l'économie vient après coup y mettre l'ordre. Accompagnée d'émotion, la pensée peut appeler successivement la force nerveuse en grande ou en petite quantité sur les tissus et y produire tour à tour des effets proportionnels en plus ou en moins. Charpignon [2] parle d'une femme qui, croyant avoir avalé une épingle, éprouva des symptômes tels que l'on craignit pour ses jours. En lui présentant une autre épingle qu'on lui assura avoir été

[1] Voy. 1re partie, chap. VI de ce volume.
[2] *Médecine animique*, p. 26.

rendue par elle. on parvint à la calmer. Immédiatement, elle alla mieux et se rétablit. La même puissance qui, mal dirigée, l'avait rendue malade, bien conduite, lui redonna la santé.

Ce qui découle de cette observation ressort d'une manière plus générale de la plupart des cas maladifs traités par les médecins ; la pensée de celui qui souffre, si funeste quand elle réagit sur son organisme en désaccord avec les lois physiologiques, est à plus forte raison une maîtresse bienfaisante lorsqu'elle y marche en harmonie avec ces lois. C'est ce que l'on ne comprend pas assez. Non-seulement la force morale soutient et relève les malades ; mais elle conserve la santé, donne de la vigueur au corps jusqu'à la fin de l'existence et elle fait de la vieillesse le soir d'un beau jour. Pourquoi les extatiques boudhistes et certains moines chrétiens d'une religion bien entendue deviennent-ils si vieux, quoique soumis à un régime débilitant ? C'est que leurs sentiments sont invariablement purs, leurs émotions tendres et leurs âmes sereines. Mais, sans aller si loin, il suffit de jeter les yeux autour de soi pour découvrir quelques bienheureux privilégiés qui, maîtres d'eux-mêmes, ne sont jamais souffrants, bien que d'une constitution peu robuste. Ce sont ordinairement de ces hommes se complaisant, ainsi que Fontenelle, dans cet égoïsme raisonné qui éloigne de l'esprit tout ce qui peut l'affecter ; leur idée fixe est de ne s'émouvoir de rien et d'avoir longtemps une florissante santé et ce qu'ils désirent, ils se le donnent ainsi. Mais il est encore possible, en aimant ses semblables, d'arriver au même but que ces égoïstes ; il est doux de faire le bien.

CHAPITRE II

DU MORAL, CAUSE DE GUÉRISONS

Il ne suffit pas de savoir comment les maladies prennent naissance par action morale, il faut encore connaître comment elles guérissent par la même cause. D'après le chapitre précédent, puisque dans l'état passif, la pensée est une force désorganisatrice, nous sommes entraîné par induction à conclure que la puissance qui aide au développement des maladies doit nécessairement, en s'harmonisant avec le mouvement physiologique, contribuer encore plus à leur disparition. Les faits les plus avérés, faits reconnus vrais, même par les médecins, démontrent suffisamment ce que le raisonnement fait pressentir.

Pour nous rendre compte de quelle manière les maladies se terminent par influence psychique, nous avons rassemblé quelques observations relatées dans des ouvrages d'auteurs dignes de foi, et avons regardé la solution heureuse de ces affections comme un effet de la réaction du moral sur le physique. Ce qui, dans nos recherches, nous a frappé, c'est que le plus souvent l'on a attribué à une telle cause les guérisons arrivées d'une manière prompte et contre la prévision des médecins. Quant aux cures morales produites avec lenteur, celles des maladies avec lésions apparentes, les auteurs en ont à peine relaté quelques-unes, pénétrés qu'ils sont que, dans ces cas, il n'y a que les forces nerveuses agissant à notre insu dans les organes, qui opèrent d'elles-mêmes ou sous l'influence des médicaments. Malgré une telle lacune, que notre expérience ne pourrait même pas remplir et que l'expérience seule des magnétiseurs comblerait, nous nous en sommes à peu près tenu sur ce sujet, pour ne pas être suspect, à ce que les auteurs, presque tous médecins, nous ont laissé.

Nous n'exposerons ici brièvement que quelques faits de diverses catégories ; mais ils suffiront à notre thèse, qui a pour but de saisir, dans ces cas, les conditions des guérisons par réaction de la pensée sur l'organisme, de connaître les modes fonctionnels de ces guérisons, leur loi. Nous procèderons, comme déjà nous avons fait pour découvrir les conditions psychiques et le mécanisme du développement de certaines affections morbides ; mais nous serons plus étendus dans ce qui va nous occuper, par la raison que le sujet en est encore plus important. Mettre donc le doigt avec plus de précision sur une nouvelle inconnue complément de celle que nous avons déjà signalée dans le chapitre précédent, c'est faire un pas immense ; car, s'il est prouvé que l'on peut artificiellement faire naître, pour obtenir des guérisons, les mêmes prédispositions psychiques et les mêmes réactions morales en sens inverse que celles qui favorisent la formation d'un grand nombre de maladies et se mettre, par conséquent ainsi, dans les conditions de la nature curatrice par influence morale, le moyen rationnel de guérir par l'intermédiaire de la pensée ne peut tarder à entrer dans la science. Ce moyen, une fois scientifiquement établi, comme il l'est déjà empiriquement, il n'y a plus à reculer, à alléguer des motifs pour rejeter des traitements employés de longue date et avec succès par les magnétiseurs ; il faut se ranger, car ces empiriques sont dans la bonne voie, leurs théories seules sont fausses.

Nous reconnaissons par avance, et c'est d'un bon augure, la part importante que des médecins font au moral pour les quelques guérisons dont nous allons parler [1]. C'est d'abord une preuve qu'ils n'ignorent pas combien grande est la puissance modificatrice de la pensée sur l'organisme; puis ensuite, c'est un hommage rendu par eux à la supériorité de la thérapeutique morale sur la thérapeutique des remèdes; car ils sont forcés d'avouer que le rétablissement si merveilleux des malades, dont ils relatent les observations, a eu lieu souvent après que l'on avait épuisé, en vain, les ressources pharmaceutiques employées d'ordinaire pour combattre ces affections.

Les cures par réaction de la pensée sur l'organisme se rapportent à plusieurs types.

1° S'il y a des affections qui naissent par la fixation volontaire ou involontaire de l'attention accumulée sur des idées pures ou des idées-images non émotives, il y a des solutions heureuses de maladies qui ont lieu par une même fixation volontaire ou involontaire de cette force sur des idées du même genre; que ces idées aient rapport à la guérison ou non.

A cette sorte de guérison, l'on doit rapporter la disparition de la névralgie dentaire de Pascal. Un jour que cet homme de génie éprouvait un mal de dents atroce, il s'appliqua à résoudre un problème, celui de la courbe cicloïde ou roulette. Quand il eut fini, il s'aperçut que sa douleur était disparue. Pendant l'état passif de la méditation, son attention avait cessé d'entretenir la sensation pénible qu'il éprouvait et, en s'accumulant un certain temps sur un

[1] Voy. entre autres ouvrages : *Médecine morale*, par Padioleau et *Étude sur la médecine animique*, par Charpignon, livres couronnés par l'Académie de médecine.

autre ordre d'idées, cette force s'y était fixée sans pouvoir ressaisir la sensation de douleur perdue.

En 1776, Zimmermann [1] écrivait déjà ceci : « Je puis assurer, d'après ma propre expérience, que dans les crises les plus fatiguantes, si l'on parvient à distraire son attention, on peut non-seulement adoucir le mal que l'on ressent, mais quelquefois même le faire disparaître. »

On sait que le philosophe Kant, sujet à des palpitations et souvent oppressé, triomphait de tous les symptômes maladifs dont il était affecté, en transportant son attention sur un travail de tête appliquant. Il se mettait très vite en une sorte de sommeil, ce qui lui permettait, en concentrant ainsi son esprit, de perdre la conscience de ses maux. « Cette cure morale, il l'employa même avec succès contre le rhume et la toux. Il s'était fait son médecin à lui-même et, chose bien périlleuse à imiter, il s'était rendu indépendant de l'art médical [2]. » Je doute qu'il y ait plus de danger à imiter Kant qu'à se mettre des drogues dans le corps, même selon les règles de l'art : en suivant l'exemple de ce grand homme, on est déjà sûr de ne pas nuire à sa santé.

Feuchtersleben [3] rapporte, d'après le témoignage du médecin anglais Mead, qu'une dame, souffrant depuis de longues années d'une ascite compliquée d'atrophie des membres, se guérit de cette maladie toute physique et non imaginaire, en imprimant à ses pensées une direction déterminée vers un seul objet. Ainsi, les maladies chroniques ne résistent même pas, dès que l'attention, fortement détournée, cesse de les fomenter.

« J'ai fait moi-même cette observation, écrit encore le

[1] *Traité de la solitude*, p. 110, Charpentier, 1845.
[2] Voy. *Médecine morale*, par Padioleau, p. 246, Germer-Baillière, 1864.
[3] *Hygiène de l'âme*, p 120.

précédent auteur [1] : pour faire disparaître les mouches volantes qui me troublent la vue et pour empêcher le tremblement des lettres sur le papier, il me suffit de fixer le regard avec fermeté sur les objets vacillants. » Feuchtersleben [2] résume sa théorie en ces termes : « Quand je m'applique fortement à faire abstraction de l'objet A ou B, je maintiens cet objet dans ma pensée et je manque mon but. Que si je fixe l'objet C, A ou B s'éloignera de lui-même. » Ces paroles sont lumineuses; c'est un éclair dans la nuit. L'attention, lors même qu'elle ne crée pas toujours le mal par remémoration en s'y portant, le maintient dès qu'il est formé ; diriger cette force dans un autre sens et l'y appliquer, c'est cesser d'alimenter ce mal ; c'est le guérir ou, comme qui dirait : transporter un poids sur un autre bras de levier plus résistant, c'est décharger celui qui ployait ; c'est lui redonner sa direction normale.

Avant le professeur de Vienne, Cabanis avait déjà écrit [3] : « Nous savons avec certitude que l'attention modifie directement l'état local des organes, puisque, sans elle, les lésions les plus graves ne produisent souvent ni la douleur, ni l'inflammation qui leur sont propres, et qu'au contraire, une observation minutieuse des impressions les plus fugitives, peut leur donner un caractère important, ou même occasionner quelquefois des impressions véritables sans cause réelle extérieure ou sans objet qui les détermine. » Pour arriver à la même hauteur que Feuchtersleben, Cabanis n'avait qu'à conclure, puis à expérimenter, mais il laissa son assertion à l'état de constatation pure de faits réels. Rendons-lui, du reste, cette

[1] *Hygiène de l'âme*, p. 120.
[2] *Id.*, p. 221.
[3] *Rapport du physique et du moral*, t. I, p. 151.

justice, qu'il est encore par là un des précurseurs de l'art de guérir par influence morale.

Mais on ne fait pas seulement disparaître une maladie, en révulsant son attention sur des idées non émotives autres que celles du mal ; on se guérit encore d'une affection même venue sans le concours de la pensée, en s'affirmant sa cessation complète. De même que, dans un état analogue au sommeil, on se crée une névralgie ou une paralysie du sentiment, deux maladies opposées, en se les représentant l'une et l'autre par le souvenir : c'est-à-dire, en dirigeant en plus la force nerveuse là où l'on rapporte la sensation morbide, et en la dirigeant en moins là où l'on rapporte l'absence de toute sensation ; de même on peut faire disparaître ces accidents si opposés en se représentant, soit la non-douleur, soit la non-paralysie; c'est-à-dire en soustrayant la force nerveuse du point où elle était cause de souffrance, ou en l'accumulant vers le lieu où elle était par sa diminution, cause de perte de mouvement. C'est que, en règle générale, l'idée de guérir est cause, dans les parties affectées, d'un afflux ou d'un retrait d'attention agissant dans le sens de la réparation physiologique [1]. Les faits qui suivent viennent à l'appui de la théorie que nous émettons.

Un stoïcien démontrait, en présence de Pompée, cette proposition que la douleur n'est pas un mal. Il joignit l'exemple à la leçon, en triomphant sur lui-même d'une violente attaque de goutte [2]. En continuant de temps en temps de cette façon, cet homme aurait pu fort bien se guérir. Nous avons rencontré plusieurs individus qui seraient devenus des stoïciens convaincus ; il leur suffisait,

[1] Voy. pour l'explication intime de ce phénomène, ce que nous émettons au chap. III de cette 1re partie.

[2] Voy. *Hygiène de l'âme*, p. 121, par Feuchtersleben.

même éveillés, de se suggérer qu'ils ne souffriraient pas, pour qu'ils supportassent soit des opérations, soit des expériences dans le but de constater leur insensibilité. Si l'on peut, en se mettant dans un charme subit, faire cesser, par une affirmation contraire, les souffrances que l'on éprouve; et si, à plus forte raison, la résolution prise d'avance de ne pas souffrir empêche la reproduction de la douleur, la douleur n'est plus un mal et je comprends ainsi sa négation par les partisans de la doctrine de Zénon. Ce n'est pas de leur part une fanfaronnade, c'est une vérité en ce sens que nier le mal, c'est réellement le détruire, puisque c'est cesser de l'alimenter.

C'est par un procédé substitutif semblable que Padioleau[1], en avançant l'heure de la pendule, fit disparaître, chez une femme, une fièvre, par cause morale, dont les accès revenaient toujours à quatre heures de l'après-midi ; ces accès avaient résisté jusqu'alors aux médications employées pour les supprimer. Cette fébricitante qui, en dernier lieu, s'était affirmée son futur accès pour la même heure que les précédents, ne le sentant pas survenir puisqu'elle se l'était insciemment annoncé pour plus tard, trompée mais contente, se suggéra la disparition de son mal ; et son attention, ainsi détournée de son cours habituel par une autre idée fixe négative, qui l'accapara, fut cause d'un rétablissement immédiat.

Le même auteur rapporte aussi[2] la guérison d'un de ses clients atteint d'une fièvre quarte, rebelle à toute espèce de traitement, laquelle fut coupée par cette apostrophe d'un ami: « Parbleu, il faut que tu sois b... bête. Tu sais que je fais passer la fièvre en la conjurant et tu vas dépenser ton argent en médecins et en remèdes? Tiens,

[1] *Médecine morale*, par Padioleau.
[2] *Id.*, p. 216.

avale-moi ce verre de vin, et je te réponds que tu n'entendras plus parler de ta fièvre. » Ce malade prit alors un verre de vin blanc où se trouvait un petit papier sur lequel étaient écrits quelques mots, et à partir de ce moment, faute d'en avoir l'idée fixe, son attention n'affluant plus pour créer le mal, la fièvre ne reparut pas. C'est qu'il crut à son ami avec une conviction aussi forte qu'Alexandre avait cru à son médecin Philippe.

Padioleau est aussi arrivé à ramener une hystérique à la santé rien qu'en lui affirmant la guérison [1].

Un de mes clients, atteint de fièvre intermittente, fut guéri par la formule suivante qu'il mit à exécution : porter un sac de toile sur la partie antérieure de la poitrine, l'y conserver vingt-quatre heures et aller ensuite le jeter à la rivière.

On avait vanté un remède nouveau à un paralytique. Le médecin qui soignait ce malade lui ayant mis un thermomètre dans la bouche, il se figura que c'était le remède et se sentit mieux. Au lieu du spécifique, on renouvela l'application du mystérieux talisman pendant quinze jours, et la cure fut complète [2].

Je connais une vieille femme, superstitieuse et dévote, dont l'extrémité des doigts avait été écorchée après qu'elle eût lavé une lessive ; cette femme, pour dissiper ses souffrances, s'en alla à l'église tremper ses doigts dans le bénitier ; immédiatement elle n'éprouva plus aucune douleur.

Il est évident que ces guérisons n'ont pu arriver que sur des personnes capables de tomber facilement en un commencement de sommeil léger et, en cet état, de se donner une idée fixe négative du mal. C'est là ce qui explique le

[1] Voy. *Médecine morale*, p. 143.
[2] *Id.*, p. 181.

succès, chez les uns, des prâtiques les plus absurdes couvrant la suggestion de retour à la santé qu'ils se font ; et chez les autres, l'insuccès de ces mêmes pratiques, parce qu'ils sont très peu impressionnables. Il ne faut pas s'étonner que, dans les vieux formulaires, les potions étaient indiquées devoir être composées avec de l'eau bénite pour véhicule ; on s'était aperçu qu'elles avaient par là plus de vertu, elles agissaient sur le moral. Et si, à notre époque, l'eau de la Salette a ses fervents convaincus ; si des remèdes inertes sont réputés avoir des propriétés curatrices ; c'est qu'il est au-dessus de ces fadeurs une médication pleine de virtualité que l'on ne soupçonne pas ; celle de l'action modificatrice de la pensée.

Avant d'aller plus loin, car nous sommes sur un terrain où l'on ne saurait trop s'étendre, nous rapporterons encore un fait en faveur des cures amenées par affirmation de la disparition de la douleur. Une de mes anciennes clientes, somnambule naturelle dans sa jeunesse, éprouvait de vifs maux de dents dont elle ne pouvait se débarrasser par aucun calmant, lorsqu'elle fut accostée un jour par quelqu'un qui lui indiqua une recette ; c'était de se couper les ongles tous les lundis sans manquer. Dès que cette femme eût commencé le traitement, ô miracle ! la douleur disparut. Dès lors, elle continua religieusement cette pratique et, depuis vingt-deux ans, elle n'a plus souffert aux dents, bien qu'elles se fussent presque toutes gâtées. Certes, cette femme n'aurait pas été déplacée dans la secte stoïque, elle aurait pu soutenir à bon droit que la douleur n'est pas un mal.

N'y a-t'il pas, et nous en avons rencontré, des sorciers de village faisant de singulières cures au moyen de paroles cabalistiques ? C'est qu'elles cachaient une suggestion.

Et ce paysan toucheur des environs de Saumur, et

l'exorciste Gassner, et Gréatackes, et Cagliostro, ce Sganarelle sublime, n'ont-ils pas été causes de milliers de cures; parce que ceux qui les approchaient, tombant dans un des états analogues au sommeil, croyaient alors tout simplement à la puissance thérapeutique de ces hommes, et d'après l'affirmation qu'ils se faisaient de guérir par leur intermédiaire, guérissaient réellement.

Dans toute guérison par une affirmation négative de la maladie, l'effet final consécutif à la pensée est un retrait ou un afflux de la force nerveuse dans la partie souffrante; mais il est des symptômes que l'on fait disparaître de même sans qu'il puisse y avoir répercussion nerveuse sur l'organisme, le mal étant particulièrement psychique et cérébral. Dans ces cas, où il y a absence de lésions quelconques en dehors du cerveau, l'on substitue seulement, à une idée fausse mise dans l'esprit, l'idée fixe et vraie que cette idée fausse est sans réalité; il se produit un déplacement d'une idée fixe par une autre. Voici trois faits de ce genre.

Un malade se croyait des grenouilles dans le ventre. A. Paré le purgea et fit jeter de ces bactraciens dans son vase de nuit. La guérison eut lieu par la mise d'une idée fixe négative à la place d'une idée fixe positive et imagée.

Un autre se croyait une tumeur. On simule une opération et on lui montre ensuite un morceau de chair en lui disant que c'est la tumeur. Il n'y songea plus (Haller).

On en a vu un qui s'imaginait avoir des cornes et que l'on guérit en lui attachant sur la tête des bois de cerf que l'on scia ensuite (Senner).

Dans ces cas, l'on mit dans l'esprit des malades une idée fixe, vraie et pure à la place d'une idée fixe imagée et fausse; la croyance à la guérison fut la guérison comme la croyance à la maladie avait été la maladie. Rien ne nous étonne dans le rétablissement de tels individus ; la nature de leurs chimères décèle assez qu'ils étaient capables d'être charmés et que ces chimères étaient le fruit d'affirmation pendant l'état passif.

Voilà certes plus de faits qu'il n'en faut, pour se former une conviction sur le retour possible à la santé par l'action de la pensée sans éléments affectifs appréciables. Nier un tel mode de guérison, c'est nier les maladies par cause morale ; c'est être absurde.

2° De même que l'on trouve des affections qui naissent dans un moment d'émotion subite, il en est, et elles sont nombreuses, qui disparaissent dans des mouvements de même nature. Cette vérité découle à pleins bords, même des livres classiques de la science médicale. C'est toujours un des états analogues au sommeil, état ressemblant à celui de la fascination, qui en est la condition. Aussi, dans la partie que nous allons aborder, bien que ce soit la pensée qui réveille l'élément affectif : l'émotion, les sentiments ou les passions seules apparaissent sur le premier plan ; mais l'idée, cause de l'excitation, ne s'y découvre que comme le soleil à travers un brouillard.

Nous avons transcrit, à mesure que nous les lisions, d'une part, les faits relatés de cures par explosion brusque de sentiments de gaîté, de satisfaction, de bonheur, etc., et de l'autre, par explosion brusque de sentiments de dégoût, de crainte, de colère, d'horreur, etc. ; et nous sommes arrivé à ce résultat qu'il y a moins de guérisons par sentiments expansifs que par sentiments compressifs, sans doute, parce que les premiers sont portés moins à l'extrême.

Voici quelques faits de guérisons naturelles par sentiments expansifs.

Une lettre du président de Thou arriva à un malade dont la langue était paralysée ; l'attention qui était en moins sur cet organe y revint et immédiatement cet homme se mit à chanter un hymne plaisant qui était écrit dans la lettre. Ce résultat s'explique par la suggestion qu'il se fit à son insu de chanter, aidé qu'il fut par le renfort que l'émotion agréable apporta à sa pensée ; il sortit de son idée fixe sans doute comme il avait dû y entrer.

Une de mes malades, une hystérique qui n'était pas sortie de son lit et n'avait pas prononcé un seul mot depuis dix ans, fut guérie presque instantanément, dès la première visite que je lui fis. Après l'avoir examinée, je lui adressai quelques plaisanteries suggestives, et à peine fus-je sorti, qu'elle demanda ses vêtements, se leva, s'habilla et se remit à ses occupations comme autrefois. Sa guérison, qu'elle attribua à ce que je lui avais plu, ne se démentit jamais.

Les guérisons qui suivent s'expliquent encore, par un afflux surabondant de l'attention sur des idées gaies et non directement suggestives de la guérison, idées appelant à elles l'élément affectif. Cette force nerveuse, alors en excès, se déplace loin des organes malades, à tel point qu'il ne lui est plus possible de recouvrir de son ressort pour nourrir de nouveau le mal qu'elle entretenait.

C'est ainsi qu'un musicien fut débarrassé d'une fièvre violente, par le plaisir que lui fit éprouver un concert qu'on lui donna dans sa chambre [1].

Une cliente du Dr Devay, apprenant les succès de son fils, fut guérie d'une hydropisie de plusieurs années et rebelle à tous les traitements.

Le professeur Conring ne s'aperçut plus d'une fièvre tierce, après le plaisir que lui fit éprouver un entretien avec le savant anatomiste Meibom [2].

1 Voy. Rapport de Dodart à l'Académie.
2 Voy. *Hygiène de l'âme*, par Feuchtersleben.

Nous connaissons quelqu'un qui, depuis six semaines, était souffrant d'une névralgie de la face, et qui en fut immédiatement délivré, à la nouvelle qu'il venait de gagner un procès lui assurant la possession de plus de 100,000 francs.

Dans les guérisons précédentes, c'est surtout le renfort que l'élément émotif apporte au déplacement de l'attention qui est cause du rétablissement de ces malades ; soit qu'il y ait substitution d'une idée fixe de guérison à une idée fixe morbide ; soit que, sous l'influence de la pensée, l'afflux nerveux se soit détourné dans un autre sens que le mal et y reste.

Les cures dont il s'agit plus bas sont dues à des explosions brusques de sentiments compressifs.

Un chasseur devint muet ; attribuant son malheur à une femme qu'il croyait sorcière (il avait la langue nouée comme on peut avoir l'aiguillette paralysée), il entra à sa vue dans une si violente colère qu'il recouvrit la parole [1]. C'est qu'il se suggéra de parler avec plus de force encore qu'il ne s'était, à son insu, suggéré auparavant de se taire.

Une femme paralytique voyant un officier jeter son chat sur un brasier ardent, parce qu'on lui refusait ce qu'il demandait, se mit sur ses jambes et marcha. Elle fut guérie et l'officier fêté [2]. Si elle récupéra le mouvement des membres inférieurs, c'est qu'elle se le suggéra avec un cumul d'attention extrême et que les nerfs moteurs en furent surexcités à un haut point. De plus, pour l'obtention d'un tel résultat, il fallait que la paralysie fut purement nerveuse.

Nous connaissons un homme devenu bègue par

[1] Voy. *Hygiène de l'âme*, par Feuchtersleben.
[2] Voy. *Pyschologie physiologique*, p. 172. par Chardel.

frayeur ; une fois ivre ou en colère, il s'exprime avec facilité. C'est qu'il se met alors dans une espèce de charme qui lui permet d'appeler sur sa langue plus d'action nerveuse [1].

Ces observations nous démontrent comment, bien qu'affligé, l'on s'affirme la guérison sous l'influence subite d'une pensée émotive.

Les guérisons suivantes, par explosion de sentiments oppressifs, s'expliquent différemment.

Un maniaque allait sur un pont de Londres pour s'y noyer. Pendant qu'il se préparait à se jeter à l'eau, il fut assailli par des voleurs. Il se défendit avec succès et ne songea plus à se suicider [2].

Une nourrice, prise de délire, se précipita au fond d'un puits. De là on l'entendit qui appelait pour qu'on l'en retira. Elle avait recouvré la raison.

En 1793, lors du bombardement de Lyon, une fille qui se trouva entre deux feux croisés, eut tellement peur qu'elle fut depuis lors délivrée de palpitations de cœur.

D'après Pierre de l'Étoile, Henri IV ayant failli se noyer avec sa femme en passant le bac à Neuilly (9 juin 1603), ut débarrassé d'une névralgie dentaire à la suite de sa frayeur ; il ne put ensuite s'empêcher de dire en riant qu'il n'avait jamais trouvé meilleur remède pour ce mal.

Une femme gastralgique depuis deux ans, et qui était déjà allée consulter plusieurs médecins sans avoir, par leurs remèdes, obtenu la moindre amélioration, vint enfin, toute tourmentée, me trouver pour que je lui dise la vérité sur sa maladie qu'elle croyait très grave. S'apercevant que j'étais du même avis que ses médecins,

[1] Ce fait nous rappelle que Graves, comprenant la nature nerveuse de certains bégaiements, indiquait aux bègues d'articuler les sons avec une grande attention.

[2] Voy. *Médecine animique*, par Padioleau.

elle m'accusa de la tromper comme eux, dans un but peu avouable. Exaspéré, je la mis à la porte de chez moi. Ce procédé *ex abrupto* fit merveille. Le mal disparut comme par enchantement. Quinze jours après j'eus l'étonnement de voir revenir cette femme m'annoncer sa guérison, s'excuser et me remercier. Ma colère l'ayant convaincue de ma sincérité, elle s'était alors crue réellement peu malade. Aussi sa conviction étant changée, son mal avait disparu.

Un de mes clients fut guéri d'une fièvre intermittente après qu'on lui eut fait manger des poux dans un œuf.

Un nommé Adam Richter, de Strasbourg, épileptique, ne tomba plus en accès après avoir bu un demi-litre du sang chaud d'un supplicié.

Ces deux derniers faits légitiment la médication bizarre quoique empirique, des anciens médecins. plus artistes que savants ; mais peut-être plus habiles guérisseurs que nous, lorsqu'ils prescrivaient les cloportes, les têtes de vipères, la poudre de crânes humains, la prétendue graisse d'homme, la peau de couleuvre, l'*album græcum* et d'autres excellents remèdes du même genre. Rien qu'avec des toiles d'araignées, sous forme pilulaire, nous avons guéri des fièvres intermittentes, rebelles même au sulfate de quinine ; il est juste d'ajouter que celles de ces maladies qui avaient résisté au fébrifuge par excellence, nous ont paru des créations suggestives de la pensée.

Les cures précédentes sont évidemment dues à un retrait indéterminé de l'attention loin du siège du mal, par suite de l'afflux brusque de cette force sur une idée émotive ; il arrive, ici, que l'on perd conscience du mal de la même façon que les somnambules oublient au réveil faute de posséder assez d'attention à leur service pour retrouver les souvenirs de leurs rêves ; en ces cas, cette faculté maintenue par l'émotion, reste tellement détournée de l'idée fixe morbide et des parties affectées, qu'elle ne peut les retrouver, et par conséquent, recréer le mal. Mais, dans la pratique ordinaire, chacun peut se convaincre de l'influence de l'attention, lorsqu'elle se met en arrêt sur une idée en appelant à elle l'élément sympathique. Une simple émotion arrête les règles ; une surprise suspend le hoquet; la crainte, la colère font disparaître des névralgies. Nous avons rencontré des femmes sujettes à la migraine qui, se trouvant dans une situation à se préoccuper fortement, voyaient leurs accès suspendus lorsque, auparavant, il suffisait de la plus insignifiante contradiction pour les ramener.

Les médecins, il faut encore leur rendre cette justice, ont aussi compris quelle est la puissance des émotions pour amener la guérison.

Un malade se croyait des diables dans le corps ; on lui donna vingt secousses électriques en lui disant qu'à chaque secousse il en sortait un; il fut délivré (*Gazette médicale*).

Un fou se croyait condamné à mort ; on organisa un tribunal, on le jugea et on l'acquitta ; son idée fixe disparut (Pinel).

Un jeune homme se croit damné ; on fait apparaître un ange qui vient lui annoncer la rémission de ses péchés et son esprit devient tranquille (Zacutus).

Dans ces cas, ce fut une idée fixe et raisonnable avec émotion substituée, par affirmation, à une idée fixe folle qui détermina des changements si radicaux.

3° Enfin, s'il est des affections chroniques qui naissent par l'effet d'idées tristes ou gaies réagissant lentement sur l'organisme, il est aussi des guérisons lentes d'affections aiguës ou invétérées, guérisons qui sont dues à l'attention s'exerçant sur des idées émotives, d'une manière permanente. Les cures de cette nature sont plus rarement notées dans la science que les précédentes, parce qu'elles ont moins attiré le regard des observateurs.

Nous avons connu un jeune homme qui urinait tous les jours au lit ; mais qui s'en abstenait chaque fois que son père menaçait de le battre. C'est qu'alors, pendant son sommeil, une idée fixe veillait en lui sous le coup de la crainte. N'est ce pas l'idée fixe, prise en se mettant au lit de ne pas uriner en dormant, qui fait que nous retenons le liquide urinaire tout le temps que nous sommes en repos? Et pendant un état analogue au sommeil, l'attention est-elle vivement détournée comme dans un accès de gaîté, par exemple, il arrive alors à certaines personnes d'uriner ou de lâcher des gaz intestinaux et même des excréments. Elles ne peuvent plus, par la volonté, maintenir l'accomplissement physiologique des fonctions des sphincters. Ces troubles sont la conséquence de l'afflux trop considérable au cerveau, de l'attention sur des idées aux dépens de cette même force qui veillait à la fermeture de la vessie et de l'anus. Ils sont absolument du même ordre que ceux du sommeil ordinaire où, parfois la bouche reste béante et laisse écouler la salive ; où les muscles présidant à la mixtion et à la défécation, laissent échapper ce qu'ils sont chargés d'arrêter.

Nous connaissons un homme qui fut guéri d'épilepsie après avoir eu la main broyée dans un engrenage. Il fut amputé, et son attention longtemps tendue avec émotion sur ce nouvel incident, ne trouva plus le chemin des accès antérieurs.

Ce fut encore l'attention affluant sur d'autres idées ; celles du désir satisfait et du bonheur réalisé (il est partout où on le suppose), qui amena la cure d'une anémique longtemps traitée sans succès par Bouillaud ; cette malade ayant obtenu ce qu'elle voulait, son entrée dans un couvent de carmélites, recouvrit peu à peu sa fraîcheur et son embonpoint, bien qu'elle ne se nourrit plus de viandes [1].

Padioleau cite aussi une femme souffrant depuis de longues années, qui fut guérie après avoir adopté deux enfants.

Charpignon [2] parle d'un asthmatique qui fut délivré de la gène qu'il avait de respirer, par l'occupation de la chasse.

Dans ces faits, c'est évidemment la révulsion lente de l'attention vers des idées quelconques, révulsion renforcée par l'élément nerveux du système ganglionnaire qui a amené le rétablissement des malades; en changeant de cours, cette force a fini par ne plus alimenter le mal. Du reste, des médecins, profitant des cures de ce genre qu'ils avaient vues sans doute se produire par hasard sous leurs yeux, ont aussi systématisé le mode de guérir par une dérivation émotive de l'attention préparée de longue main. C'est ainsi que Latour, par la menace des verges qu'il fit à un enfant avant l'heure où ses accès épileptiques devaient se développer, parvint, en répétant la même menace pendant quelque temps, à le débarrasser de son épilepsie. C'est encore ainsi que Boerrhaave fit disparaître une épidémie de convulsions chez des pensionnaires d'un couvent, en menaçant de cautériser avec le fer rouge celles qui tomberaient de nouveau dans les mêmes attaques.

Aux longues maladies, les longues révulsions morales. C'est à cette même distraction continue de la pensée sur des objets autres que les maux ressentis, que l'on doit attribuer souvent ces magnifiques cures aux eaux thermales.

[1] Voy. *Médecine morale*, par Padioleau.
[2] *Médecine animique*, p. 57.

cures faisant tant d'honneur à la vertu spécifique de ces eaux. Et les guérisons que le séjour à la campagne procure ne sont pas exclusivement dues au changement d'air et de régime, pas plus que celles qui se produisent dans des hospices, sous la direction des médecins aliénistes, médecins arrivés à leur gloire, Esquirol en tête, à traiter les aliénés en les portant à diriger leur attention vers des occupations révulsives, manuelles ou intellectuelles.

Il faut donc le reconnaître, les hommes de science entrevoient quelques-uns des moyens de l'art de guérir par l'action du moral sur le physique; mais ils n'ont à cet égard aucun corps formel de doctrine, ils ne connaissent pas les véritables conditions de ce mode de traitement, le sommeil et les états analogues; s'ils en ont compris, par-ci par-là, le mécanisme, ils n'en ont pas synthétisé les applications à en faire; ils sont toujours restés à la thérapeuthique des remèdes, comme ces navigateurs sans boussole qui, n'osant s'aventurer en pleine mer, côtoyent les rivages. Pourtant cette tendance timide vers la thérapeutique morale est pour nous un gage de croire que la science ne s'arrêtera pas où elle en est et que, derrière Cabanis qui en a connu le principe; derrière Zimmermann, Feuchtersleben et Kant qui en ont déjà formulé une règle et l'ont mise en pratique sur eux-mêmes; derrière Esquirol et, à sa suite, une pléïade d'aliénistes qui, dans l'ordre des maladies mentales, pratiquent la révulsion morale en grand ; les médecins, moins voués au culte des médicaments, chercheront à sortir du domaine de l'empirisme pour se placer sur le terrain des principes.

Nous avons fait le relevé de quelques genres de maladies guéries, selon le témoignage des médecins les plus classiques, par l'action brusque ou prolongée de la pensée accompagnée d'émotion. Sur 45 cas, on trouve : folie,

9 cas ; épilepsie, 6 ; paralysie, 5 ; anémie, 4 ; aphonie, 3 ; fièvre, 3 ; névralgie, 3 ; hydropisie, 2 ; maladies organiques ou indéterminées, 2 ; catarrhe compliqué probablement d'une lésion organique, 1 ; hémorragie, 1 ; goutte, 1 ; vertiges, 1 ; symptômes nerveux, suite de chute, 1 ; phtisie, 1 ; asthme, 1 ; convulsions, 1. Nous ne nous faisons pas garant de certains diagnostics. De cet aperçu, il résulte que, dans la majorité des cas, ce sont les affections sans lésions appréciables de tissus qui ont été coupées par influence psychique. Sauf quelques paralysies consécutives à l'apoplexie, paralysies modifiées en mieux sur le coup et disparues en peu de temps ; sauf quelques maladies organiques, dont l'une n'a été guérie que momentanément ; sauf, enfin, une hémorragie et deux hydropisies douteuses, on doit placer toutes celles que nous avons énumérées dans le bagages des affections nerveuses, y compris les cas d'asthme, de goutte et les fièvres; et l'on peut conclure que les quatre cinquièmes des maladies disparues par l'influence de la pensée avec émotion, étaient sans lésions organiques appréciables et venaient presque toutes par le contre-coup d'idées ayant réagi sur l'économie.

Cette courte analyse porte à penser que les affections du système nerveux sont, plus que les autres, modifiées heureusement par action morale ; mais elle ne peut nous faire conclure que les affections organiques ne soient pas guérissables de la même façon. Combien il s'en trouve qui se résolvent avec lenteur par ce moyen et dont l'heureuse terminaison est regardée comme l'effet des médicaments ? Naturellement, les observateurs n'ont voulu mettre sur le compte de l'imagination, un de leurs chevaux de bataille, que les cures étranges de maladies nerveuses, seules maladies guérissables d'une manière insolite. Mais il est à croire que toutes les affections à lésions organiques doivent être aussi modifiées en mieux par des suggestions répétées, si surtout on sait employer une méthode rationnelle : car il ne répugne pas d'admettre que ce qui, dans un état passif, est supérieur aux remèdes contre les maladies, sans altération sensible de tissus, peut bien l'être, mais avec plus de lenteur, là où il y a des lésions de tissus apparentes.

On peut déjà l'entrevoir, la nature curatrice n'est pas aveugle, ainsi que l'on serait tenté de l'admettre, d'après ceux qui rapportent certaines cures qu'elle fait à une faculté folle et vagabonde, l'imagination. Ce mot, vide de sens, depuis qu'il signifie tout ce que l'on veut, et auquel on rattache tout ce que l'on comprend le moins dans l'art de guérir, apparaît à des médecins comme une véritable colonne d'Hercule devant laquelle on doit s'arrêter court. Pour qui prononce magistralement ce mot sonore, cela veut dire qu'il faut se signer ou se prosterner ; il n'y a plus rien au delà. Et cependant nous venons de le remarquer, derrière cette borne posée par ces myopes, l'imagination, il y a quelque chose à étudier et à analyser ; il y a des leviers à trouver ; il y a une puissance dont on se rend maître et que l'on peut utiliser ; il y a un nouveau monde.

CHAPITRE III

DU MÉCANISME INTIME DES GUÉRISONS PENDANT LE SOMMEIL

Autant qu'il a été possible de le faire, nous avons déjà donné une idée du mécanisme de la formation des maladies, et de la production des cures par l'action du moral sur le physique dans des formes de l'état passif. Nous allons retrouver le même mécanisme, à peu de chose près, pour la production de modifications organiques en bien ou en mal pendant le somnambulisme, etc., nouveau point de rapport prouvant qu'il y a, entre ces manières d'être de l'organisme et tous les autres états du même genre, une analogie frappante ayant lieu jusque dans leurs manifestations les plus profondes. Si nous étudions les rouages de ce mécanisme d'une manière plus complète à propos du sommeil, c'est qu'il est, de tous les états de même nature, celui qui est le plus aisé à connaître, puisqu'on peut le faire naître à souhait ; le prolonger indéfiniment et l'examiner dans ses manifestations avec le plus de facilité, le dormeur se prêtant à ce que l'on exige de lui sans jamais faire acte d'opposition. Toujours est-il que, malgré quelques redites qui ne sont pas inutiles, l'on retrouvera dans cet examen plus détaillé et plus approfondi, portant surtout sur le mode des guérisons, l'on retrouvera, disons-nous, un complément à ce que nous avons déjà émis sur le développement et la guérison des maladies par causes morales.

Que le sommeil produit artificiellement soit profond, à tel point que l'attention fixée sur l'idée dans laquelle on s'est endormi ne veille plus aux sens ou ne suscite pas même de rêves et de mouvements ; ou qu'il soit plus léger et qu'alors une partie de l'attention non fixée et encore flottante subisse, dans des bornes assez étroites, la loi de l'association des idées et ballotte en tous sens comme un vaisseau démâté, il arrive toujours, puisque dans cette sorte de sommeil, l'on s'endort dans l'idée fixe de celui qui le fait naître, que l'endormeur a la facilité de pouvoir offrir des idées à l'attention de son somnambule et de faire réagir ainsi cette faculté dans le sens qui lui plaît. Or, quelles sont les conditions subsidiaires, après l'accumulation de l'attention et les idées mémorielles sur lesquelles s'exerce cette force, qui font que l'on obtient des modifications telles sur l'économie que des accidents morbides prennent naissance ou disparaissent ?

Procédons avec ordre, et prenons un exemple. Si à un somnambule devant lequel il y a un objet léger ; son chapeau par exemple, l'on dit, lorsqu'il a placé la main dessus pour le prendre, vous ne pouvez le soulever, il lui sera impossible de le déplacer, ses doigts resteront comme cloués à leur place. Il y a dans cette expérience, deux éléments saillants du mode par lequel on obtient la guérison des malades.

1° Par cette affirmation trompeuse, vous ne pouvez lever ce chapeau, l'attention du somnambule s'attachera avec fixité à cette idée d'impossibilité d'exécuter l'acte qu'il allait faire, en vertu d'une disposition à croire qui découle de l'organisation et qui est une nécessité inhérente dans l'homme et tous les êtres, de croire à eux-mêmes, à leurs sens, aux objets extérieurs. Sans la croyance au moi et au non moi, y aurait-il possibilité aux êtres animés de conserver leur existence ? La suggestion acceptée par le dormeur implique donc, de sa part, qu'il ajoute foi à la parole d'autrui, parce qu'il est fatalement porté à croire à lui-même et ensuite aux autres; cette conséquence est obligée.

2° Si le même somnambule prend ensuite pour certaine l'assertion absurde qu'on lui imprime dans l'esprit de ne pouvoir enlever son chapeau, c'est que son attention étant accumulée, il a perdu par là la faculté de faire effort de volonté pour déplacer cette force, d'aller d'idées en idées, de mettre ses sens et ses muscles à leur service, de contrôler l'une par l'autre, de faire enfin acte de jugement; il reste, par cela même, dans l'idée fixe où on le met. Chez lui, l'attention, cette cause initiale de l'effort, et elle l'est aus i des sensations, et par suite, des idées au même titre qu'elle est la base des opérations intellectuelles, etc., l'attention est inerte, et, au lieu d'être encore le remorqueur des manifestations psychiques et autres, elle est devenue immobilisée sur les idées toutés faites qu'on lui présente.

Aussi, en face du chapeau de l'expérience précitée, ce dormeur ne sera pas capable de faire le moindre argument ; il ne pourra diriger son esprit sur la pensée que cet objet est léger et que, partant, il est aisé à soulever; il ne pourra douter de la bonne foi de son interlocuteur; il restera là, le bras immobile, imbu de l'idée fixe imposée, toute fausse qu'elle est, sans pouvoir s'en dépêtrer. Après les deux principes essentiels de la pensée, l'attention et les idées, la crédulité native et l'impuissance acquise de faire des efforts de volonté et d'intelligence, parce que l'on est en idée fixe, se présentent donc ensuite comme étant les deux autres éléments secondaires de la détermination des guérisons; l'un aide l'autre.

En considérant la torpeur d'esprit des dormeurs, nous nous sommes demandé souvent si la crédulité et l'incrédulité n'ont pas leurs racines dans un même fonds commun, dans une inertie de l'attention qui fait que l'un : le crédule, admet sans contrôle ce qu'on lui dit ; et l'autre, l'incrédule, nie ce qu'on lui avance, par une même paresse d'examiner.

Les faits donnent raison à notre conjecture. D'un côté, les hommes impuissants, par inertie de l'attention, à combiner des idées, peser des motifs, tels sont les idiots et les pesants, sont excessivement faciles à tromper et, de l'autre, ceux qui, par perte de ressort de cette faculté, tombent dans une idée fixe comme les fous et certains savants, sont très incrédules au contraire, parce qu'ils ne peuvent plus se débarrasser des convictions étroites qui les enchaînent ; ils font corps avec elles et, par cela même, rejettent l'examen des faits vraisemblables ne rentrant pas dans leur marotte habituelle. Il n'est pas de médecins qui ne sachent combien il est difficile d'inculquer à un fou qu'il y a des vérités probables en dehors de ses idées fixes ; et personne n'ignore combien il a fallu de temps, malgré des preuves évidentes, pour détruire chez les savants la conviction où ils étaient que le sang ne circule pas.

Si l'accumulation de l'attention est la cause de l'excessive crédulité et de l'impossibilité où est le dormeur en idée fixe d'être le maître de ses sens et de ses pensées, c'est encore l'accumulation de cette force qui est la cause de la vivacité de ses remémorations. Prenons encore le même somnambule. Si l'on présente à son attention l'idée à remémorer d'un objet connu, d'un objet de la vision, par exemple, il arrive que l'attention, en s'accumulant sur l'empreinte imagée restée latente dans l'esprit, la revivifie, la fait reparaître à la mémoire comme si son objet tombait réellement sous les sens ; elle en illumine les linéaments avec plus de netteté encore que la lumière ne dessine un tableau dans une chambre obscure. Plus puissante que le fluide lumineux, cette force, en outre des formes, du relief des corps, renouvelle aussi leurs dimensions véritables, leurs couleurs, etc. ; elle les anime, leur donne le mouvement; elle a la propriété de ressusciter tout un monde.

En principe, dans le cas dont il s'agit, et ce que nous avançons pour la vue peut s'appliquer à tous les sens, la sensation remémorée est identiquement la même que la sensation primitive, sensation consécutive à une impression visuelle; et, de même que la perception avait été d'abord presque à la fois visuelle et cérébrale, la sensation remémorée ou centrifuge est presque à la fois cérébrale et visuelle ; cette dernière se fait seulement en sens contraire et il n'y manque que l'objet réel. Dans ce phénomène de pure représentation mentale, puisque la sensation est à peu près instantanément aussi vive au foyer mémoriel qu'à l'organe sensible [1], c'est que l'attention, massée et immobilisée sur l'idée-image mémorielle, est également et simultanément portée en abondance et mise en arrêt sur l'épanouissement des nerfs optiques.

Ce que nous émettons, à propos de la vision, ressort de ce qui suit d'une manière plus palpable. S'il s'agit, par exemple, de sensations tactiles rappelées en souvenir, nécessairement encore l'attention avec les sensations recréées rejaillit en même temps du cerveau vers les extrémités des nerfs du tact, soit sur une surface très étendue de ces nerfs, soit sur une surface très étroite et selon la mesure de l'idée exprimée. La preuve de cette simulta-

[1] Il est presque inutile de rappeler que la sensation a lieu aussi au cerveau, ce que démontre la propriété de s'halluciner, propriété existant chez les personnes privées des nerfs sensibles par lesquels sont venues primitivement les perceptions.

néité exacte entre la sensation remémorée au cerveau et la sensation éprouvée en même temps à la périphérie du corps, nous l'avons obtenue maintes fois, en suggérant de la souffrance aux somnambules là où nous appliquions la main; ces dormeurs accusaient immédiatement une impression pénible dès que nous leur en avions donné la pensée, même si nous touchions plusieurs endroits à la fois.

Nous avons fait encore d'autres expériences aussi faciles à répéter, et qui prouvent avec quelle précision et quelle justesse la pensée est servie par l'attention, dans des parties étendues ou circonscrites innervées par des filets de l'organe du tact. Si nous promenions avec lenteur et alternativement la surface palmaire, ou seulement un doigt, sur des parties du corps d'un somnambule, tout en lui communiquant l'idée qu'il éprouverait de la douleur aux endroits en rapport avec notre main, à mesure que nous avancions, il accusait cette pénible sensation de la manière que nous la lui suggérions; dès qu'elle paraissait dans le point touché, elle disparaissait dans celui que notre main quittait, et cette douleur était susceptible d'augmentation et de diminution; non-seulement en intensité, mais encore selon le plus ou moins d'étendue de l'endroit où nous appliquions la surface palmaire ou seulement un ou plusieurs doigts. Le somnambule créait à peu près ses sensations comme on fait naître des sons sur les touches d'un piano. Si nous restions au contact des enveloppes cutanées d'une manière continue, la souffrance ressentie par lui était continue.

Toutes ces expériences sont des preuves que, grâce à l'attention, les idées remémorées sont, peu s'en faut, immédiatement exprimées en sensations aux extrémités des nerfs du tact, et cela avec plus ou moins de durée et d'intensité, soit sur une seule, soit à la fois ou successivement, sur diverses parties du corps. Ce que nous disons pour la sensation remémorée de douleur communiquée aux nerfs du tact par le cumul de l'attention, nous le disons pour l'action de cette même force agissant à la suite d'une idée sur les nerfs des autres sens, sur les nerfs du mouvement et sur les nerfs sensitifs et moteurs du système ganglionnaire.

De ces expériences il résulte que, du moment que par suggestion l'on peut causer des phénomènes d'excitation nerveuse, partout où l'on en indique la formation, il est possible, par le même moyen, de susciter des phénomènes semblables dans les maladies par manque de ton : paralysies du sentiment et du mouvement, inertie des fonctions organiques, congestions sanguines, etc. etc.

Mais on ne se représente pas seulement des idées imagées que l'on vivifie, on s'en représente encore qui sont sans répercussion sensible et mouvementée : telles sont les idées pures ou celles qui sont négatives des idées-images. Il est clair que les idées qui ne se rapportent à rien d'extérieur au cerveau, ni aux sensations, ni aux mouvements : les idées complexes, par exemple, ne peuvent avoir de contre-coup sur des filets nerveux en dehors de cet organe central ; lorsque l'attention afflue sur ces idées le cumul en est exclusivement cérébral. Si, à un somnambule auquel on a suggéré l'idée réflexible de douleur, en un point du corps, ou, ce qui équivaut au même, la sensation douleur, on substitue à cette idée l'idée fixe de la disparition de cette sensation centrifuge, de sa négation ; il arrive que la force nerveuse qui venait de se porter en excès sur les nerfs du tact, cesse d'être accumulée dans le point indiqué. Elle se masse et s'immobilise au cerveau sur la dernière idée imposée, qui est négative et non représentative et toute douleur disparaît parce qu'alors cette idée pure est sans répercussion au dehors du cerveau ; ne venant directement d'aucun filet sensitif, elle n'est reportée à la périphérie d'aucune extrémité nerveuse, ce qui fait que la révulsion de l'attention sur elle est purement cérébrale.

C'est dans ce déplacement de l'attention attachée d'abord à des idées imagées et créatrices de douleur, etc., déplacement opéré sur des idées pures devenant fixes au cerveau, que l'on découvre le secret du mode de guérison des maladies avec excès d'excitation chez ceux que l'on a mis dans les états de sommeil ou de charme; après une suggestion négative faite dans le but de dissiper un accident maladif des organes, la force nerveuse révulsée restant alors toujours accumulée au cerveau sur une nouvelle idée non répercussive, ne nourrit plus le mal et faute de cet aliment, le mal disparaît.

Continuons encore notre argumentation sur le mécanisme de ces deux modes de guérison (car on ne peut trop y insister, il est des plus importants), et disons que ce qui explicitement et avant expérience, fait pressentir que des guérisons de maladies sthéniques, même prolongées, peuvent avoir lieu de cette manière, c'est que des sensations douloureuses d'une durée indéfinie et venues par remémoration, disparaissent fort bien par affirmation.

Si l'on présente encore une idée-image à l'attention d'un somnambule profondément endormi, que ce soit l'idée d'un objet de la vision ou du toucher; et si on lui assure qu'il la gardera avec fixité plusieurs jours et même plusieurs semaines après le réveil, l'hallucination qui s'ensuit persistera le temps qu'on lui aura désigné. Nous avons fait durer ainsi avec ténacité, le mal de dents et la douleur de la stigmatisation chez des personnes qui ne savaient ce que c'est de souffrir de ces deux manières différentes. C'est une preuve qu'il peut y avoir des névralgies dentaires sans caries et des stigmatisés sans stigmates, de même qu'il y a des idées fixes sans lésions cérébrales. Or, une sensation remémorée de ce genre, sensation rendue permanente par suggestion et ressentie immédiatement et à la fois à l'extrémité de filets sensitifs, cesse aussi d'exister en substituant à l'idée-image fixe qui l'entretenait, l'idée pure et fixe de sa négation. Dans ce dernier phénomène encore, l'attention qui, du cerveau, se portait auparavant d'une manière continue à l'organe de la sensation remémorée, reflue alors de la même manière sur une idée pure et, faute de conducteurs spéciaux à son service, devient sans expression en dehors du foyer mémoriel ; aussi, par une telle révulsion, l'organe souffrant reste forcément sans excitation et la douleur disparaît.

D'après ce qui précède, nous pouvons induire que les maladies avec exagération des éléments sensibles, moteurs, nutritifs, etc., qu'elles soient aiguës ou chroniques, peuvent cesser d'exister, grâce à l'action de l'attention accumulée sur des idées pures ; dans ces cas, de non-représentation mentale il y a en outre accompagnement obligé, de la part du dormeur, d'une crédulité excessive, d'une impossibilité complète à changer la pensée qui lui est imposée et d'une disposition acquise de rendre nuls, par suggestion et avec la même puissance, les sensations, les mouvements, la vitalité organique, choses que le même dormeur a la propriété d'exagérer outre mesure, à l'aide d'une révulsion opposée de l'esprit. De plus dans les affections asthéniques, au contraire, la force nerveuse étant en moins dans les tissus et, par suite, la nutrition, la sensibilité, les mouvements, etc., étant diminués ou arrêtés, il suffit, pour y appeler l'attention, et par cela même la guérison, de suggérer aux dormeurs des idées-images ayant rapport à leurs accidents maladifs ; nous venons de voir comment et à quel point on vivifie ces idées.

Qu'à l'aide d'une idée-image imposée le dormeur reporte en masse, et tour à tour, son attention sur des nerfs sensibles ou moteurs, voire même sur des nerfs présidant à la nutrition, aux sécrétions, etc., et qu'il en surexcite ainsi les propriétés organiques ; que de même il soustraie, au contraire, l'excès d'attention portée sur ces nerfs en mettant cette force en arrêt sur une idée pure, idée sans retentissement sur des prolongements nerveux et qu'il en calme encore ainsi les propriétés organiques, dans cette soustraction et ce cumul d'attention produit par suggestion, on retrouve cette fluctuation en plus ou en moins de la force nerveuse ; fluctuation dont nous avons déjà reconnu le mouvement dans la formation et l'existence du sommeil et de ses analogues, dans la production des maladies et des guérisons naturelles par causes morales.

D'après la possibilité qu'il y a, pendant le sommeil, de déplacer l'attention, soit en la massant avec fixité sur un point, soit en la soustrayant de même d'un autre point où elle est en abondance, on a le moyen par lequel il sera toujours facile d'agir à l'aide de la pensée sur toutes les maladies auxquelles l'humanité est sujette. Il sera rarement nécessaire de recourir à d'autres modes de perturbation révulsive nerveuse révélés par la manière dont les guérisons fortuites par causes morales s'établissent. Ainsi, il est bon de le répéter encore : là où il y aura excès de force nerveuse ou surexcitation, une idée pure, ordinairement négative du mal et suggérée au dormeur, devra à elle seule appeler cette force au cerveau, l'y concentrer et, par cette révulsion durable, amener la disparition du mal qu'elle sustentait. Là, au contraire, où il y aura diminution de force nerveuse ou manque de stimulation, une idée-image suggérée au dormeur sera suffisante pour diriger, vers les organes affectés, la quantité d'attention nécessaire à leur retour continu à l'état normal. La suggestion faite dans ces deux sens opposés, avec appel d'attention où elle est en moins et soustraction de cette force où elle est en plus, doit donc renfermer en elle-même le pouvoir d'équilibrer l'action nerveuse désaccordée, de rétablir l'ordre physiologique [1]. L'induction que nous tirons paraît d'autant plus vraie que des faits fortuits, mais positifs de guérisons par causes morales, faits produits par de semblables révulsions de la force nerveuse dans des états analogues au sommeil, sont déjà venus la confirmer.

De prime saut, on est porté à croire que la méthode suggestive, pour obtenir des guérisons, doit être surtout favorable contre les maladies venues par la pensée. Ce que la pensée a pu faire en mal elle paraît nécessairement devoir le réparer ; car ce qu'elle met en mouvement de force dans un sens, elle a la propriété de le mettre dans un autre. M. Durand (de Gros) [2], dans un ouvrage sérieux au fond mais trop obscur dans la forme, a déjà

[1] D'après ce que nous venons de dire sur la fluctuation de la force nerveuse par l'action suggestive de la pensée sur l'organisme nous nous demandons avec un grand doute, si dans l'économie animale, pour la production de tous autres phénomènes semblables, il est besoin de nerfs plus spéciaux que les nerfs sensitifs et moteurs ? Existe-t-il, par exemple, des nerfs d'arrêt et des nerfs vaso-dilateurs du cœur ; c'est-à-dire des nerfs *spéciaux* calmants et excitants de cet organe, comme l'admet Brown-Sequard ? Et des nerfs semblables à ceux-ci se distribueraient-ils, ainsi que l'affirme Gaskel, dans tous les muscles viscéraux et les glandes, pour y produire aussi les effets de sédation et d'excitation que l'on désigne aujourd'hui sous les noms d'effets inhibitoires et dynamogéniques ? La nature, si économe dans ses moyens d'action et si multiple dans ses manifestations, n'agirait-elle pas partout par elle-même dans l'organisme, de la même manière que nous venons de le démontrer plus haut, et cela avec une intelligence analogue, en se servant seulement des nerfs sensitifs et moteurs quels qu'ils soient ?

[2] *Electro-dynamisme vital*, Paris, J.-B. Baillière, 1855.

émis cette opinion. Pour lui, le pouvoir destructif de la pensée agissant remémoriellement sur l'organisme, est exactement l'étendue de son pouvoir réparateur.

Eh bien ! l'expérience nous a prouvé que certaines maladies, venues par la pensée, ne guérissent pas par l'action de ce même agent, avec autant de facilité que le raisonnement porte à le croire. Ainsi le plus grand nombre des formes de la folie, et principalement l'hypocondrie, résistent à l'influence par suggestion ; et l'obstacle à la guérison, que l'on rencontre, tient surtout à la difficulté qu'il y a de mettre ceux qui sont atteints de cette maladie, dans le sommeil artificiel ; leur esprit a comme perdu de son ressort, absorbés qu'ils sont, depuis longtemps, par des idées fixes morbides.

M. Durand (de Gros) va plus loin, il dit : « Dans l'impression mentale par remémoration, réside la puissance de produire tous les effets dynamiques morbides ou curatifs dus à n'importe quel spécifique connu ou à connaître .» Nous avons des raisons qui nous font présumer que le pouvoir de la pensée est supérieur même à l'action des remèdes les plus héroïques. Il n'y a pour son emploi qu'un inconvénient. C'est, qu'en pratique, la thérapeutique morale n'est efficace à un si haut degré que sur le plus petit nombre des sujets, ceux qui jouissent de la faculté de tomber dans le sommeil extatique d'un saint François d'Assise.

Mais, de même que les maladies produites par causes morales se déclarent avec plus de violence lorsque la pensée est accompagnée d'émotion ; de même encore que les guérisons naturelles, par les mêmes causes, surviennent avec plus de promptitude, lorsque l'élément émotif s'y joint il arrivera aussi, lorsqu'on appellera l'émotion au secours de la pensée pendant le sommeil, afin d'amener des guérisons, que le résultat favorable sera sûrement et plus rapide et plus durable. Ce que des faits de maladies et de cures, ayant lieu par hasard dans des états analogues au sommeil, nous ont prouvé en faveur de l'influence psychique ; ce que l'expérience des phénomènes physiologiques de l'état de repos nous font entrevoir pour obtenir des guérisons, nous le démontrerons sans réplique, en tentant d'arriver à ce dernier but à l'aide des divers états de sommeil pour point d'appui ; de la suggestion comme levier et de l'action de la pensée comme puissance.

CHAPITRE IV

CONSIDÉRATIONS AU POINT DE VUE CURATIF, SUR L'ART D'ENDORMIR ET DE FAIRE LA SUGGESTION

Tout le monde est prédisposé à être influencé par les manœuvres que l'on emploie pour produire le sommeil artificiel, puisque tout le monde dort du sommeil ordinaire; aussi n'est-il probablement personne qui ne puisse être guéri ou soulagé par les procédés de suggestion pendant un état passif quelconque. Depuis le plus léger degré d'inertie de l'attention, jusqu'à son degré le plus élevé, le sommeil profond, il y a une infinité de nuances intermédiaires correspondant au sommeil ordinaire de chacun et désignées par Durand (de Gros) sous le nom générique d'états biologiques. L'ascension plus ou moins haute de chacun vers le sommeil profond dépend de la faculté que l'on a personnellement de concentrer sa pensée; plus cette faculté est grande, plus on a de puissance sur soi-même ; plus, par conséquent, il y a de chances d'arriver à la guérison au moyen de l'action de la pensée sur l'organisme.

On a cherché à savoir quels sont, entre les hommes, ceux qui ont le plus de prédisposition à tomber avec facilité dans les formes du sommeil artificiel. M. Durand (de Gros) a constaté que le tempérament bilioso-nerveux fournit la bonne part. Mes expériences me portent à croire qu'il ne s'est pas trompé. C'est ensuite parmi les personnes d'un tempérament nervoso-lymphatique que j'ai recruté les meilleurs dormeurs.

J'ai aussi reconnu après M. Durand (de Gros) que les individus du sexe masculin sont plus aptes que ceux du sexe féminin à entrer rapidement dans les formes du sommeil provoqué. Et cependant, ils présentent les uns et les autres, à peu près, le même nombre proportionnel de somnambules.

La disposition à se mettre en une même passivité d'esprit m'a paru héréditaire. J'ai eu plusieurs fois l'expérience que tous les membres d'une même famille arrivaient souvent dans un état de sommeil profond semblable, tandis que parmi les membres de certaines autres, je ne pouvais recruter un seul bon dormeur; ma conviction est devenue si forte à cet égard qu'il m'est arrivé de ne pas craindre d'annoncer d'avance quel serait le résultat de mes manœuvres, lorsque j'avais déjà réussi dans la famille de celui sur lequel je voulais agir.

Les tout jeunes enfants, les vieillards entrant en démence, sont moins disposés à être influencés que les hommes des âges intermédiaires. Cela tient à l'inertie habituelle de leur attention consciente, inertie si voisine de celle que présentent les imbéciles. Comment endormir ces gens-là qui, par nature, sont dans un état à peu près analogue au sommeil ? Les premiers sortent d'une torpeur générale où les fonctions végétatives jouent le principal rôle pour, de là, s'élever peu à peu à l'exercice des facultés cérébrales et du véritable sommeil ; les seconds retournent avec lenteur vers un engourdissement de la pensée ressemblant à celui du premier âge.

L'abbé Faria a observé que les individus qui suent avec

abondance tombent assez vite en somnambulisme. Il aurait aussi fait la remarque que ceux qui éprouvent un clignotement fréquent des paupières fournissent encore un ample contingent de dormeurs : ce que je mets en doute. Pour moi, il est positif que les personnes affectées de strabisme, de tremblement des globes oculaires, de tics convulsifs, les hystériques, certains épileptiques, certains névropathiques, les anémiques, les dipsomanes, les rhumatisants, les tuberculeux sont généralement disposés à devenir somnambules. Il faut ranger dans la même catégorie ceux qui rêvent à haute voix, s'agitent beaucoup dans leur lit sans s'éveiller, ou qui, dans leur sommeil ordinaire, se mettent en rapport par le contact de la main et, enfin, les somnambules essentiels. Tout au contraire les esprits mobiles, presque tous les fous, les femmes vaporeuses qui s'écoutent, etc., sont très peu influençables. Si l'on rencontre surtout des sujets à endormir parmi des malades, ce n'est pas une raison pour croire que les états de sommeil artificiel soient morbides comme on est porté à le penser ; nous avons endormi, en grand nombre, des femmes et des hommes d'une constitution robuste et qui n'avaient jamais été souffrants, pour ainsi dire ; des paysans vigoureux, ayant servi dans des corps d'élite et fait des campagnes pénibles, sans qu'ils fussent jamais entrés dans un hôpital.

Les formes du sommeil, que l'on obtient par des procédés spéciaux, procédés résumés tous dans l'art de concentrer l'attention, ne sont autre chose, à la différence près du rapport établi, qu'une exacte reproduction, mais dans un autre temps, du sommeil ordinaire auquel on arrive chaque nuit. S'il y a tant de personnes qui ne peuvent retrouver artificiellement leur degré habituel de cet état, c'est qu'elles n'y sont pas suscitées par des causes accessoires aussi puissantes, tels que la fatigue, les ténèbres, etc., et ensuite, parce que l'on choisit, pour les endormir, des moments dans la veille où les distractions viennent assiéger nécessairement l'esprit. Je ne doute pas que, par l'exercice et l'habitude, chacun ne parvienne à se livrer au repos, à toute heure du jour et au même degré que de coutume. C'est que le sommeil provoqué n'est ainsi que le sommeil ordinaire que le résultat d'une affirmation que l'on reçoit, ou que l'on se fait : celle de reposer. On accepte cette idée suggestive, on se la représente, on y reste attaché ; comme on se remémore l'idée d'une chose, d'un son, d'une odeur ou de tout autre objet de perception ; comme on se la rend fixe dans l'esprit.

Il suffit donc, pour mettre les personnes dans une des formes du sommeil artificiel, de leur suggérer les caractères du sommeil ordinaire, et finalement, de présenter à leur esprit l'idée générale de cet état. Même il n'est pas nécessaire d'annoncer d'avance le sommeil pour en déterminer des signes ; quelle que soit l'idée principale que l'on offre à la pensée des personnes sur lesquelles on agit, pourvu que leur attention s'y arrête avec fixité, un état passif analogue à ce sommeil prendra toujours naissance.

Si l'on a soin de pratiquer l'affirmation de phénomènes plus caractéristiques que ceux qui sont habituels au sommeil, lorsque cet état commence à se produire, on hâte l'explosion du somnambulisme, s'il est possible de le faire naître. Ainsi, en rendant les sujets muets, incapables de se mouvoir ; en leur faisant faire des mouvements automatiques par suggestion, on les persuade davantage de ce qu'ils peuvent devenir : l'effet à obtenir est préparé par l'effet déjà obtenu. Que l'on évite surtout les procédés brusques, les injonctions violentes, et surtout les moyens physiques à l'aide desquels on cause le strabisme, ou à l'aide desquels on excite la rétine par l'action d'une trop vive lumière ; c'est ainsi que l'on amène des accidents nerveux, et que l'on jette le discrédit sur des applications pleines d'avenir [1].

Il est bon de savoir que l'on rencontre des personnes habituelement en charme ou qui y arrivent facilement à la moindre affirmation, si surtout, une émotion quelconque vient la renforcer. C'est cette disposition constitutionnelle qui permet de faire sur ces personnes de remarquables cures, lors même qu'elles sont éveillées. Greatrackes et un paysan de l'Anjou se sont fait ainsi, en affirmant des guérisons et en s'aidant du toucher, une réputation de guérisseurs aussi méritée que celle d'un Récamier ou d'un Bretonneau. Les cures faites par Hohenlohe, Mme de Saint-Amour, le curé d'Ars et dans l'institution de Nauendorf où la prière, l'imposition des mains et l'annonce du rétablissement des malades sont les seuls moyens mis en œuvre, peuvent-elles être autre chose qu'un effet de l'affirmation sur des gens impressionnables et recevant plus ou moins vite l'idée suggérée ?

D'ordinaire, les personnes sur lesquelles on pratique des manœuvres, en vue de produire le somnambulisme, n'arrivent en cet état qu'en petit nombre : dans le rapport de 1 à 4 ou 5, rarement plus, à moins qu'on ne les endorme dans leurs lits. La plupart s'arrêtent sur des degrés parallèles aux degrés de leur sommeil habituel, à partir de la torpeur musculaire pour arriver à l'isolement complet des sens. La guérison que l'on cherchera à obtenir sera d'autant plus sûre que l'individu à influencer approchera du sommeil profond. Ce sera principalement sur les organes ou les systèmes d'organes qui, dans l'état produit, seront le plus vite abandonnés par l'attention, que cette force, en réagissant, aura alors le plus de puissance pour y mettre

[1] *Le sommeil provoqué*, note *A* : Procédé pour endormir et à la fin de ce volume : l'Appendice.

l'ordre ; par la raison toute simple que les parties qu'elle quitte le plus aisément sont aussi celles où elle afflue avec le plus de facilité, lorsqu'elle y fait un retour.

Un point sur lequel il est essentiel de s'appesantir, c'est sur les conditions de la suggestion et la manière de la faire.

Un somnambule étant donné, on sait que, de l'isolement le plus absolu, il est possible, sans qu'il cesse de dormir, de mettre par affirmation ses sens, ses facultés, ses membres en communication avec ce qui l'environne, comme lorsqu'il est éveillé. Il faut éviter si l'on veut obtenir des effets sur l'organisme, etc., de pratiquer la suggestion dans ces cas de rupture de la concentration d'esprit, états qui se rapprochent trop de la veille. C'est qu'à mesure qu'un dormeur gagne d'étendue dans ses rapports extérieurs, sa puissance de représentation mentale s'affaiblit ; de plus, l'empreinte idéale suggérée dure peu, par suite des distractions auxquelles ce dormeur est exposé, et il arrive, l'idée imposée étant remplacée par d'autres, que par là l'effet de cette première est affaibli ou manqué. Le pouvoir de la pensée sur l'organisme m'a paru être en raison directe de la concentration d'esprit ; aussi est-ce seulement lorsque, par contre-coup, l'isolement est à son apogée sur quelqu'un, que la suggestion présente le plus de probalités de réussir. Pour ne pas éprouver de déceptions, l'on évitera donc d'étendre les rapports de son sujet et on le ramènera toujours dans l'isolement le plus complet possible.

Mais il y a encore deux autres choses à considérer.

Les somnambules, et encore moins les dormeurs légers, ont rarement la pensée immobilisée, entièrement, et ces derniers surtout, en vertu de leur attention restée assez libre, font le plus souvent des rêvasseries, passent de leur propre mouvement et à l'aventure d'une idée à une autre ou se réveillent. Il est bon de savoir que l'on a aussi à se garder de cette pierre d'achoppement. C'est parce que l'on abandonne trop les dormeurs à eux-mêmes que, grâce à cette liberté, ils s'annoncent de longues souffrances, des accès périodiques de fièvre, etc., maladies qu'ils arment de pied en cap de signes morbides, dont le bizarre agencement décèle l'origine.

Un autre inconvénient qui résulte, au contraire, d'un mouvement automatique de l'esprit des dormeurs et contre lequel le remède est le même, c'est une disposition opposée ; celle qu'ils ont de revenir à l'idée fixe habituelle. Je m'explique. Si un témoin autre que l'endormeur, abaisse les bras étendus d'un bon somnambule, il verra ces bras reprendre immédiatement leur position ; ce phénomène est dû à ce que ce dormeur, non en rapport, a conservé l'idée qu'on lui a imposée. Or, cette tension continue de l'esprit dans le même sens, se produit même, quoique l'on ait rompu l'idée fixe. Si, tandis que les bras de cet homme sont dans l'extension, l'endormeur le prie de donner un objet à la portée de sa main, ou bien de l'arranger d'une certaine manière, cette besogne faite, il n'est pas rare de le voir reporter machinalement ses bras en croix. C'est là un effet de son attention qui revient à l'idée fixe, comme un ressort à son point de départ. On remarque des dormeurs qui se mouchent, réparent les désordres de leur toilette, puis remettent automatiquement les bras dans la position horizontale qu'on leur a donnée. C'est ce retour à l'idée fixe qui est aussi la cause pour laquelle un somnambule, dans le même accès, retourne toujours à son idée principale, bien qu'on l'en ait distrait à plusieurs reprises, et qu'il reprend un rêve favori à la séance suivante.

Cette pente naturelle que, par la pensée, un somnambule a de revenir à son point de départ, existe aussi, *a fortiori*, pour des idées fixes remontant à la veille ; ainsi, se sent-il malade, il arrive que, dans son état passif, il se confirme de plus en plus dans son affection. Si, après que l'on aura pratiqué la suggestion, l'on n'est en garde contre ce retour machinal de l'attention du rêveur vers l'idée de la continuation de la maladie réelle, on aura perdu sa peine. J'ai éprouvé plus d'un déboire à cause de l'ignorance où j'ai été longtemps de ce retour automatique vers l'idée fixe, si commune parmi les somnambules.

Le moyen de remédier à ces deux causes d'empêchement à la guérison : l'une, la mobilité relative de l'attention sur des idées morbides ; et l'autre, son retour élastique à des idées fixes de même nature, c'est, en pratiquant la suggestion dans un but curatif, de ne pas abandonner les dormeurs à eux-mêmes ; leur esprit doit être tenu continuellement en haleine sur l'idée qu'on leur présente, celle de guérison. Il faut toujours les dominer, sans leur permettre la moindre réflexion, le moindre retour en arrière ; la pensée de guérir doit seule les occuper. Les conditions essentielles du succès sont renfermées dans ces simples indications. C'est bien ici le cas de dire que l'homme qui réfléchit dégénère. En outre, en suggérant la négation des caractères de la maladie, il est bon de joindre le geste à la voix, de toucher les parties affectées en même temps que l'on parle ; il en est, de ce rôle que l'on remplit, comme de celui de l'orateur qui attire plus l'attention et se fait mieux comprendre, lorsqu'il joint des gestes expressifs à des paroles éloquentes. Non pas qu'il soit nécessaire de débiter des phrases de rhétorique ; il faut s'expliquer en quelques mots, avec simplicité et netteté.

Sous ce rapport, comme sous beaucoup d'autres, ma manière de voir est différente de celle de la plupart des magnétiseurs et de J. Frank, bien que chacun d'eux ait obtenu de belles cures en se conformant aux prescriptions des somnambules. Seuls, MM. Charpignon et Durand (de Gros) ont formulé des principes ayant des rapports avec ceux que j'émets. Il est certain que, par la manière de voir commune à eux et à moi, on sera plus sûr d'une guérison immédiate ou d'un mieux marqué, puisque le malade conservera, nécessairement et avec plus de fixité, l'idée qu'on aura voulu lui imposer.

On pourra contester ce que j'avance ; on soutiendra que la plupart des somnambules se guérissent par l'emploi de leurs propres médications ; on dira que, même par des passes, où il n'y a aucune suggestion verbale, on arrive à produire de belles cures sur ceux qui s'y soumettent. Je suis loin de m'inscrire en faux contre une telle argumentation ; mais au fond, sous ces prescriptions de remèdes, sous ces manœuvres illusoires, on retrouve toujours l'idée de guérison que le dormeur s'affirme indirectement ; rien d'étonnant que le mieux ne se déclare, du moment que procédé et médication cachent une affirmation de guérir. Mais la question est de savoir si ces procédés sont aussi sûrs que la suggestion telle que je l'indique ; or, je réponds sans crainte : non, parce que j'en ai fait l'expérience.

CHAPITRE V

CONTRIBUTIONS AU TRAITEMENT DES MALADIES PAR L'ACTION DE LA PENSÉE SUR L'ORGANISME

Il a déjà été établi que les guérisons naturelles, par action morale, ont été causées par le transport de l'attention qui, de l'idée consciente de la maladie, s'est portée avec énergie et avec fixité sur une autre idée négative de l'affection morbide ou sans rapport avec elle. Des guérisons m'ont paru s'opérer avec plus de sûreté et en plus grand nombre, quand ce déplacement a été accompagné d'une émotion ; c'est que, par ce complément, il s'est produit concomitamment un afflux ou une révulsion nerveuse plus considérable. L'immobilisation de l'attention sur une idée émotive ou non amène donc l'inconscience de la maladie et, par suite, sa disparition radicale ; l'attention, cause du mal, qu'elle soit en plus ou qu'elle soit en moins, revenant à l'équilibre, les symptômes maladifs disparaissent. Si les affections de chacun sont envenimées par l'action de cette force qui, par une tendance fatale, se dirige continuellement aux sensations et entretient les lésions de l'économie par l'idée consciente qui en découle, elles sont nécessairement guéries dès que cette même force cesse de suivre ce cours habituel, ainsi que je vais le faire voir. L'état passif, de quelque manière qu'il se forme, est la condition des cures par l'influence de la pensée sur l'organisme, cette vérité est incontestable. Créer à volonté cet état, sous ses formes les plus communes, et ce sont les états de sommeil et le charme ; imiter ensuite la nature dans ses procédés en se conformant à ses lois ; car elle ne fait rien au hasard ; c'est ce que j'ai essayé de mettre en œuvre pour le traitement moral des maladies. Ce qui suit est le résumé de mes essais.

Malgré de nombreuses occupations, pendant cinq années, et autant que l'occasion de pouvoir réussir s'est offerte, j'ai fait des tentatives assez nombreuses pour guérir des malades mis préalablement dans une des formes du sommeil. Après avoir employé les méthodes les plus connues : insufflations, passes, consultations près des dormeurs, traitements qu'ils prescrivent, suggestion enfin, je m'en suis tenu à cette dernière qui les embrasse presque toutes et en résume la quintessence.

La suggestion, qui remonte à Faria et n'a été formulée et assez bien employée qu'indirectement par Braid, puis pressentie par MM. Charpignon et Durand (de Gros), n'a pas toujours été mise en usage par moi comme elle aurait dû l'être. Le manque de temps, la tentation d'arriver vite à un résultat, et enfin mon inexpérience, ont été des causes pour lesquelles j'ai été au-dessous de ma tâche. Aussi, dans les courtes observations qui suivent, on remarquera de nombreuses lacunes ; des traitements sont restés inachevés ; il m'est arrivé d'employer à la fois l'affirmation verbale et des remèdes ; j'ai laissé dans l'ombre le procédé de suggestion renforcé d'une émotion, je n'y ai eu recours qu'une seule fois, faute d'y avoir songé assez tôt ; enfin, je n'ai traité qu'un nombre restreint de maladies, la plupart de nature exclusivement nerveuse ; les matériaux que j'apporte sont donc, à plus d'un titre, des matériaux incomplets. Malgré des défauts contre lesquels je vois venir la critique, il est pourtant des résultats que l'on aura beau contester ; ces résultats sont au-dessus des objections que l'on pourra apporter et qui reposeront toutes sur la nature curatrice, puisque c'est cette nature curatrice, elle-même, stimulée dans son action par mon aide, qu'il faudra attaquer.

En imitant les novateurs hardis qui m'ont précédé, j'espère à mon tour avoir aussi des imitateurs, ne fût-ce que pour qu'ils cherchassent à me confondre. N'existe-t-il pas, du reste, des hommes conservant assez le feu sacré de la science pour se mettre au-dessus des préjugés scientifiques, et pour embrasser l'art de guérir sous un aspect nouveau, quelque conspué qu'il soit. Un jour viendra, quand chacun d'eux aura apporté son lot à la thérapeutique morale, où il sera possible de déterminer ce qu'est la médication suggestive ; quel est son domaine, quelles sont ses bornes. Au lieu d'ergoter sur des théories hypothétiques, sur des questions d'antériorité pour des découvertes inutiles ; au lieu de rabâcher, tour à tour et toujours, les mêmes choses sous des formes différentes et sans jamais conclure ; on devrait songer davantage au but final de la science, la conservation de la santé et les moyens de guérir, et ne plus négliger une des parties essentielles de l'art médical, la thérapeutique dont la pensée est la base et qui appartient à tous, celle que permet l'état du sommeil.

I

MALADIES, PAR MANQUE D'EXCITATION DES NERFS SENSITIFS.

SURDI-MUTITÉ

En feuilletant l'ouvrage de M. Lafontaine sur l'art de magnétiser [1], j'ai été étonné du nombre des sourds-muets qu'il dit avoir soulagé ou guéri par ses procédés. Quoique grandement disposé à douter de ses assertions, j'ai tâché de débarrasser mon esprit de toute idée préconçue, et je me suis mis, avec patience, à traiter deux sourds-muets en suivant exactement sa méthode, bien qu'elle m'eût paru surannée. Il est toujours d'un sot ou d'un pédant de réfuter quelqu'un sur ce que l'on ne sait pas soi-même; pour être en mesure de le faire, si tant est que l'on ait cette tendance orgueilleuse, il faut avant tout expérimenter. Critiquer des choses que l'on croit absurdes d'emblée, et par conséquent, au-dessous de son esprit, si elles sont au dessus, humilie et ne prouve pas en faveur du censeur. Aussi me suis-je bien gardé, malgré une disposition maligne, de raisonner au point de vue de mon savoir acquis sur et contre les résultats annoncés par M. Lafontaine; et eussé-je eu la possibilité de faire, ainsi que A.-S. Morin, une enquête scientifique sur ces résultats, je n'eusse pas osé croire encore à mes investigations.

Le chercheur, même en face de ce qui lui paraît absurde, doit rejeter tout autre procédé que l'expérimentation: ce que l'on sait n'est rien à côté de ce que l'on

[1] 3e édition, p. 273. Germer-Baillière, 1860.

ignore ; or, juger de ce qui est inconnu à l'aide de ses connaissances étroites ou par des on dit, c'est s'exposer à divaguer. Il faut observer toujours et déduire le moins possible ; seules, l'observation et l'expérience ne trompent jamais. Pour contrôler M. Lafontaine, je me suis mis dans ses propres conditions : même genre de maladie et mêmes procédés ; et j'ai pensé, quelle que soit la différence des sujets, que je devais arriver à des résultats identiques, si réellement cet auteur est dans le vrai. Suivent mes deux observations.

1re Observation. A. Aubry, de Ludres, âgé de vingt-trois ans, tailleur et d'un tempérament nerveux, est un sourd-muet de naissance. Il entend un peu des deux oreilles. A l'institution de M. Piroux, à Nancy, il passait pour demi-sourd ; on promit de le faire parler lorsqu'il y entra, mais on n'y arriva pas. Avant qu'il ne fût mis dans cet établissement, Aubry entendait des mots et en prononçait. Comme il y avait alors autour de lui bien des gens qui ne comprenaient pas sa pantomime, il était obligé de prêter attention à ce qu'on lui disait et, par cela même, il avait acquis une idée du langage. Mais après qu'il eut resté à l'école pendant cinq ans, ses parents remarquèrent qu'il ne faisait plus attention à des bruits qui le frappaient autrefois et qu'il n'entendait même plus parler. Aussi, ont-ils conservé la conviction qu'il percevait mieux les sons, avant d'avoir été placé à l'institution des sourds-muets qu'après en être sorti. Je le crois. Il n'avait plus, dès lors, mis son attention au langage accentué, mais au langage par signes et, par suite, l'ouïe, ayant cessé d'être entretenue, avait faibli.

Ce fut le 1er janvier 1861 que j'opérai pour la première fois sur ce jeune homme. J'employai les procédés de M Lafontaine. Avant de commencer, je constatai qu'il entendait une sonnette de table à trois mètres et demi en arrière de lui. Dès la première séance, il tomba en sommeil léger. En cet état, il entendit la sonnette à près de huit mètres de distance. Il me sembla avoir gagné d'un coup ce qu'il avait perdu à l'école. Pendant un mois, l'ouïe de ce sourd-muet me parut s'améliorer; mais, le progrès dans le sommeil s'arrêtant, il n'y eut plus aucun changement en mieux. Quoique, afin de me conformer aux dires de M. Lafontaine, je continuasse mes magnétisations jusqu'au 22 décembre, jour de la soixante-dix-neuvième séance, je n'obtins pas la moindre amélioration consécutive. Cet auteur se trompe donc, quand il conclut qu'au bout de quatre-vingt séances un sourd-muet doit entendre comme tout le monde L'amélioration du sens auditif, chez ce déshérité de la nature, me parut proportionnelle à la profondeur du sommeil à laquelle il atteignit ; ce qui équivaut à dire à la quantité d'attention qu'il put accumuler sur l'organe de l'ouïe.

C'est grâce à une idée fixe d'entendre, idée transmise par suggestion du sommeil à la veille, qu'Aubry a toujours mieux perçu les sons. Cependant, lorsqu'il voulait prêter davantage attention, il se mettait dans une espèce d'état passif; sa respiration se ralentissait, devenait bruyante [1] et il entendait alors avec plus de netteté. En tout temps, même lorsqu'il ne s'y attendait pas, il m'a paru toujours plus facile qu'auparavant de le tirer de sa torpeur à l'aide de la voix. Depuis que je m'occupai de lui, ses parents remarquèrent souvent que sans s'y préparer, il entendait ouvrir une porte, sonner une horloge derrière lui ; ils l'ont vu faire l'observation qu'on toussait ou qu'un coq venait de chanter dans la rue ; même depuis leur domicile, il appela leur attention sur le bourdonnement des cloches, chose dont jusqu'alors il n'avait pas eu conscience de si loin.

Le développement assez grand de l'ouïe de ce sourd-muet me porta à lui montrer à lire à haute voix. Je lui appris moi-même le b, a, ba ; il s'en tira assez bien : mais la personne chargée de continuer les leçons se lassa bientôt et le laissa là.

Je revis Aubry en février 1864. Il m'apprit que son ouïe, depuis qu'il ne l'exerçait plus, avait baissé ; mais que pourtant il entendait encore mieux qu'avant le 1er janvier 1861. Si la faculté auditive s'est si bien conservée chez ce sujet, c'est qu'il

[1] La respiration profonde et bruyante, ainsi que beaucoup d'autres signes qui accompagnent souvent la production du sommeil artificiel par le procédé Lafontaine, sont dus au déplacement considérable de force nerveuse que produit l'application prolongée des yeux des sujets à endormir sur ceux de leurs endormeurs. Ces phénomènes que je constatais souvent à mes débuts dans l'art d'hypnotiser, ne se présentent plus depuis qu'à ce procédé j'ai substitué le procédé par suggestion.

avait acquis une ouïe assez développée, et qu'alors son attention, fortement stimulée par les sons, ne put baisser qu'avec lenteur. Puis, du reste, il avait dû demeurer longtemps l'esprit tendu sur l'idée fixe d'entendre, idée transmise par suggestion du sommeil à la veille.

Le 7 janvier 1865, Aubry me fit comprendre qu'il était redevenu sourd comme avant l'année 1861.

2e Observation. C. Loué, de Pont-Saint-Vincent, est un homme de cinquante ans. Son tempérament est nerveux-mélancolique. Il naquit bien constitué. A l'âge de un an, il devint malade par suite d'avoir été déposé à la vigne sur le sol humide et froid. Il en résulta une déviation de la hanche et de la surdité. On remarqua, depuis lors, qu'il ne fit plus attention au bruit du rouet de sa mère.

19 novembre 1860. Examen préalable.

Loué est tout à fait sourd de l'oreille gauche. De la droite, il entend de près un coup de fusil et le bruit des cloches lorsqu'il est devant l'église. Il entend surtout si l'on siffle ou crie à son oreille. Il a aussi conscience des pas sur le sol : mais c'est là plutôt une perception tactile qu'une perception auditive. Comme ceux auxquels il manque un ou plusieurs sens, Loué a le tact, le goût et l'odorat très développés : sa vue seule a baissé.

Du 19 novembre au 6 décembre, j'ai hypnotisé Loué tous les jours. Il a été, chaque fois, mis en sommeil léger. Presque toujours, avant la séance, j'ai constaté l'état de son ouïe, je l'ai constaté encore pendant et après. Une sonnette, le choc de deux corps solides, la voix, le tic-tac d'une horloge ont été tour à tour employés pour juger si réellement, d'un jour à l'autre, ses perceptions auditives deviendraient plus grandes. Il a fallu me rendre à l'évidence; même après réveil Loué entend mieux. Ce fait ne m'a pas trop étonné du moment que j'avais la connaissance que, par suggestion faite dans l'état passif, on peut rendre un sens excitable pour l'époque de la veille, de même que l'on peut aussi faire rester dans l'esprit et les sens des idées folles, des hallucinations, etc. Ici, il restait à ce sourd l'idée fixe d'entendre, et à la suite de cette impulsion, l'attention se portait continuellement vers les organes de l'ouïe afin de leur faciliter la perception des sons.

29 décembre 1860. Loué entend un peu de l'oreille gauche. Il a eu conscience d'un bruit de sonnette, l'autre oreille étant

préalablement bouchée avec un tampon contre lequel on appuie la main. C'est là une preuve que, de ce côté, l'organe de l'ouïe n'est pas entièrement détruit comme je l'avais supposé. L'oreille droite devient toujours plus sensible. Ce sourd-muet bat la mesure au bruit du tic-tac d'un balancier d'horloge placé derrière lui ; il a discerné le bourdonnement des voix dans un café, bruit inconnu pour lui jusqu'alors. Cet homme, souvent morose, est devenu gai ; il oublie ses ennuis.

13 janvier 1861. C'est le jour de la vingt-neuvième séance. Loué est entré en somnambulisme. Il est au paroxysme du cumul de l'attention sur le sens de l'ouïe. Bien que j'aie continué d'agir sur cet homme jusqu'au mois d'avril, pour suivre à la lettre les indications de M. Lafontaine, je n'ai plus vu s'opérer sur lui d'amélioration de la sensibilité auditive. La voix humaine, aigre et monotone d'abord, lui paraît plus douce et moins égale. Il répète son nom et quelques autres mots qu'on lui a appris ; il les redit lorsqu'on les prononce derrière lui, ce qu'il n'avait jamais pu faire ; il entend les cloches à plus de 300 mètres, etc.

Le 2 avril, Loué a été endormi pour la cinquante-troisième fois. Je puis assurer avoir employé vingt-quatre séances de trop, car depuis le moment où il devint somnambule jusqu'à ce jour, je ne constatai plus d'amélioration de l'ouïe. Seulement, ce sujet parvint à tomber dans le sommeil profond en trois ou quatre minutes, tandis qu'au début il lui fallait une demi-heure. Il acquit encore la propriété de se mettre en une sorte de sommeil léger presque instantanément. Ce fut alors que je m'aperçus qu'il était devenu plus sourd, après son réveil. Depuis ce moment, il n'entendait plus les bruits de la rue, il ne s'apercevait plus qu'on l'appelait, il était redevenu le sourd d'autrefois. Mais, je fis en même temps la remarque qu'il se mettait dans le sommeil précipité lorsqu'il avait envie d'entendre ; ce dont on s'apercevait en ce qu'il se tenait immobile, les yeux fixes et les pupilles dilatées, et en ce que sa respiration devenait bruyante. Le pouvoir qu'il avait acquis de se susciter à volonté des accès de concentration d'esprit pour mieux percevoir les sons, fut donc la cause pourquoi il avait rompu son idée fixe transmise du sommeil à la veille, idée qui tenait auparavant son attention toujours dirigée sur l'organe auditif.

A dater du mois d'avril, je cessai de m'occuper de ce sourd-muet. Le 29 mars 1862, j'appris de lui qu'il perdait la faculté de se concentrer sur lui-même aussi facilement qu'autrefois et que parallèlement, il cessait d'entendre aussi bien ; ainsi, le mouvement de baisse pour son audition, avait lieu proportionnellement à la difficulté de plus en plus grande, où il était d'arriver dans l'état passif. Vers le mois de juillet, Loué était redevenu sourd comme avant le mois de novembre 1860. Il en était attristé et regrettait l'heureux temps où il avait eu idée d'un genre de sensations qui ne lui avait laissé que des espérances déçues. Après avoir mis, de nouveau et plusieurs fois, ce sourd en somnambulisme, je parvins à lui rendre la propriété qu'il avait de se mettre dans son sommeil léger avec promptitude, mais même dans cet état, il ne retrouva plus la délicatesse de son ouïe, sans doute parce qu'il ne renouvelait pas aussi souvent l'exercice de ce sens dans les mêmes conditions de passivité.

En assistant au développement de la faculté auditive chez les sourds-muets en question et surtout chez le second, je m'aperçus qu'ils retenaient les sons, les comparaient et les attribuaient chacun à sa cause ; ce n'est donc pas l'ouïe seule qui jouait ici un rôle, c'était encore la mémoire et l'intelligence. On croyait être présent à la manière dont les enfants prennent connaissance du monde extérieur, au moins dans un ordre d'idées.

Tant que ces deux sourds-muets furent hypnotisés, leur attention continua activement à se porter à la perception des sons. Aussi, ce qu'ils avaient acquis ne se perdit pas pendant ce temps-là. Mais, dès qu'ils ne furent plus stimulés, ni par la tendance fixe d'écouter transmise par suggestion, ni par le progrès de leur ouïe, ni par l'impulsion qui leur était imprimée tous les jours ; ces deux sourds, encore trop mal servis par leurs organes auditifs pour avoir de l'attrait à prêter l'oreille, cessèrent peu à peu de faire des efforts pour entendre et perdirent ce qu'ils avaient gagné. Aussi, suis-je porté à croire que si, pour conserver des sens incomplets devenus meilleurs, il faut les entretenir, pour ne pas perdre des sens même parfaits, il faut nécessairement toujours les exercer. Sans la propriété de faire effort d'attention, l'homme n'aurait acquis ni sensations, ni idées, ni intelligence ; il ne serait rien, tout en possédant les organes les mieux constitués. Du reste, d'après ce que l'on remarque sur les somnambules isolés de l'ouïe ou des autres sens, il est certain qu'avec des organes de perception anatomatiquement bien construits, l'on resterait idiot, faute d'effort d'attention pour les exciter. On rencontre des imbéciles de naissance, insensibles comme les dormeurs profonds et possédant certes tous les filets nerveux du tact, qui ne restent ainsi paralysés du sentiment que parce qu'ils n'ont jamais été capables de prêter attention pour recevoir les impressions cutanées.

C'est de la même manière que, sans s'en douter, mon somnambule Loué était parvenu, par suite de son affection, à avoir, depuis son enfance, le tact, le goût et l'odorat d'une finesse exquise ; c'est de la même manière qu'actuellement, dans l'état de concentration où il se mettait, il arrivait à entendre mieux que jamais. L'attention, qu'il avait habituellement apportée en plus sur les autres sens, il la rapportait alors sur le sens auditif délaissé, par un mécanisme semblable mais plus rapide. Il est connu que les individus qui, comme lui, ont fait la perte d'un ou plusieurs sens, finissent par avoir les autres plus parfaits : il y a un retour d'équilibre au profit des organes sensibles conservés ; l'attention, au lieu de se disséminer partout ainsi qu'auparavant, n'ayant subi du reste aucune sorte de diminution, va s'accumuler, en raison directe de la perte faite, sur les autres organes du corps et notoirement sur les sens encore intacts, ce qui entraîne des perceptions plus vives par leur intermédiaire.

Dès que ce même sourd-muet eut acquis la faculté de se mettre en concentration d'esprit, il perdit celle d'entendre mieux pendant la veille. C'est qu'en s'habituant à susciter à volonté son attention accumulée sur l'organe auditif, il rompit l'idée fixe de prêter l'oreille, qui lui avait d'abord été suggérée, et cela de la même façon que l'on guérit un malade, en détournant son attention sur une idée autre que celle du mal. Ce fut, pour lui, d'autant plus facile, qu'il avait un très faible pouvoir de conserver après réveil les idées imposées.

Comment les sujets de mes deux observations revinrent-ils, enfin, au point où ils étaient avant que je ne les endormisse? Il est bon de s'expliquer de nouveau sur ce point. La décroissance de l'ouïe chez ces hommes, fut due à ce que leur attention reprit sa direction ordinaire. Leurs autres sens, plus excitables et bien supérieurs à l'ouïe, rappelèrent naturellement plus cette faculté qu'un organe encore aussi imparfait que l'oreille, tout surexcité qu'il pouvait être; il y avait une attraction trop parfaite de leur côté, tandis que du côté de l'ouïe, les impressions étaient trop incomplètes, trop peu attachantes pour que l'attention ne se dirigeât pas de nouveau, aux dépens de ces dernières, vers d'autres impressions des sens plus habituelles et plus attrayantes.

Si, du particulier il est permis de conclure au général pour des phénomènes du même genre, les deux observations précédentes me portent à induire que, dans tous les cas de perte de l'ouïe (à moins que les deux organes n'en soient entièrement détruits), qu'il y ait lésion organique ou non, il est possible de rétablir au moins temporairement les fonctions auditives. Il est probable même que l'on obtiendrait des guérisons durables, si l'on pouvait rendre aux personnes sourdes, traitées par la thérapeutique du sommeil, la faculté d'entendre aussi parfaite qu'elle l'est d'habitude [1]. L'attention, ayant alors repris son libre afflux vers l'oreille sur des sensations normales éminemment utiles, par cela qu'elles sont redevenues délicates, prend naturellement le pli d'y conserver sa direction ; la nécessité y pousse. On peut assurer que la guérison sera plus durable, si l'on récupère la possibilité d'avoir des perceptions complètes, que si l'on n'arrive qu'à acquérir celle d'obtenir des perceptions obtuses, lesquelles, inutiles à cause de leur imperfection, sont bientôt délaissées par l'attention. Cette induction est, du reste, confirmée par des cures remarquables obtenues par des magnétiseurs et, entre autres, celles de M. Adam, professeur de musique, traité par Teste [2], et celles de MM. de Munschausen et Thilorier, traités par M. Lafontaine [3].

AFFAIBLISSEMENT DE LA VUE ACCOMPAGNÉ DE PRESBYTIE LÉGÈRE

Le somnambule Loué, dont il vient d'être parlé, était légèrement presbyte et, s'il voyait assez bien ce qui était éloigné de lui, il ne le distinguait pas avec netteté. Ce que ce sourd-muet faisait dans le but de mieux entendre, il le pratiquait afin de mieux voir : il se repliait sur lui-même lorsqu'il avait des travaux délicats à exécuter, et

[1] Depuis le temps où j'ai écrit ceci, j'ai eu l'occasion d'observer quelques faits qui confirment ce que j'avance; un, entre autres, concernant une jeune personne de dix-sept ans que j'ai présentée au professeur Desmeth (de Bruxelles), laquelle était demi-sourde, sans cause connue depuis l'âge de deux ans. Avant le traitement hypnotique, elle ne comprenait ce qu'on lui disait que quand on lui parlait très haut près de l'oreille gauche. En août 1887, je parvins à lui rendre entièrement l'ouïe, après des suggestions quotidiennes datant de trois mois. Depuis lors, la guérison ne s'est pas démentie.

[2] Voy. *Manuel du magnétiseur*, p. 381.

[3] Voy. *Art de magnétiser*, p. 251.

sa vue affaiblie devenait meilleure. Une chose qui me frappa, c'est qu'alors les objets lui paraissaient plus développés dans tous les sens. S'il s'approchait d'une fenêtre, sa pupille plus dilatée que de coutume, se rétrécissait un peu et, en même temps, la grosseur apparente des objets diminuait aussi, quoiqu'ils parussent encore plus grands qu'ils ne le sont en réalité. Chez cet homme, la vision plus nette s'explique par la quantité considérable de force nerveuse qui affluait à la rétine. Mais le développement des dimensions apparentes de ce qui frappait ses yeux n'est plus aussi facile à expliquer. Une des causes de ce grossissement des objets est due, sans doute, à ce que les dilatations et les contractions de l'iris plus ou moins paralysé ne se liaient plus, chez lui, à l'accommodation habituelle de l'œil aux grosseurs. Je n'ose pas me hasarder plus loin. Cette particularité de voir les objets grossis n'est pas la seule qui ait, du reste, été constatée dans la science. Darwin rapporte qu'après avoir regardé au sôleil le mot Banks il vit ce mot plus gros en regardant à 20 pas sur une muraille. Un docteur qui accompagnait M. Green en ballon vit les objets naguère microscopiques acquérir des proportions colossales et des formes capricieuses, ce que des médecins ont décrit sous le nom de Diochromatopsie [1].

II

MALADIES PAR EXCÈS D'EXCITATION DES NERFS SENSITIFS

CÉPHALALGIE

1° Céphalalgie nerveuse.

J'ai obtenu quatre cas de guérison complète de cette

[1] Voy. *Traité des hallucinations*, par Brière de Boismont, p. 48.

espèce de céphalalgie, après avoir produit le sommeil léger et fait la suggestion.

2° Céphalalgie névralgique.

J'ai rapporté à cette forme quatre cas de douleurs de tête présentant des caractères de généralité et de continuité qui les différentient de la migraine et des névralgies localisées au cuir chevelu ou à la face. Après avoir pratiqué une seule fois l'affirmation pour chacune de ces quatre affections, deux malades furent soulagés, une autre pas, et la dernière, au bout de trois ans, sans être guérie, était encore mieux qu'avant la suggestion.

3° Céphalalgie probablement congestive.

Deux malades ont été traitées par moi, pour cet accident douteux quant à sa cause. L'une n'avait qu'une pesanteur de tête, des vertiges et une douleur sourde; elle repartit chez elle n'éprouvant plus rien. Je ne sais si la guérison fut durable. L'autre femme, enceinte de huit mois et demi, fut délivrée de sa céphalalgie et ne la vit reparaître que légèrement, neuf jours après, pour la sentir de nouveau se dissiper par mon intervention.

Pour ces deux céphalalgies, les malades ne furent mises qu'en sommeil léger.

MIGRAINE

J'ai essayé de traiter huit personnes pour cette maladie.

L'une d'elles ne put être impressionnée. Une autre le fut fort peu; j'opérais pendant l'accès; après une diminution notable des accidents nerveux, je les vis redoubler.

Une sage-femme, dont les accès de migraine étaient sans violence, ne ressentit plus de douleurs après que, sans qu'elle dormît, je lui eus appliqué la main sur le front et, trois mois après, elle n'avait encore rien éprouvé.

Une fille, dont les accès revenaient toutes les semaines,

après une seule suggestion pendant l'état de sommeil léger, en fut reprise à des intervalles plus longs qu'auparavant.

Je ne pus soulager que légèrement, pour cette même affection, une femme très affaiblie et que j'avais mise plusieurs fois en somnambulisme dans l'intention de la guérir.

Il est de mon devoir de relater, en peu de mots, les trois cas de migraine que j'ai traités avec le plus de persistance. Dans une matière aussi nouvelle encore que celle dont je m'occupe, s'il ne faut pas oublier ce qui est incomplet, à plus forte raison faut-il parler de ce qui l'est moins.

3e Observation. Mme T.... sage-femme. Accès court et léger de migraine, revenant à peu près tous les huit jours, ne forçant pas la malade à se coucher et n'étant jamais compliqué de vomissements.

23 mars 1860. Coupé l'accès par affirmation à l'état de veille. Il m'a suffi de mettre la main sur le front de cette personne, seulement pendant dix minutes. Suggéré en même temps la disparition des accès ultérieurs.

20 avril. Enlevé l'hémicrânie comme précédemment et fait la même suggestion préventive.

19 juillet. Fait encore disparaître le mal par semblable procédé.

19 novembre. Enlevé une douleur de tête datant de trois jours.

Le résultat de ce traitement inachevé a été que la migraine de cette femme, devenue d'abord plus rare, n'a plus définitivement reparu que chaque mois ou chaque mois et demi. Un fait à noter, c'est que je n'ai jamais pu mettre cette personne en état de sommeil même léger.

4e Observation. Mme Dautois, de Neuves-Maisons, sage-femme. Migraine durant à peu près douze heures ; douleurs gastralgiques, envies de vomir. Les accès reviennent en moyenne chaque quinze jours.

24 janvier 1862. Fait disparaître la douleur et les autres ac-

cidents de cette malade, après l'avoir mise en état de sommeil léger et suggéré la disparition du retour de cette affection.

19 juillet. Accès de migraine devenus moins fréquents. Comme un accès a eu lieu la veille, le souvenir qui en est récent à la mémoire décide cette personne à se laisser influencer une seconde fois. Pendant qu'elle était endormie, je lui ai suggéré, outre la guérison de sa maladie, d'avoir toujours présente à l'esprit l'idée de ne plus souffrir de nouveau. Ce moyen révulsif de l'attention vaut, au moins, autant que de boire de l'eau magnétisée d'une manière continue.

J'ai encore répété deux autres fois mes manœuvres sur cette femme. Elles ont eu pour résultat de retarder le retour des accès nerveux qui, parfois, ont été jusqu'à trois mois sans reparaître.

Il y a à se demander, après les expérimentations incomplètes dont il vient d'être parlé, si réellement la migraine n'est pas guérissable dans l'état passif à l'aide de la méthode suggestive ; ce qui équivaut à dire si l'on ne peut modifier assez, par la suggestion négative du mal, l'organisme d'un sujet, pour qu'une maladie, qui dure presque toute la vie et semble faire corps avec la constitution, ne puisse finir enfin par ne plus revenir ? C'est à d'autres faits qu'il faut en appeler pour résoudre cette question. L'observation suivante me permet d'espérer que l'on peut arriver, non-seulement à soulager ceux qui sont atteints de cette affection, mais encore à les en guérir ; il n'est nécessaire pour cela, je le crois, que de persévérance dans le traitement.

5e Observation. Mme May, de Messein, vigneronne. Femme présentant des accès de migraine très violents ; douleurs occupant le plus souvent le côté gauche ; accès durant deux jours et compliqués de vives douleurs stomacales, de vomissements bilieux ou sanguinolents. Tout le temps de l'accès, la malade s'enferme dans une alcôve et y reste en proie à une anxiété extrême.

15 décembre 1861. Je trouve Mme May dans un accès de migraine datant de 17 heures. L'hémicrânie occupe le côté gauche du cuir chevelu et du front. Rien qu'en mettant la main sur la partie souffrante de la tête et que d'annoncer sa disparition, la douleur s'en est allée en quelques minutes. Comme le sommeil vient ordinairement couronner la fin de son accès, j'ai prescrit verbalement à cette malade une heure de repos. La suggestion ayant eu pour effet de la faire tenir au lit deux jours, sans manger ni boire, dans cette somnolence heureuse que beaucoup de personnes éprouvent chaque matin avant de se lever, j'ai été conduit, par ce fait inattendu, à supposer que cette femme pouvait devenir somnambule, et je me suis résolu à lui faire un traitement suggestif suivi contre son affection.

7 janvier 1862. Passant dans le village de cette malade, je suis allé l'endormir bien qu'elle n'ait pas la migraine. Elle est tombée en somnambulisme en quelques minutes. Suggéré la guérison.

17 février. Enlevé une douleur névralgique par affirmation négative et le toucher.

13 mars matin. Trouvé la malade en migraine commençante. Au bout de quelques instants d'application de la main, sans établir de pression aucune, le mal a disparu comme par enchantement, pour revenir dans la soirée à la suite d'un mouvement de colère.

21 mars. Somnambulisme et suggestion préventive. L'indication s'en présentant, j'ait fait prendre un verre d'eau, dite magnétisée, à Mme May, pour qu'elle allât quatre fois à la selle après réveil et de quart d'heure en quart d'heure, ce qui a eu lieu à la lettre.

22 avril. Cette malade a eu avant-hier une forte migraine. Il lui reste des douleurs de reins, un sentiment général de fatigue, des battements douloureux dans les tempes et de la pesanteur de tête. — Sommeil et suggestion. En outre, sur l'avis de la dormeuse, prescription d'une purgation d'huile de ricin, 30 grammes à prendre une fois par semaine.

1er mai. Pesanteur de tête faisant craindre un accès pour demain, jour où elle doit faire un voyage — Sommeil et suggestion préventive.

1er juin. Plus de migraine depuis le 22 avril. La malade remarque que la narine, du côté où la douleur se fait presque toujours sentir, secrète continuellement du mucus, ce qui n'avait jamais eu lieu d'une manière aussi persistante. Sommeil et suggestion. Elle ne s'indique plus une purgation que chaque quinze jours.

26 juin. Il est apparu une très légère migraine depuis la séance précédente. Sommeil et suggestion. L'huile de ricin est continuée.

18 juillet. Santé excellente. — Sommeil et suggestion. Se prescrit la continuation du même purgatif.

11 août. Plus de migraines depuis la mi-juin. — Sommeil et suggestion préventive.

16 août. — Sommeil et suggestion.

28 octobre. Forte migraine le 14 octobre. — Sommeil et suggestion. Mme May demande un changement de purgation. Sur ma proposition, elle accepte celle-ci : Jalaps et calomel, de chaque substance 1 gramme à prendre chaque quinze jours.

27 novembre. Plus de migraine depuis la mi-octobre. Règles disparues au commencement du mois actuel. — Sommeil et suggestion.

10 janvier 1853. Cette femme n'a plus la migraine et n'est plus réglée. Je la suppose enceinte. — Sommeil et suggestion.

29 janvier. Plus de migraine. — Sommeil et suggestion préventive. La dernière purgation prise a amené des vomissements. Supprimé le calomel et le jalaps.

10 février. Plus de migraine. — Sommeil et suggestion.

7 mars. — Sommeil et suggestion.

18 et 30 avril. — Sommeil et suggestion.

Les accès de migraine de cette femme n'ont reparu qu'en janvier 1866, mais plus rarement. Elle était alors d'un embonpoint remarquable [1].

Voilà une hémicrânie traitée avec ténacité et autrement que celles qui la précèdent. J'ai suivi les indications de la malade, tout en continuant impérativement mes suggestion négatives et préventives. Il est certain que j'aurais pu arriver à l'heureux résultat obtenu, sans remèdes,

[1] Cette femme vit encore, et depuis lors, elle a eu seulement quelques accès ressemblant à la migraine, tout au plus 4 à 5, survenus à la suite de vives émotions.

et seulement en employant la médication par impression mentale pure et simple. La pensée, chez un bon somnambule, n'a pas besoin du secours scondaire des agents pharmaceutiques, non-seulement parce qu'elle peut produire leur effet ; mais parce que le désir de ne plus souffrir, désir nettement exprimé, ainsi que dans le cas dont il s'agit, a une répercussion sur les tissus et est cause d'une révulsion de la force nerveuse, sans qu'il y ait nécessité, par d'autres moyens, d'apporter du trouble dans des parties éloignées de l'économie. Les preuves de ce que j'avance abondent. C'est que la pensée, par son action sur le système nerveux, est un modificateur qui prend l'organisme par un autre bout que les médicaments et qui, pour arriver aux mêmes fins, agit par une influence plus directe que celle par laquelle opèrent les remèdes.

Pourquoi, puisque en rappelant son attention de là où elle est en excès et en la concentrant sur une idée pure au cerveau je puis même enlever sans qu'elle dorme, à cette malade, une douleur frontale et d'autres symptômes morbides ; pourquoi, sans un secours médicamenteux, n'aurais-je pu empêcher le retour de ses accès en rendant, par suggestion, cette idée de la négation du mal continuellement fixe ? Ici, l'affirmation devait donc suffire comme pour tant d'autres maladies ; seulement, il est possible que, de même que l'émotion est un renfort pour la révulsion mentale ; de même encore la dérivation organique peut être un auxiliaire pour cette révulsion ; aussi ne faut-il pas la rejeter.

DOULEURS A LA SUITE D'INDIGESTION

J'avais déjà remarqué que les maux d'estomac, succédant à une indigestion, disparaissent vite après une dose d'opium, pour, le plus souvent, ne pas revenir. Je pensai que, dans semblables circonstances la suggestion verbale pourrait avoir le même effet. J'ai pu trois fois appliquer ce mode de traitement.

D'abord, sur une femme de 51 ans qui, huit heures auparavant, avait eu une indigestion. Les douleurs stomacales étaient très vives. Sommeil léger et suggestion négative. Depuis lors la malade ne ressentit plus rien.

En second lieu, sur une femme de 46 ans, laquelle, au moment où je la vis, éprouvait encore de violentes douleurs à l'épigastre et des vomissements glaireux. Cette femme mise en sommeil léger sentit ses symptômes disparaitre, comme par enchantement, et ils ne revinrent plus.

6e Observation. Mme Laurent, de Pont-Saint-Vincent, eut une indigestion le 12 septembre 1861, après avoir mangé du melon.

13 septembre. Il restait encore de fortes douleurs au creux de l'estomac et en même temps de la diarrhée colliquative. Inappétence. — Sommeil profond et suggestion. Au réveil, plus rien. Je mis la malade à l'eau magnétisée.

14 septembre. La douleur épigastrique est revenue, mais elle est moins vive que la veille. Plus de diarrhée. — Sommeil et suggestion. Continuation de l'eau magnétisée au réveil.

15 et 16 septembre. Encore une légère douleur au creux de l'estomac. — Même traitement. Depuis lors cette femme n'éprouva plus rien.

Dans ce cas, il y eut de l'amélioration pendant quelques heures après le réveil, mais la douleur de l'épigastre n'en dura pas moins autant que si on l'eût traitée par le repos et une diète légère.

Si nous donnons cette observation d'un traitement sans succès, ainsi que d'autres observations du même genre, c'est qu'il faut établir consciencieusement le bilan de ce que peut l'action thérapeutique du moral sur le physique.

NÉVRALGIE DENTAIRE

J'ai essayé sur dix personnes de faire disparaître des douleurs causées par la carie d'une dent.

Deux d'entre elles furent influencées par affirmation, à l'état de veille. La souffrance de la première disparut sans que je pusse savoir pour combien de temps. Ce qui me porta à traiter la seconde de la même façon, c'est que cette femme, venue pour se faire arracher une dent, me raconta avoir déjà été débarrassée de sa douleur instantanément et pendant 15 jours, grâce à l'intervention d'un guérisseur habitant un village voisin du sien. Cet homme se met à genoux avec ses malades et les invite à prier. Tout ce temps, il se recueille et fait des signes de croix sur la joue où le mal se fait sentir. Puis il annonce la guérison en prescrivant pour remède préventif une aumône à donner aux pauvres. En entendant ce récit, je compris à qui j'avais à faire. J'annonçai à cette personne qu'il était inutile d'arracher sa dent et que j'allais la délivrer des douleurs qu'elle lui causait. Je lui mis un doigt dans la bouche et je lui affirmai la guérison immédiate. Je fus pris au mot ; elle repartit joyeuse, et pendant les deux ans qu'elle vécut encore, elle n'éprouva plus rien. Un fait qui m'a frappé et que je ne puis expliquer par des raisons suffisantes, c'est que, quelque temps après, voulant endormir cette femme, je ne parvins pas même à amener le plus léger engourdissement. Cependant elle se prêta de bonne grâce aux manœuvres que je fis pour l'amener en somnambulisme.

J'ai mis en état de sommeil léger, pour leur faire ensuite la suggestion, quatre personnes atteintes de névralgie dentaire. La première n'a été soulagée que quelques instants après l'espèce de réveil qui suit cet état. L'une n'a plus souffert pendant vingt heures. Une autre, au bout de cinq jours, n'avait pas encore vu son mal reparaître. Une dernière fut débarrassée de ses souffrances deux jours et demi après une première suggestion, et après une seconde, au moins un an.

Enfin, sur les quatre que j'ai amenées en somnambulisme, une malade n'a été soulagée que jusqu'au lendemain : près d'une demi-journée; une autre, l'espace d'un jour; et finalement, une autre, l'espace de quelques heures. Celle-ci était une jeune fille très nerveuse. Le lendemain, décidé à lui extirper sa dent, je voulus produire le sommeil profond pour qu'elle ne ressentît aucune douleur ; je n'y parvins pas. La crainte de subir cette légère opération causa la disparition de son mal. Comment remplacer une idée fixe de frayeur par l'idée fixe et plus calme de reposer ?

Je crois devoir citer l'observation de la dernière personne que j'ai traitée pour une névralgie dentaire.

7e Observation. Mme Laurent (la même que celle de l'observation 6e) présente, au maxillaire supérieur droit, une grosse molaire cariée qui est le point de départ de douleurs térébrantes s'irradiant dans le cuir chevelu du même côté.

30 août 1861. Je fais disparaître le mal en dix minutes par la fixation des yeux de cette femme sur les miens.

1er septembre. Comme la souffrance est revenue, production du somnambulisme et suggestion. Au réveil, plus rien.

4 septembre. La douleur est de retour. — Sommeil et suggestion. Sept heures après, chatouillement, puis peu à peu, sensation pénible, insupportable.

5 septembre, quatre heures et demie du soir. — Sommeil et suggestion. Au réveil, la malade n'a plus conscience de son mal. Pour agir davantage sur son esprit, je m'avise de lui magnétiser une clef qu'elle devra porter sur sa dent, dès qu'elle ressentira des picotements ; j'espère, par ce moyen, tenir plus longtemps son attention révulsée et rendre ainsi la douleur dentaire plus longtemps inconsciente.

6 septembre. Nouveaux élancements. — Sommeil et suggestion. Tout disparaît.

7 septembre. La névralgie étant revenue hier dans la soirée, production du sommeil et suggestion vers huit heures et demie du soir. Les souffrances reparaissent au milieu de la nuit.

10 septembre. La malade, n'y tenant plus, se décide à faire arracher sa molaire. Comme elle redoutait l'opération, il me fallut une heure dix minutes pour déterminer le somnambulisme ; tandis qu'auparavant, j'y arrivais en 12 minutes au plus.

Le 22 janvier 1862, j'eus occasion de remettre cette femme dans le sommeil profond pour l'extirpation d'une autre dent. Cette femme, convaincue par expérience qu'elle ne souffrirait pas, laissa cette fois son attention suivre le courant que je lui traçais et, en six minutes, elle fut endormie. Elle ne souffrit pas.

De ces expériences, il résulte que, presque toujours, la suggestion n'a fait disparaître la névralgie dentaire que peu de temps et, chose étrange, c'est sur deux des sujets qui ont paru les moins influencés, que le résultat obtenu a été le plus durable. La femme de l'observation 7e, laquelle gardait, pendant plusieurs jours pourtant l'impression suggestive transmise du sommeil à la veille, je m'en étais assuré, vit ses douleurs dentaires récidiver à de courts intervalles après le réveil, malgré le renforcement fait au traitement par l'application d'un objet qui, par l'idée qu'il réveillait, fixait encore plus la pensée négative du mal. Ses rechutes répétées sont explicables.

Ainsi, des battements de cœur, peu perçus, d'habitude, deviennent plutôt inconscients par une idée négative suggérée que des coliques ; aussi par contre, l'attention doit, ensuite, retrouver moins vite la sensation de ces battements, que celle de douleurs intestinales dont l'impression est plus vive dans la mémoire. De même encore, une simple névralgie disparue et sur laquelle peut agir seulement, comme cause de renouvellement, la température ou une compression quelconque, reparaîtra moins facilement qu'une névralgie dentaire avec carie, la douleur ayant même été égale dans les deux cas ; le mal de dents aura toujours plus de chances de récidiver, parce qu'il y aura pour cela plus de causes d'appel de l'attention : le passage de l'air froid, le frottement de la langue, un mouvement de mastication, le contact des aliments, la présence du pus ou de corps étrangers dans la cavité buccale, ne tarderont pas à être le point de départ de sensations accidentelles légèrement douloureuses sur lesquelles l'attention fixée ailleurs reviendra peu à peu ; sensations qui, effacées quelque temps, auraient permis à l'attention distraite de ne plus retrouver son chemin vers elles [1].

Il ressort aussi, de deux faits rapportés plus haut, que si l'attention des sujets est dirigée fortement vers une idée rappelant des émotions, il est très difficile de la ramener vers une autre idée, surtout dès que cette dernière les laisse de sang-froid. J'ai essayé, plusieurs autres fois, d'endormir des personnes impressionnables qui étaient préoccupées de l'opération que je devais leur faire, je ne pus y parvenir. Pour lui extirper une dent, il ne me fut possible de mettre en somnambulisme la malade de la 7e observation, que parce que déjà elle avait acquis l'habitude de s'endormir ; et encore, la crainte de souffrir l'obsédait tellement qu'il me fallut, pour y arriver, au moins sept fois plus de temps que d'ordinaire. Les deux seuls faits relatés plus haut prouvent suffisamment qu'une idée, accompagnée d'émotion, est plus puissante sur l'attention

[1] Depuis la publication de ces pages, j'ai vu cependant des douleurs dentaires, traitées par la méthode suggestive, ne plus revenir même au bout de plusieurs années. Une de mes somnambules surtout n'a jamais plus souffert des dents, après la seule suggestion que je lui en fis pendant son sommeil, bien que depuis lors elles se fussent toutes gâtées.

qu'une idée imagée ou pure, et ils me portent à croire que le traitement suggestif, aidé du réveil des sentiments, est de tous, celui qui doit donner les résultats les plus satisfaisants.

NÉVRALGIES DIVERSES

J'ai traité aussi, par la méthode suggestive, quelques névralgies de diverses espèces. Je les place ici en bloc.

Une névralgie trifaciale disparue par le toucher et l'affirmation. Quelques jours après, les douleurs sont revenues obscures, puis elles ont cessé.

Une névralgie de la partie postérieure du cou, névralgie ne se faisant pas toujours ressentir et très ancienne. Enlevée en six minutes par le toucher et l'affirmation. 5 à 6 ans après, le mal n'avait pas reparu.

Une névralgie du bras et de l'avant-bras très douloureuse et datant de huit jours. Sommeil léger et suggestion. Tout disparaît. Plus eu de nouvelles.

Une névralgie de l'épaule. Sommeil et suggestion. Guérison.

Une névralgie intercostale. Somnambulisme et suggestion. Guérison.

Une névralgie occupant le jarret gauche et se faisant sentir seulement pendant la marche. Somnambulisme et suggestion. Guérison.

Plusieurs névralgies sciatiques.

La première datait de huit ans et avait résisté à toutes les médications employées contre elle. La femme qui en était atteinte la sentait toujours récidiver à la suite d'une fatigue. Cette personne, trois fois mise en sommeil léger, fut chaque fois débarrassée de sa souffrance après la suggestion.

Le plus long espace de temps qu'elle resta alors sans

rien éprouver, fut de dix jours. Je suis disposé à croire qu'elle avait toujours bercé cette névralgie par la pensée. Elle me raconta que, dès qu'elle éprouvait de la fatigue, elle était à peu près sûre du retour de son affection. N'était-ce pas là le signal, pour son attention, de se porter au membre qui avait primitivement souffert et d'y réveiller machinalement la douleur ?

Une autre sciatique, disparue après une suggestion pendant le sommeil léger, ne revint pas.

Une troisième, après la production de deux états de sommeil et deux suggestions, ne fut nullement améliorée.

La plus belle cure, je l'obtins sur une femme qui avait une sciatique datant de plusieurs années, sciatique combattue par des applications de vésicatoires volants.

Il est bon d'émettre ici, par anticipation, ma manière de voir sur la médication irritante révulsive. Par suite de l'impression très douloureuse déterminée sur des tissus éloignés du mal, il arrive, qu'en outre de l'effet local de cette révulsion, la guérison est favorisée parce que l'on perd conscience de la maladie, l'attention se portant avec énergie dans une autre direction. Il y a substitution d'une idée de douleur récente et plus vive à une idée de douleur invétérée, de telle façon que la plus nouvelle, disparaissant à son tour, l'attention ne retrouve plus les traces de celle sur laquelle elle se dirigeait d'ordinaire.

L'amélioration fut si grande chez cette femme, que je fus porté à croire que sans doute l'on n'avait pas employé un système de dérivation suivie pour la traiter; car, après la seule séance où je la mis en sommeil léger et pratiquai la suggestion, elle se trouva tellement soulagée qu'elle put se lever et marcher. Au bout de quelques jours, ce qui restait de son mal s'effaça sans que je fusse dans la nécessité de recommencer d'agir sur elle.

On le voit, sur six névralgies diverses, quatre furent

guéries radicalement ; et, quant aux deux autres disparues après suggestion, je ne sais si elles s'en allèrent définitivement n'en ayant plus entendu parler. Enfin, sur quatre névralgies sciatiques, deux ne reparurent plus.

La part de la médecine morale est assez belle pour les affections nerveuses précédentes ; mais on devait, du reste, prévoir un tel résultat, du moment que l'on sait qu'il est possible d'être débarrassé de névralgies dentaires, de sciatiques, même rebelles aux traitements les mieux faits, par une cautérisation révulsive et à peine apparente d'un point de l'oreille externe.

Avant de finir cet article, je dois aussi parler de deux autres cas de maladies à peu près du même genre : d'abord, d'une gastralgie très ancienne chez une femme de soixante ans. Cette maladie revenait à la fin de chaque printemps pour s'éteindre aux premiers froids. Après sept suggestions faites dans un état de sommeil à peine prononcé, la douleur ne revint plus. Je ne dois pas oublier ensuite une phtisique qui ressentait de vives douleurs dans tout l'abdomen, effets probables d'une tuberculisation des ganglions mésentériques. Cinq séances de sommeil léger avec affirmation, séances répétées à la même heure, amenèrent seulement, pendant le jour, la cessation des souffrances. Le sulfate de quinine me donna raison de l'intermittence établie par ce moyen.

Enfin, sous forme d'épisode, je ne dois pas passer sous silence une névropathie hypocondriaque, qu'un grand nombre de médecins et moi, avons prise pour une névralgie suite d'affection syphilitique. Que de maladies du même genre n'y a t-il pas qui, de même, sont entretenues par la pensée ? En constater une seule, c'est mettre sur la voie d'en découvrir d'autres et c'est éclaircir, indirectement, et le diagnostic de ces maladies et leur thérapeutique.

L'homme en proie à cette affection a consulté toutes sortes de médecins, à Paris où il a habité la plus grande partie de sa vie, et en province où il demeure actuellement. Il a subi les traitements les plus actifs et les plus gênants, tant il avait le désir d'être délivré d'un tourment qui empoisonne son existence. Tous les médecins ont attribué ses douleurs aiguës, pongitives, occupant tantôt un point du corps et tantôt un autre, mais surtout les mollets et les cuisses, à une syphilis ancienne non encore éteinte. Et moi-même, de prime abord, parce que ces douleurs vinrent à la suite d'une affection chancreuse, je crus aussi à une névralgie greffée sur un vieil élément syphilique. Il n'en était rien. Ce fut seulement au mois de septembre 1864, douze ans après avoir soigné une première fois ce malade, que j'eus l'occasion de bien l'entendre de nouveau. En le laissant s'expliquer, je fis une découverte que je n'aurais pas pu faire en l'interrogeant.

Il me raconta que ses douleurs apparaissent partout et commencent presque toujours à se faire sentir aux mollets; elles reviennent à chaque changement de lune, ce dont rient les médecins ; mais lui, il en est sûr. Dès qu'il songe qu'elles vont renaître, elles reviennent au galop. S'il se dit, dès qu'elle se font sentir violemment quelque part : pourvu que je ne souffre pas au bras dont je me sers ou ailleurs ; sa pensée est trahie, le mal y court. Ainsi, chose singulière, il devine souvent d'avance la marche de ses souffrances. Enfin, il a remarqué que si, au plus fort de ses maux, une nouvelle vient le réjouir ou l'affecter, tout d'un coup ses symptômes morbides s'évanouissent. Quand cet incident brusque arrive, il est sûr d'être tranquille pour quelque temps.

L'exposition que cet homme me fit de ce qu'il éprouvait, rend transparente une véritable névralgie hypocondriaque ou par cause morale. On y retrouve un des caractères bizarres des maladies par affirmation, lorsque, à chaque mouvement de la lune, il est souffrant. Derrière la lune, je reconnais la pensée créant le mal, lors des indications de changement de quartier de cet astre. C'est encore la pensée créatrice de la souffrance qui la devine d'avance ; et c'est, enfin, la pensée fortement révulsée qui en amène la disparition. Telle est la nature réelle d'une maladie remontant à une syphilis guérie depuis longtemps et qui a fait, plus de vingt-cinq ans, gorger de sudorifiques et de mercuriaux un malheureux auquel il ne fallait qu'un traitement moral au début !

Voici comment les choses s'étaient passées. A la suite de son affection vénérienne, la constitution de cet homme fut affaiblie et son esprit, moins ferme, se frappa alors de certaines douleurs, les alimenta et en devint insciemment le continuateur. Ce malade parla de ses symptômes à des médecins, lesquels le déclarèrent encore infecté et le confirmèrent dans l'idée qu'il était sous le coup invisible d'un vieux ferment vénérien ; aussi, ne se débarrassa-t-il jamais de cette idée préconçue, chaque docteur venant tour à tour consolider sa croyance. Et comme ils finirent tous par le déclarer inguérissable : à l'idée du mal, dont il était à la fois et l'auteur et la victime, il joignit celle de son incurabilité. C'est ainsi que tout s'enchaîne et fait la boule de neige, en matière de maladies par causes morales. Je doute qu'il soit maintenant possible de donner un autre pli à la pensée de cet homme, âgé maintenant de plus de soixante ans ; les quelques moyens que je lui ai indiqués pour révulser son attention n'ayant absolument servi à rien.

LUMBAGO

Je remis un jour à une de mes somnambules, une carte de visite sur laquelle j'eus soin de faire quelques passes devant elle. Je lui recommandai de s'appliquer ce papier sur la région rénale où elle souffrait d'un lumbago. Cette femme, sans être nullement endormie, plaça l'objet magique sur l'endroit douloureux et se trouva délivrée de son mal. Un attouchement de reliques n'aurait pu mieux faire [1]. En ce cas, l'idée négative de la douleur accapara l'attention portée en excès vers les reins et la maintint fixe au cerveau.

Dans une de mes tournées médicales, je rencontrai un jour, assis près de sa porte, un vigneron tout désolé de ne pouvoir partir à une fête patronale chez des parents habitant un village situé à trois kilomètres plus loin. Il était tenu par un lumbago dont la douleur s'exagérait au moindre mouvement. Cet homme ne demanda pas mieux de se laisser toucher par moi, pendant cinq à six minutes. Tout éveillé qu'il était, la douleur discontinua immédiatement et il put se rendre où il avait tant le désir d'aller. Depuis lors, sans qu'il fût entièrement guéri, il lui fut possible de travailler à la vigne, ce qu'il n'avait pu faire depuis plusieurs semaines.

Par le même procédé et en une seule fois, je débarrassai aussi, mais complètement, une femme atteinte d'un lumbago datant de plusieurs années.

Le 23 septembre 1862, je mis en somnambulisme une autre femme qui, de temps en temps, éprouvait de vives

[1] Pareil fait s'est reproduit souvent et a déjà été constaté depuis longtemps. Cabanis lui-même ne met aucun doute à la guérison de maladies par l'application, comme topiques, de certains objets de culte (V. *Rapport du physique et du moral*, t. II, p 298).

douleurs lombaires. Après suggestion, elle ne sentit plus rien revenir.

Je ne réussis pas aussi bien sur un gros Auvergnat qui, mis dans un sommeil presque imperceptible, ne fut soulagé de son lumbago très ancien que moins d'une demi-journée.

8e Observation. Mme Colin, de Neuves-Maisons, est la plus intéressante malade de cette catégorie. Cette femme éprouvait de violentes douleurs à la région sacro-lombaire. Depuis plus d'un mois, elle ne pouvait se lever. Je l'avais traitée, finalement, à l'aide de vésicatoires volants; l'un d'eux fut même entretenu avec 0g,02 et demi de sulfate de morphine, matin et soir, jusqu'à production de narcotisme. Il resta, malgré ce traitement énergique, une douleur fixe, pourtant moins violente sur la région des reins, douleur qui s'exagérait par les mouvements et empêchait cette femme de se livrer à ses travaux.

5 juin 1862. Sommeil léger et suggestion. Dès ce moment, la douleur disparut. Mme Colin put travailler, même à la vigne. Cependant, vers le 10 du mois, elle ressentit de rechef de la pesanteur, de la fatigue à la même région, sentiment qu'elle attribua avec raison à ce que, dans son occupation des champs, elle restait presque toujours courbée.

14 juin. La malade vient me trouver. Sommeil et suggestion. Depuis lors rien ne reparut.

Ainsi, sur six lumbagos, trois furent radicalement guéris en une seule séance ; un autre fut grandement amélioré par une application de la main ; et, si celui de l'Auvergnat resta tel quel, ce fut faute de n'avoir pu influencer cet homme à un degré assez élevé. L'observation 8e montre combien la révulsion mentale, faite d'une manière méthodique, est supérieure aux deux révulsions irritantes et calmantes, lesquelles peuvent amener la guérison ; en ce que, dans l'une, il y a surtout un déplacement de l'attention consciente vers le lieu de la vésication produite et par là, inconscience définitive du mal ancien;

ou bien en ce que, dans l'autre le calmant absorbé rend la douleur inconsciente, pendant quelques jours et même plus longtemps, en engourdissant la faculté cérébrale la plus importante, l'attention, dont la propriété est de nourrir le mal par l'idée qu'elle en donne.

L'unique fois que je pratiquai, sur une somnambule, la suggestion avec renfort d'une idée émotive, ce fut pour une douleur siégeant dans le dos, douleur attribuée à un effort fait pour soulever un objet pesant. Je fis descendre du ciel, toute lumineuse, sainte Catherine, la patronne de cette femme. La sainte lui annonça sa guérison à haute et intelligible voix. Au réveil, cette malade ne ressentit plus rien ; cependant, le lendemain, la douleur revint légère pour s'éteindre ensuite peu à peu. Il me sembla que l'émotion suscitée par l'apparition ne fut pas aussi grande que je l'aurais dû espérer, si cette malade avait été plus bercée qu'elle ne l'était dans des sentiments religieux.

INSENSIBILITÉ DES DORMEURS UTILISÉE POUR FAVORISER DES OPÉRATIONS CHIRURGICALES OU UN TRAVAIL PHYSIOLOGIQUE DOULOUREUX.

Après m'être occupé de quelques maladies avec sédation ou surexcitation des sens, maladies traitées par la suggestion, pendant le sommeil profond et le sommeil léger, c'est la place ici de parler de l'état passif comme moyen de calmer la sensibilité tactile dans les opérations chirurgicales et l'accouchement. Du moment que, dans le somnambulisme principalement, l'attention est repliée vers le cerveau et fixée en abondance dans la mémoire sur une idée, il n'y a rien d'étonnant à ce que l'on soit alors insensible ; quand déjà, dans des états analogues, on rencontre des exemples d'anesthésie remarquables : ainsi chez les fous, chez les soldats dans la chaleur du combat et même, chez quelques personnes éveillées, ainsi que j'en ai rencontré qui, de sang-froid, ont la faculté de se rendre insensibles en distrayant, comme Campanella, leur attention sur d'autres idées que celle de la douleur, ou en s'affirmant la négation de leur mal. J'ai trouvé une famille presque entière de paysans jouissant d'une propriété si précieuse, et j'ai aussi connu un hydroscope des environs de Nancy qui a supporté de difficiles pansements et s'est fait, par pari, enfoncer des clous dans les mollets à coups de marteau, sans accuser la moindre souffrance [1].

Il résulte de ce que j'ai émis, dans la première partie de cet ouvrage, que le tact est le sens qui s'amortit le dernier et que, même alors il ne cesse jamais de fonctionner activement et reste la seule sentinelle vigilante qui veille encore quelque part. N'est-ce pas, grâce aux impressions reçues par ce sens, que, dans les profondeurs des tissus, la vie peut s'entretenir à l'insu des dormeurs ? Aussi, ne faut-il pas s'attendre à des résultats extrêmement remarquables d'insensibilité du tact, pour les opérations dans l'état de sommeil, et, s'il arrive que quelqu'un jette la pierre par ce côté-là à la thérapeutique morale, c'est qu'il lui aura trop demandé.

Le résumé de ma pratique chirurgicale et obstétricale, sur des personnes mises préalablement en sommeil léger ou en somnambulisme, n'est pas long.

J'ai d'abord ouvert deux abcès ; l'un à une petite fille

[1] Quoique d'une corpulence ordinaire, ce dernier est d'une agilité et d'une force musculaire rares ; c'est qu'il met, au service de ses muscles, le surplus de force nerveuse qu'il emploie à se donner l'idée fixe d'insensibilité absolue. C'est parmi les individus de cette trempe, les fous, les hystériques, les somnambules, etc , que l'on a remarqué souvent l'augmentation des forces.

de huit ans qui, amenée seulement en sommeil léger, ressentit le coup de lancette et s'éveilla ; l'autre à une personne qui vint me demander de l'endormir pour être opérée ; celle-ci tomba facilement en somnambulisme et n'eut pas conscience de l'incision que je lui fis.

J'ai ensuite pu, sept fois, extirper des dents pendant l'un et l'autre sommeil. Deux malades, mis dans le plus léger de ces états, ont déclaré avoir moins souffert que dans les opérations antérieures du même genre qu'elles s'étaient fait faire. Quand aux personnes qui, plongées en somnambulisme, ont été opérées par moi pour la même cause, voici le sommaire, par ordre de date, de ce qu'elles ont offert de remarquable.

23 novembre 1860. Cri poussé au moment de la divulsion. Le souvenir de la douleur a été conservé après le réveil.

1er juin 1861. Pas le moindre mouvement lors de l'opération : l'insensibilité a été complète. La malade, hystérique de longue date, interrogée dans son sommeil a assuré n'avoir rien senti. Quelques moments après, cette même femme s'est décidée à se laisser arracher une seconde dent, bien qu'elle fût éveillée, parce que je lui assurai que j'avais le talent de les extraire, sans douleur, même à l'état de veille. Et, en effet, il me suffit de lui affirmer qu'elle ne ressentirait rien, pour qu'elle n'eut pas conscience de la plus légère impression.

10 septembre 1861. Accusation, pendant le sommeil et après extraction, d'une souffrance comparée par la dormeuse à une piqûre d'épingle.

22 janvier 1862. Même malade que la précédente. Cette fois, souffrance absolument nulle. N'a pas trahi la moindre émotion et ne s'est pas doutée du moment de l'expulsion ; tout endormie, elle se croyait encore la dent dans la bouche.

Voilà quatre résultats assez favorables à l'emploi de la méthode hypnotique; mais il faut l'avouer, j'ai tenté, en vain et bon nombre de fois, d'endormir des malades auxquels j'aurais voulu pratiquer de petites opérations chirurgicales du même genre que celles dont il vient d'être question. Sauf à l'égard de quelques somnambules habitués à être plongés dans le sommeil profond et que j'ai pu endormir, j'ai été obligé de cesser mes manœuvres sur d'autres et même sur des dormeurs déjà mis en somnambulisme, ne pouvant arriver au but que je me proposais, tant il naissait chez presque tous, une crainte peu légitime d'éprouver de la souffrance.

Il est un autre emploi du sommeil profond sur lequel mon attention a été attirée, c'est celui de rendre insensible à leurs maux, les femmes qui sont dans le travail de la parturition. Si une femme pouvait, en somnambulisme, n'avoir nullement conscience des douleurs de l'enfantement, il y aurait un grand pas de fait dans la science, à l'avantage de celles qui arriveraient alors dans cette forme de l'état passif. Elles jouiraient, tant qu'on voudrait, de l'immunité à la douleur produite par les anesthésiques toujours difficiles à manier et dont on ne peut continuer l'emploi que peu de temps; et de plus, ce que j'ai remarqué en extrayant des dents à des dormeurs, elles se prêteraient à tout ce que l'on demanderait d'elles comme si elles étaient éveillées. Certes, je ne pouvais faire un plus bel essai que celui d'endormir une femme en couches, d'autant plus qu'aucun obstacle ne se présentait pour que je n'osasse tenter l'aventure ; j'avais la certitude que, pendant le sommeil, les contractions intermittentes des muscles soumis à l'influence du nerf grand sympathique ne sont troublées que par exception.

La première femme que j'accouchai dans le sommeil profond y fut laissée vingt-deux heures. Elle eut pendant ce temps conscience de toutes les contractions, malgré mes suggestions de ne pas les ressentir. Elle avoua pourtant, en cet état, ne pas les éprouver aussi vivement que dans ses accouchements précédents. Au réveil, elle se rappela seulement de ses trois dernières douleurs et des cris qu'elle poussa en même temps.

Une seconde fois, j'endormis une de mes somnambules déjà parvenue dans un travail avancé. La matrone, chargée de l'accouchement et qui avait suivi les couches précédentes de cette personne, me dit qu'elle lui avait paru beaucoup plus insensible cette fois. Au réveil, l'accouchée ne garda souvenir de rien.

J'eus encore l'occasion de mettre une femme en sommeil léger vers la fin de son travail, mais elle s'éveilla à la suite de quelques contractions. Enfin, j'eus aussi, pour un dernier accouchement, celle de faire plonger dans le sommeil, une somnambule de profession que l'on éveilla au bout d'une demi-heure, parce qu'elle n'éprouvait pas grand soulagement.

On le voit, les résultats que j'obtins sur les femmes en mal d'enfant ne sont pas encourageants. Cependant, il est positif qu'elles durent souffrir moins que d'ordinaire ; dès que sur quatre, trois, malgré leurs douleurs, ne s'éveillèrent point d'elles-mêmes. Ce peu de succès n'est pas suffisant pour porter à croire, que dans le sommeil, il n'y a pas d'enfantement non douloureux possible, puisque l'on a trouvé des individus endormis qui n'ont rien ressenti pendant de grandes opérations; et qu'il est de règle, chez les femmes aliénées ; c'est-à-dire, parvenues dans un état morbide analogue au sommeil, d'accoucher à leur insu et sans éprouver la moindre souffrance.

La difficulté d'endormir tout le monde suffisamment pour déterminer l'insensibilité ; celle même d'endormir en vue de les opérer ceux qui sont prévenus d'avance de l'opération, sera un obstacle pour que l'on songe souvent à employer le sommeil profond à la place des anesthésiques. La méthode hypnotique, dans le but d'opérer sans douleurs, par cela qu'elle est sans danger, doit être une ressource à réserver aux personnes pouvant devenir somnambules; et encore, rarement l'insensibilité sera chez elles aussi complète qu'à l'aide de l'éther et de ses succédanés.

III

MALADIES OU ÉTATS MORBIDES ANALOGUES AU SOMMEIL

Il vient d'être parlé des maladies affectant les filets nerveux qui servent aux perceptions et, par conséquent, à la formation des idées dans la mémoire, maladies pour le traitement desquelles la thérapeutique du sommeil a été employée. Dans ces affections, il a suffit, pour amener du soulagement et même la guérison, de diminuer par suggestion l'excès d'attention qui se portait aux nerfs sensitifs et y nourrissait le mal ; ou bien au contraire, de diriger sur ces mêmes nerfs peu stimulés un excédent de cette force, afin de leur rendre plus ou moins leur faculté perceptive. Il est encore d'autres affections du système nerveux dont les troubles tous autres, sont dus à la réaction anormale de l'attention, à l'égard des empreintes écrites au cerveau ou idées mémorielles et nécessairement à l'égard des combinaisons de ces idées. Ces affections, on peut les appeler des maladies du sommeil et même de ses analogues en ce que, pareillement à ce qui se passe dans ces états, l'on est devenu alors impuissant à conduire son attention à volonté, soit pour sentir, soit pour se rappeler, soit pour comprendre et, partant, pour agir. Mais, comme le sommeil est le type où l'on retrouve le caractère des états semblables et qu'il est de tous le mieux connu, c'est à lui que nous rapporterons surtout ce que nous aurons à dire sur ces affections.

Hormis la pensée de reposer qui, chez les dormeurs, continue son cours pendant la période de repos ; hormis le pouvoir qu'ils ont de choisir leur heure pour dormir et même s'éveiller ; hormis ces phénomènes essentiellement normaux, nous avons retrouvé, en tout ou en partie, pour chacune de ces maladies, les autres caractères du sommeil ; c'est qu'elles se développent comme cet état physiologique, par une action de la pensée ; elles en sont des créations favorisées, dans leur origine, par une condition commune, le cumul avec arrêt ou ralentissement de l'attention. Rien donc d'étonnant qu'elles lui ressemblent dans leurs caractères ; aussi peut-on les désigner, à juste titre, sous le nom de sommeils morbides.

FOLIE

Une seule fois, nous avons réussi à ramener à la santé une femme affectée de manie aiguë depuis huit jours. Accusée par le garde champêtre de sa commune d'avoir maraudé dans les champs, elle eut l'esprit si frappé de ce reproche qu'elle en tomba dans le délire. Elle divaguait continuellement sans avoir un seul moment de repos, même pendant la nuit. Nous pûmes parvenir, en la mettant en sommeil léger, à changer le cours de son attention et, à peine eûmes-nous fait la suggestion, que l'agitation à laquelle elle était en proie fut calmée. Depuis lors, le sommeil et l'appétit revinrent et la guérison ne se démentit jamais. Seulement deux jours après, comme elle accusait encore une douleur sourde au sommet de la tête, nous remîmes cette femme dans le sommeil et nous pratiquâmes de nouveau l'affirmation pour la débarrasser de ce dernier symptôme ; et en effet, il ne revint plus.

Nous avons essayé, plusieurs autres fois, d'influencer des fous et des hypocondriaques, et nous n'y sommes pas arrivé ; leur attention était tellement mobile, ou tellement fixée sur les idées qu'ils s'étaient affirmées depuis longtemps, à leur insu, qu'il nous fut impossible de la détourner sur l'idée de dormir. Ces essais nous ont porté à croire qu'il est difficile de mettre des aliénés en état passif. Il y en a, parmi eux, qui ne se livrent plus au sommeil ordinaire et dont l'esprit est très agité ; comment les ramener à faire ce qu'ils ne peuvent plus eux-mêmes ; et comment, chez d'autres, dont l'attention est distendue outre mesure sur des idées fixes et invétérées, faire replier cette force sur l'idée de dormir, quelque naturelle qu'elle soit, quand ils n'écoutent même pas ou rient de ce qu'on leur dit et de ce qu'on leur fait ?

Des auteurs rapportent pourtant avoir guéri des fous par les procédés mesmériques. Charpignon [1], et il n'est pas le seul [2], relate un cas d'amélioration de folie et trois cas de cure de cette maladie qu'il a obtenus ainsi ; mais il avoue que, si par ces moyens, l'on arrive promptement à changer les idées délirantes et les sensations fausses des aliénés, il n'est pas facile de les endormir, surtout à cause de leur mobilité et de leur excitation d'esprit.

Quoique l'aliénation mentale, à l'exception de quelques formes, nous paraisse difficilement guérissable par la suggestion, à cause de la difficulté qu'il y a à produire l'état passif, il entre, dans l'objet de ce travail, de nous

[1] *Médecine animique*, p. 165.

[2] Braid a dissipé des monomanies par suggestion (Voy. *Annales médico-psychologiques*, année 1866, p. 279, article du Dr Hack Tuke, traduction de J. Drouet). Il assure que les monomaniaques sont particulièrement sensibles à l'influence de la méthode hypnotique.

occuper des points de ressemblance qne cette maladie présente avec le sommeil. Nous ne serions pas complet si, après avoir parlé des états analogues au sommeil, lorsqu'ils sont normaux, nous ne nous occupions pas de ceux qui sont anormaux ou pathologiques.

Déjà Moreau (de Tours), dans son livre sur le haschisch et dans sa Psychologie [1], a avancé que la condition pathogénique essentielle des idées délirantes, c'est le sommeil. Ceci équivaut à dire que le délire est le rêve d'un sommeil morbide. Or, d'après ce que nous avons établi, puisqu'il n'existe pas de sommeil, sans une idée fixe pour élément fondamental, et sans l'impossibilité consécutive de pouvoir alors se désillusionner de ses conceptions absurdes, il ne doit pas se rencontrer d'aliénation mentale, sans l'idée fixe pour base essentielle, et sans une même impuissance à se contrôler. Si, dans la folie, l'on ne découvre pas toujours ces éléments primordiaux, c'est qu'ils sont souvent masqués par le délire, comme l'idée fixe du sommeil l'est par de folles divagations.

Moreau a ensuite exprimé l'opinion que la folie est un état mixte, résultat de la fusion des phénomènes psychiques du rêve et de la veille. A sa place, nous aurions dit, avec plus de vérité, qu'elle est un état maladif, résultat de la fusion des phénomènes psychiques du rêve ordinaire et du rêve somnambulique. Les rapports de similitude que nous trouvons plus loin entre les rêves et la folie viennent confirmer notre assertion et démontrer, avec évidence: que si les songes sont des contre-coups de l'attention immobilisée sur une idée d'une part et, de l'autre, les effets de l'attention active encore dans le foyer de la mémoire et vers les organes des sens, le délire quel qu'il soit est nécessairement aussi l'effet d'un pareil contre-coup.

[1] *Psychologie morbide*, p 147.

Si l'on envisage comparativement le sommeil et l'aliénation mentale, on trouve que le manque de ressort de l'attention dissociée est, dans les deux cas, la cause pour laquelle, dans ce qu'il lui reste de libre, cette force s'attache à des sensations imparfaites, à des pensées incohérentes et en est réellement plutôt le jouet qu'elle ne les dirige. Alors, elle ne peut plus agir sur les sens, sur les idées, avec autant de facilité et de choix que pendant la veille ; elle ne peut plus, à volonté, sortir de ses thèmes extravagants et encore moins les contrôler.

De cette inactivité plus ou moins grande de l'attention amoindrie à un pôle, par suite de l'accumulation d'une partie d'elle-même à l'autre pôle, de cette inactivité il résulte encore, la cause étant la même, que d'autres effets consécutifs doivent être semblables. Ainsi : hallucinations, illusions, isolements des sens, dépression ou surcroît des forces musculaires, étrangeté des idées, surexcitation ou affaiblissement des sens et de la mémoire, irrésistibilité, bizarreries des conceptions délirantes, oubli au sortir des accès, automatisme, puissance modificatrice de la pensée sur les tissus et même les fonctions de la vie ; à tel point que, pareils aux dormeurs, les fous se créent des maladies véritables, se les prédisent et annoncent même l'heure de leur mort ; il n'y a rien, dans ces phénomènes, qui n'appartienne à la fois au sommeil et à la folie.

L'insensibilité qui, avec l'idée fixe, est le caractère le plus frappant de la folie, on la retrouve surtout dans le somnambulisme. Ce symptôme est, dans l'une et l'autre affection, un résultat obligé de l'afflux de l'attention à son pôle passif.

L'aliéné et le rêveur somnambule, ne pouvant mettre régulièrement au service de leurs créations psychiques, ni tous leurs sens, ni tous leurs souvenirs, ni toute leur raison, confondent souvent le bien et le mal ; ils sont immoraux, sans pudeur, assassins, sans honte et sans remords, selon les impulsions suggestives qui surgissent dans leur esprit. Leur intelligence étant déréglée, ils ne distinguent plus les obstacles et le danger, ils tentent l'impossible et ne s'arrêtent devant rien.

La folie ne naît-elle pas, comme le sommeil, par une application de l'attention, sur des idées, sauf qu'elles sont le plus souvent affectives ; et ne s'en va-t-elle pas de même, par la dérivation de cette force sur des sensations ou des idées différentes de celles qui occupent l'esprit dérangé ? Que d'un côté, l'on administre la douche, les bains froids ; que l'on suscite d'autres passions que celles qui dominent ; que l'on fasse travailler les malades ; qu'on les isole de ce qui entretient leurs idées délirantes ; ou que, de l'autre côté, l'on secoue, l'on pince, l'on appelle un dormeur ; qu'on lui suggère la pensée de s'éveiller ; c'est toujours, dans les deux hypothèses, sous des formes différentes, amener une révulsion de l'attention vers un sens opposé à celui dans lequel il y a absorption de ce principe des sensations et de l'intelligence. La pensée est l'architecte du corps et elle en dirige les fonctions, a écrit Sthal ; c'est le cas d'ajouter que là où elle est la cause de changements et de perturbations psychiques et organiques, elle doit être plus particulièrement aussi la cause de leur disparition.

Un fait qui prouve encore l'analogie du sommeil et de la folie, c'est leur antagonisme. On rencontre un grand nombre d'aliénés incapable de se livrer au sommeil ; c'est que, étant en idée fixe continue, ils ne peuvent plus se mettre en idée fixe passagère comme dans le sommeil ; la première a pris la place de la seconde. Le rêveur et le fou sont des dormeurs l'un et l'autre, seulement ils sont absorbés par des pensées différentes.

Quand Moreau (de Tours) croit que l'aliénation mentale emprunte des signes à la veille, ne serait-ce que par le caractère des rapports qui dans cet état pathologique existent avec le monde extérieur, il va trop loin. Il aurait plutôt dû dire que ces rapports lui sont communs avec les rêves du sommeil profond ; il aurait été davantage dans le vrai. Les aliénés ressemblent, à s'y méprendre, à des somnambules artificiels mis en communication avec les êtres et les objets qui les environnent. Il est même des dormeurs qui, naturellement, sans aucune intervention suggestive, paraissent comme s'ils étaient éveillés. J. Franck, Deleuze, A. Bertrand, Orfila, le Dr Pochon, etc., en ont rencontré. Nous avions une de nos clientes qui, endormie, se levait, s'habillait, babillait, faisait son ménage et ne se réveillait souvent qu'au milieu de la journée. Elle était alors très étonnée de se trouver, ou lavant à la fontaine au milieu d'autres femmes, ou balayant, ou se livrant à ses occupations journalières. Presque seul, le mari de cette femme savait distinguer quand elle était dans ce singulier état, et cela, à certaines occupations étroites de son esprit. Si donc, sous ce rapport, Moreau a songé à trouver à la folie de la ressemblance avec l'état de veille, c'est qu'il n'a confronté que l'homme éveillé avec l'aliéné ; comme si le pouvoir qu'a le fou d'être plus ou moins le maître de ses sens, de ses mouvements et même de sa raison, n'est pas aussi le propre des dormeurs somnambules.

On retrouve, dans la folie, jusqu'aux divisions du sommeil. Il est des aliénés qui, pareils aux rêveurs du sommeil léger, songent peu à s'agiter ; leur délire est désordonné, illogique, ainsi que dans les songes ordinaires, et, de même que l'on sort aisément du sommeil habituel, ces malades sortent aisément de leur état ; tels sont certains maniaques. Chez ces fous, l'idée fixe est latente, cachée par le délire, comme celle du sommeil léger l'est par les rêves. Il en est d'autres : ceux qui sont affectés d'aliénation mentale reposant sur une idée fixe émotive (mélancolie) ; ou sur une idée fixe sensitive (hypocondrie) ; ou sur une idée fixe pure (certaines monomanies), qui présentent plutôt les signes du rêve du sommeil profond. Ces derniers, de même que les somnambules, ont une personnalité plus tranchée, plus de ténacité, une raison parfois plus sûre et, de même qu'eux, ils sortent difficilement de la concentration folle de leur esprit.

La seule différence appréciable entre ces états, l'un normal et l'autre morbide, c'est que le sommeil est consenti, réparateur et d'une durée que l'on limite soi-même ; tandis que la folie vient insciemment, se prolonge indéfiniment et ne sert en rien à reposer l'organisme. On peut attribuer, principalement, cette différence bien tranchée à ce que le dormeur s'endort volontairement et avec une pensée réparatrice, laquelle, devenue insciente, parcourt sa trajectoire du commencement à la fin du sommeil à travers les autres phénomènes psychiques dus au dédoublement de l'attention. D'autres idées fixes secondaires accompagnent souvent cette pensée ; telles sont celles de rester immobile, de s'éveiller à la même heure, d'élaborer un travail d'esprit, etc. Toutes s'accomplissent avec exactitude. C'est, à un pôle, dans ces pensées suggérées de la veille au sommeil, et qui ont leur cours forcé, pendant que, à l'autre pôle, le reste de l'attention encore libre remue des idées délirantes, que se réfugie la raison des dormeurs ; sous tous les autres rapports, ils sont fous. Ils n'ont donc de raisonnables que les pensées puisées dans la veille et devenues fixes.

Nous n'aurions pas tout dit, si nous n'abordions pas la question des idées fixes chez les hommes sains d'esprit. La naissance de ces idées s'explique comme celle des éléments de la folie confirmée, par une détente de l'attention venue à la suite d'une concentration trop violente de cette force. Grâce à l'emploi de la méthode suggestive, elles doivent être beaucoup plus guérissables que la folie, du moment qu'il est plus facile de mettre, dans les conditions du véritable sommeil, quelqu'un dont la raison est à peu près conservée qu'un homme qui l'a entièrement perdue. Et puis, les idées folles de ce genre ne pouvant venir par la pensée qu'à la condition que l'on soit très impressionnable, on a la certitude, dans ces cas, que la même prédisposition, qui a prêté à la formation du mal, si elle n'a pas encore eu le temps de beaucoup changer, doit pareillement favoriser sa disparition. Sans parler des hallucinations persistantes ou idées-images remémorées auxquelles on croit, et déjà si souvent observées par nous, nous ne saurions mieux faire que de citer, dans cet article, quelques autres faits plus rares d'idées fixes chez les hommes sains d'esprit; en en signalant, nous disposerons le lecteur à ne pas négliger ceux du même genre qu'il rencontrera et nous le porterons à employer, à l'égard de dérangements psychiques semblables, le moyen qui, par hasard, a servi à les faire éclore.

Il nous a été donné d'observer cette singulière affection d'une idée fixe existant chez des gens raisonnables sous les autres rapports. Le premier qui nous offrit une telle singularité fut un de nos malades, homme très nerveux et facile à mettre en état passif. C'était un grand amateur de vin, qui avait pris l'eau en horreur, à un tel point que, dès qu'il en avait bu, il la vomissait aussitôt. Il nous fut impossible de la lui faire digérer ; mais son estomac supportait bien les boissons dont l'eau était le véhicule, telles que les infusions, par exemple. Si les vomissements de cet homme avaient été dus à une réaction autre qu'une réaction mentale, le même liquide, bien que sous une autre forme, les auraient amenés également. A la vue de l'eau, cet être étrange éprouvait l'aversion que nous ressentons à l'aspect d'aliments dégoûtants.

La seconde est une jeune fille très intelligente s'exprimant fort bien dans la conversation ordinaire et lisant couramment à voix basse. S'agit-il de faire une lecture à haute voix, elle est dans l'incapacité de prononcer les mots ; elle est évidemment, alors, sous l'influence d'une espèce d'obsession venue probablement par une affirmation qu'elle s'est faite dans un moment d'émotion. Dès qu'elle essaie de vaincre sa mutité, il arrive que l'impossibilité où elle est de lire la confirme encore davantage dans son idée fixe.

Nous subissons nous-même le contre-coup d'une suggestion que nous nous fîmes dès l'âge de sept à huit ans, à la suite d'un croup nerveux qui nous prit en mangeant un oiseau. L'on pensa, au moment même, qu'un os s'était arrêté dans la trachée-artère et, plein d'épouvante, nous le crûmes encore plus nous-mêmes. Il y eut seulement trois accès ; c'était plus qu'il n'en fallait pour que nous nous missions dans la tête que la gorge était obstruée. En proie à cette conviction, le lait fut pendant quinze jours notre seule nourriture ; puis, peu à peu, nous nous habituâmes aux bouillies, et à la longue aux aliments bien triturés ; mais, maintenant encore, un noyau de cerise, un pépin de raisin, nous ne pouvons les avaler, excepté par distraction. C'est ainsi que, nourrissant une conviction erronée depuis la jeunesse, nous avons fini par en être définitivement l'esclave, et contre une pareille idée fixe que nous avons reconnue fausse, il y a près de vingt-cinq ans, notre raison et notre volonté ont toujours été impuissantes. Cet empêchement organique d'avaler un pépin de raisin, empêchement amené par l'action d'une idée accourant irrésistiblement pour se mettre en travers dans notre esprit, il y a des gens qui ne veulent pas y croire, parce qu'étant absurbe; il doit être impossible !

On trouve pourtant autour de soi et dans la science des faits de ce genre. Un de nos amis de jeunesse, M. le professeur F. Jacquot, en lisant ces lignes sur notre bizarre infirmité, nous a écrit, il y a quelques temps, pour nous dire qu'il était la victime d'une même tyrannie de pensée. Quand il est avec des fumeurs (il ne fume pas) et qu'il entre en conversation avec eux, il reste toujours à son aise ; mais chaque fois qu'il essaye de lire à haute voix, en leur présence, il éprouve presque aussitôt de la suffocation ce qui ne lui arrive jamais dans toute autre circonstance où il fait une lecture. Cette gêne de respirer le reprend, par une association inconsciente d'idée. Dans ces derniers temps, nous avons pu guérir un enfant de dix ans, qui, a la suite d'affirmations qu'il s'était faites était comme nous, dans l'impossibilité d'avaler les aliments solides. A. Bertrand rapporte que quelques convulsionnaires de Saint-Médard qui, dans leurs crises, s'étaient imaginés devoir rester un certain nombre de jours sans manger, furent incapables d'avaler quoique ce fut, tout le temps qu'ils se l'étaient suggéré.

Du reste, ce qui conduit à admettre que de pareilles idées fixes peuvent élire domicile dans la tête de quelqu'un, ce sont les expériences de suggestion du sommeil à la veille. Si l'on affirme, à un somnambule, qu'il restera halluciné, sourd, boiteux, bègue, etc., après réveil, il restera ce que l'on aura voulu qu'il soit, nous en avons fait maintes fois l'expérience. Il suffit même d'affirmer, à une personne éveillée, très nerveuse, qu'on lui paralyse la langue, un bras, etc., pour que ces organes restent dans la contracture cataleptique. Quand le marié, dont parle N. Venette, fut plusieurs semaines sans pouvoir jouir des droits d'époux, à cause de l'affirmation qui lui en fut faite, c'est qu'il avait cette constitution éminemment impressionnable que nous avons quelquefois rencontrée.

Eh bien! la suggestion qu'un homme reçoit d'un autre, il peut se la faire à soi-même. Que de fois n'avons-nous pas vu des somnambules éprouver, au sortir du sommeil, ce qu'alors ils s'étaient mis dans la tête ! Du reste, l'existence des idées fixes du genre de celles que nous relatons n'est nullement contestée ; ces idées sont même admises dans la science, seulement l'on n'a pas remonté à leur origine véritable. Ainsi, Broussonnet, au rapport de Cuvier, ne pouvait plus dire les substantifs, et Murat, chirurgien de Bicêtre, était dans la même situation d'esprit. Grandjean de Couchy ne trouvait plus les paroles qui devaient rendre sa pensée ; en voulant dire un mot, il en prononçait un autre. Zimmermann parle d'un homme qui éprouvait des douleurs inouïes à se faire couper les ongles [1]. Les auteurs rapportent bon nombre d'autres singularités semblables et personne, que nous sachions, ne les a niées. Que sont ces étrangetés, sinon le résultat d'une affirmation que ces hommes s'étaient faite à eux-mêmes, et qu'ils renouvelaient à chaque répétition des actes auxquels cette affirmation se rapportait ?

N'est-ce pas ainsi que naissent les idées préconçues, les idées, fruits de l'habitude, comme celles de priser, de fumer, de consommer certaines liqueurs, etc., idées fixes devenant si irrésistibles et si difficiles à déraciner ? Ces dernières habitudes, sortes de folies partielles, disparaissent aisément par le traitement suggestif. Nous avons amené à bien, des fumeurs, des priseurs, des alcooliques, et même des personnes atteintes du tremblement des écrivains. Cette bizarre affection où la danse des doigts

[1] Voy. *Traité de l'hérédité naturelle*, par Dr. Lucas, t. I, p. 113.

ne commence que lorqu'on s'apprête à former les premières lettres, est-elle autre chose que l'effet d'une suggestion insciente, répétée chaque fois qu'il s'agit de conduire la plume? Nous avons traité suggestivement, pour une semblable affection, une fille de quinze ans, dont les doigts commençaient à trembler dès qu'elle voulait coudre? Cette fille, très nerveuse, était convaincue d'avance de ce qui lui arriverait; elle se l'affirmait et, nécessairement, ses doigts s'agitaient convulsivement sous l'influence de l'idée qu'elle en avait. Nous la laissâmes débarrassée de son tremblement ; mais, l'ayant perdue de vue, nous ne savons si ce mieux fut durable.

Enfin, n'y a-t-il pas quelques cas de cette maladie dont on a tant parlé dans ces derniers temps, l'aphasie, surtout ceux où il est impossible de prononcer ce que l'on peut écrire (que ces cas soient compliqués de lésions cérébrales ou non) ; n'y en a-t-il pas qui sont la conséquence d'une affirmation que l'on s'est faite? Et, de même que l'on rencontre certains désordres cérébraux coïncidant avec certains délires, ne se présente-t-il pas, dans l'aphasie, une lésion coïncidant avec l'idée fixe de ne pouvoir prononcer les mots ?

Nous ne nous étendrons pas davantage sur cette sorte de folie partielle, nous l'avons seulement signalée pour que l'on songe à diriger ses investigations là où on la suppose exister ; mais surtout, afin que l'on s'occupe de la faire disparaître par la méthode seule convenable, la suggestion pendant les états de sommeil provoqué.

IVRESSE

Si l'aliénation mentale est la compagne folle du sommeil, l'ivresse en est une enfant gâtée. Une seule fois, par suite d'un laisser-aller inaccoutumé de notre somnambule

Loué, auquel nous avions indiqué le moyen de se mettre en état de concentration d'esprit pour se guérir de ses maux, il nous a été permis de connaître le résultat de la suggestion contre l'intoxication alcoolique. S'étant un jour enivré, cet homme s'aperçut, au sortir du repas, qu'il chancelait et provoquait les rires des autres convives. Il alla aussitôt se cacher derrière un mur, et là, tout à son aise, il remit la raison dans sa tête et l'équilibre dans ses membres. Peu après, il revenait gai et dispos [1].

Ce fait nous conduit à penser que les agents diffusibles agissent par impression sur les surfaces nerveuses; car dès que, par la suggestion, l'on rend ces surfaces insensibles; qu'on les isole, les effets produits disparaissent aussitôt; il n'est pas de contre-poison aussi subtil. Du moment que, dans le sommeil, on arrête par la pensée, même les mouvements réflexes des muscles de la vie végétative; c'est que l'on peut éteindre la sensation qui en est le point de départ; et, si l'on a le pouvoir de rendre insensibles les filets nerveux du grand sympathique distribués aux muqueuses, pourquoi n'empêcherait-on pas, ici, de la même façon, même les surfaces de l'intérieur des centres nerveux de percevoir ces autres impressions inscientes dues à des substances absorbées ?

On pense généralement que les symptômes de l'ivresse sont des symptômes d'excitation. Il en est parmi eux de tout opposés. Dans cette espèce morbide, il y a une rupture d'équilibre de l'attention ainsi qu'il arrive dans le

[1] Le même phénomène arrive aussi dans les états analogues au sommeil. Un de nos malades nous a raconté qu'étant tombé à l'eau en état d'ivresse, la frayeur qu'il en eut le désenivra aussitôt. Les faits de ce genre ne sont pas rares. Nous ne sommes pas loin de croire que c'est parce qu'il avait une grande puissance suggestive sur son organisme, qu'un paysan de notre connaissance conservait sa raison après avoir bu, par pari, des doses de vins capiteux qui auraient plongé tout autre dans l'ivresse la plus complète.

sommeil. A côté de signes de stimulation dans certains organes où se porte l'attention, on retrouve toujours les signes de sédation vers les organes plus délaissés par elle. C'est qu'il ne saurait exister d'excitation quelconque qui ne soit, où elle a lieu, le fruit d'un certain cumul de force nerveuse, cumul ne pouvant naître sans la diminution de cette même force sur un autre point; ce que l'on remarque dans l'ébriété légère. Mais si l'intoxication alcoolique est portée à un degré extrême, l'attention s'immobilise en grande quantité, comme dans l'état passif le plus profond, et il en résulte un engourdissement complet des fonctions de la vie de relation : le coma.

Les boissons enivrantes présentent donc aussi, dans leurs effets, des caractères semblables à ceux du sommeil; elles sont, selon le mouvement de l'attention dédoublée, stimulantes dans un sens et calmantes dans l'autre; et, en définitive, si cette force afflue avec plus d'abondance vers son pôle actif, elles sont dites excitantes, et si elle s'accumule, au contraire, vers son pôle passif, elles sont réputées stupéfiantes. Et, il faut le remarquer, aussi bien que l'action du sommeil, l'action des alcooliques retentit jusque sur le système de la vie végétative : dans l'ivresse profonde surtout, il y a ralentissement des fonctions circulatoires, nutritives, secrétoires, etc.

Ce que nous émettons au sujet de l'alcool, comme cause de trouble des sensations et des fonctions végétatives, nous pouvons le dire du même liquide, comme cause perturbatrice des mouvements et de l'intelligence. De plus, les remèdes hypnotiques : tels que l'opium, l'éther et leurs succédanés, sont susceptibles, à propos de leur influence sur l'économie, d'une explication tout à fait identique à celle que nous donnons des effets de l'alcool; car c'est à l'attention consciente surtout, à cette principale des deux chevilles ouvrières de la machine humaine, que ces remèdes s'adressent d'abord ; c'est à cette force que remonte la plus grande partie de leurs propriétés et, entre autres, celle de déterminer des rêveries.

Tous ces agents entraînent donc, chacun, des manières d'être de l'organisme plus ou moins analogues au sommeil et à ses maladies ; ainsi, se rejoignent les effets physiologiques de la pensée et des remèdes ; ainsi, ce qui, indirectement, naît à la suite des sensations remémorées ou de la pensée, est aussi directement le résultat d'impressions sensitives internes sur les surfaces nerveuses. Cela ne doit pas étonner, puisque la sensation consécutive à l'afflux de l'attention sur une idée-image est en réalité absolument pareille à la sensation primitive ou à l'idée en voie de formation ; il n'existe de différence, en ces cas, entre les deux phénomènes, qu'en ce que, lors du premier mouvement créateur de l'attention, la sensation est centripète ; et lors de son mouvement remémoratif sur des idées, la sensation qui en naît est centrifuge.

C'est ici le lieu de constater que la pensée, en temps qu'elle est la conséquence de l'action de l'attention sur des idées-images, est une revivification sentie de ces idées : c'est-à-dire, une sensation moins l'objet. Or, comme se souvenir, comparer et raisonner, modes d'agir de la pensée, c'est le plus souvent replier l'attention sur des idées-images, faire acte d'intelligence, c'est renouveler des sensations, c'est encore sentir. Ainsi, les facultés cérébrales les plus distinctes, la sensibilité, la remémoration, l'intelligence, se réduisent en principe, sous l'influence d'un moteur unique, l'attention ; elles se réduisent à un même phénomène élémentaire : sentir. L'expérience directe, sur les somnambules, prouve cette vérité : ce à quoi ils pensent, est imagé de même que si les objets en étaient présents.

IDIOTIE, IMBÉCILLITÉ

Ces formes, d'une même maladie, sont caractérisées par une incapacité de faire des efforts suffisants d'attention ; de là, chez ceux qui en sont affectés, cette espèce de sommeil plus ou moins complet des fonctions de la vie de relation ; de là, surtout l'imperfection des sens, de la mémoire et de l'intelligence. On pourrait trouver plusieurs points de comparaison entre les jeunes enfants et les vieillards déments d'une part, les idiots et les imbéciles de l'autre ; seulement, les enfants, contrairement à ces déshérités, gagnent de jour en jour la propriété de faire des efforts d'attention, et les vieillards la perdent ; les premiers sortent de l'idiotisme physiologique, les seconds entrent dans l'idiotisme morbide.

Les imbéciles, et encore plus les idiots, n'ont pas la faculté d'accumuler leur attention à un haut degré et de donner ainsi lieu à ces phénomènes d'excitation dans un sens, et de prostration dans l'autre, phénomènes si fréquents parmi les fous : on en trouve même de tout à fait inertes, impassibles, sans réaction sensitive ou intellectuelle. Chez eux, il n'y a d'activité nerveuse considérable que dans les fonctions végétatives. Moins ces hommes peuvent spontanément faire acte d'intelligence, moins en dehors de l'habitude prise, il doit leur être facile de s'endormir par le concours libre de la pensée. Comment, lorsqu'on réfléchit à peine, serait-on facilement apte à tomber dans le sommeil artificiel, pour la formation duquel il faut faire des efforts soutenus d'attention ? Comment endormir des êtres qui n'ont pu éveiller d'eux-mêmes leurs sens et leurs facultés ? Comment endormir des dormeurs ? Cependant, étant admis que les idiots et les imbéciles peuvent être amenés dans un état plus passif encore que celui où ils sont d'ordinaire, il est certain pour nous, d'après nos expériences sur deux sourds-muets qui, sous le rapport de l'ouïe, sont de véritables idiots par ce sens, il est certain que si l'on obtenait des succès sur ces malades, ces succès seraient de courte durée, au moins dans les cas où semblablement les organes de perception, la mémoire et l'intelligence n'arriveraient pas à fonctionner avec cette perfection qui donne de l'attrait à s'en servir.

Malgré des réflexions aussi peu encourageantes, nous avons, une seule fois, essayé d'abord d'influencer une femme simple d'esprit, imbécile véritable. Nos tentatives échouèrent. Plus tard, nous cherchâmes à amener au moins dans le charme un enfant de douze ans, espèce de pesant à intelligence assez obtuse. Dans l'unique séance, consacrée à ce but, nous n'y pûmes parvenir. D'après ces deux faits négatifs, doit-on absolument conclure que l'on ne puisse endormir même des idiots? Non. Pourquoi n'y parviendrait-on pas et, en y mettant plus de temps et de patience, ne les amènerait-on pas au degré de leur sommeil habituel [1] ?

SUGGESTIBILITÉ MORBIDE. — HYSTÉRO-CATALEPSIE

Sur la même personne, il nous a été permis de traiter, par suggestion, des symptômes d'hystérie et de catalepsie greffés sur une disposition outrée à recevoir l'affirmation dans l'état de veille. Quelque incomplète que soit

[1] Dans ces dernières années je suis arrivé à endormir et à guérir des enfants à demi-idiots. Je suis même parvenu à mettre l'un d'eux en somnambulisme, et à le débarrasser d'une incontinence des fèces et des urines. Et de plus, j'ai pu, à un haut point, réveiller en lui, les fonctions intellectuelles.

l'observation suivante, elle nous permet, cependant, d'apporter des éclaircissements sur les névroses, dont elle présente à la fois les symptômes.

9e Observation, Mlle H.., de Pont-Saint-Vincent, treize ans, tempérament lymphatico-nerveux, est très-impressionnable. Avant sa maladie, nous l'avions déjà endormie plusieurs fois pour lui cautériser une plaie du menton; elle tombait dans le sommeil profond avec beaucoup de promptitude. Vers la fin de novembre, elle fut envoyée à Nancy pour y apprendre à coudre; là, ses règles apparues déjà trois fois, se supprimèrent. Des préoccupations morales dues au changement de vie amenèrent, sans doute, cet accident qui fut suivi d'autres symptômes pour lesquels on la renvoya chez sa mere.

5 décembre 1860. Nous trouvons Mlle H... immobile dans son lit, sans initiative, mais répondant aux questions qu'on lui adresse. Elle ne sait qu'une chose sur ses antécédents, c'est que depuis trois jours elle n'a pas mangé. Hémicrânie, douleurs à l'épigastre, pouls petit, fréquent, peu de chaleur à la peau. Un vomissement de sang a eu lieu depuis son arrivée. Pendant qu'elle converse avec nous, nous découvrons que ses bras gardent la position qu'on leur donne; tels les somnambules qui, mis en rapport et parlant, font de même sans avoir l'air d'y prêter attention. Comme cette jeune fille nous paraît dans un état passif analogue au charme ou veille somnambulique, sans l'endormir nous pratiquons immédiatement et avec insistance la suggestion négative des symptômes observés, ce qui amène de suite une guérison que nous présumons durable; la malade se lève aussitôt, demande à manger et se dit rétablie.

6 décembre. Rechute à la suite d'une émotion. La mère de la malade, attribuant les nouveaux accidents survenus à notre manière insolite de guérir, on tarde de nous appeler. C'est alors qu'à la vue de convulsions violentes, on croit à la mort prochaine de cette fille; on la fait administrer; on s'apitoie sur son sort et l'on dit devant elle, à qui mieux mieux, son oraison funèbre. Plus ou moins à elle-même, elle s'affirme nécessairement ce que l'on croit de son état et, le mal empirant, ceux qui sont autour d'elle se décident enfin à venir nous chercher, par acquit de conscience. Nous arrivons à la fin d'un accès. Immobilité générale et isolement apparent de tous les sens. Les membres supé-

rieurs conservent la place qui leur est marquée; c'est une indication que le tact n'est pas éteint et une preuve de l'inertie de l'attention qui reste en arrêt sur l'idée fixe suggérée par le toucher. Quelques instants après, retour à l'état de suggestibilité morbide déjà observé la veille. Pendant que nous questionnions la malade, sa mère ayant jeté un cri, elle fit écho de la même façon, puis, sa mère se lamentant, elle se plaignit de même, se taisant, elle se tut et, enfin, ayant eu l'imprudence de dire qu'elle allait perdre son enfant, il se déclara immédiatement, chez cette fille, un accès du même genre que celui d'où elle sortait lors de notre arrivée. — Perte de connaissance, yeux convulsés en haut, figure grimaçante, trismus avec grincement de dents, convulsions cloniques de tous les membres, mouvements alternatifs de flexion et d'extension du tronc portant la tête près des genoux, isolement général des sens. Bientôt l'agitation cessa et la malade repassa dans l'état où nous l'avions trouvée la veille à notre arrivée, après être demeurée transitoirement quelques minutes dans l'immobilité et avoir présenté une insensibilité apparente, car ses membres gardèrent la position que nous leur donnâmes. Ce fut alors que nous nous aperçûmes que des déjections alvines et urinaires avaient eu lieu. Notre examen terminé, nous allions refaire la suggestion quand la mère et, par imitation, sa fille s'y opposèrent; cette dernière répétait mot pour mot les arguments qu'elle entendait : c'était réellement comique. Nous n'insistâmes pas. Eau froide *intus et extra*. Défense d'exprimer le plus léger doute sur l'issue de la maladie de cette fille ; recommandation de répéter toujours devant elle que la terminaison de son affection sera heureuse.

7 décembre. On a exécuté le traitement par l'eau froide ; mais l'on n'a pas tenu compte de notre traitement moral. Le public et même les médecins ne comprennent pas que l'on puisse faire du bien au corps sans ingestion et sans application de remèdes : ils ne comprennent pas la thérapeutique sans une forme palpable ; mettant de côté la pensée si puissante sur l'organisme, ils donnent leur préférence, pour réagir sur ce dernier, à des agents matériels; comme les Hébreux cherchant la terre promise, ils délaissent le culte du vrai Dieu afin d'adorer le veau d'or.

8 décembre. Traitement mal suivi. Accès plus intenses et plus répétés. Trismus continuel, même dans l'intervalle des accès. La malade qui, jusqu'aujourd'hui, avait pu causer, avaler de l'eau et un peu de bouillon, n'est plus dans la possibilité de le faire et, comme la diète date déjà de six jours, nous avons hâte d'en finir. Nous annonçons alors à la mère que nous allons employer un autre moyen, donner de notre fluide à sa fille et que, par ce traitement électrique, nous avons tout lieu d'espérer qu'elle reviendra bientôt à la santé. Au lieu d'affirmer la négation des symptômes maladifs à haute voix, nous promenons nos doigts à distance le long de son corps et de ses membres ; ce langage par signes, cette suggestion tacite, d'après ce que nous venions de dire, ne pouvait manquer de faire son effet, puisque nous avions affaire à une automate subissant toutes les impressions, soit en bonne, soit en mauvaise part. Par ce moyen, emprunté aux magnétiseurs, le trismus et la douleur épigastrique ne tardèrent pas à disparaître. Enhardi alors, nous annonçâmes, tout en causant d'autre chose, que le mieux produit allait être suivi d'évacuation (elles manquaient depuis deux jours) et de la possibilité de prendre du bouillon, les dents étant déjà desserrées. Cette dernière suggestion verbale n'effaroucha pas plus que celle qui l'avait précédée. Il y eut, en effet, un peu après, des évacuations alvines et urinaires. De plus Mlle H.. prit du bouillon, se remit à causer et la joie reparut dans la maison.

9 décembre. Depuis hier, le moral des personnes environnant le lit de la patiente est resté ferme, aussi la grande amélioration de la veille s'est maintenue. Refait les mêmes simulacres. La disparition des accès ramène tout à fait l'espérance au foyer. Jusqu'au 16 décembre, nous continuons nos passes et nos affirmations indirectes une fois par jour, plutôt pour l'entourage de la malade que pour elle-même ; car elle pourrait s'en passer si l'on ne craignait autour d'elle des interprétations absurdes, ainsi que dès le début de son affection.

L'observation précédente présente deux formes distinctes : 1° un état de suggestibilité excessive, presque continu, pendant lequel la malade n'est isolée d'aucun sens et reste l'écho de ce qui se fait, de ce qui se dit et de ce qu'on lui suggère ; 2° des accès hystéro-cataleptiformes avec isolement, accès déterminés par des idées émotives. De là, une division naturelle de ce que nous avons à dire, une première partie ayant trait à un état de trop grande suggestibilité et la seconde, à la catalepsie et à l'hystérie.

1° Il est chez tout le monde une disposition très variable à s'affirmer ce que l'on observe autour de soi ; cette disposition est le germe des manifestations passives que nous avons appelées : fascination, imitation, amour, charme, sommeil profond, etc. Parallèlement à ces expressions physiologiques ou manières d'être de l'organisme, il y a des névropathies que nous rapportons au sommeil, parce que cet état les résume le mieux ; il en est le type premier. Une des plus remarquables, c'est l'état presque permanent que nous a présenté le sujet de l'observation que nous venons de relater; à cause des rapports conservés, cet état de disposition à une suggestibilité anormale ressemble assez bien à celui sur lequel se greffe le sommeil léger, le somnambulisme et d'autres manifestations organiques analogues. On ne saurait mieux comparer Mlle H..., dans les intervalles de ses accès, qu'à une personne mise en charme ou veille somnambulique ; de même que cette personne, elle est en communication avec ceux qui l'entourent, présente de la catalepsie et, comme elle, subit le contre-coup de ce qu'on lui suggère ; de là, la répétition par imitation des cris, des plaintes, des paroles de sa mère. Ces manifestations sympathiques n'ont lieu que parce que cette fille n'a plus assez la faculté de faire effort pour les empêcher.

Chez Mlle H..., les actes d'imitation ne ressemblent nullement aux actes physiologiques du même genre ; ils ne présentent, ni le caractère si remarquable de haute raison des tendances instinctives de l'enfant à imiter sa mère, tendances supposant en celle-ci le complément intellectuel que son nouveau-né n'a pas encore ; ni la prédisposition à l'imitation départie à l'homme sain, lequel ne cesse en même temps de jouir de son activité habituelle d'esprit et de corps ; dans le cas dont il s'agit, cette activité fonctionnelle a fait naufrage.

Même dans l'intervalle de ses accès, Mlle H..... présentait du trismus, c'est-à-dire, une contracture continue des muscles masticateurs. Les auteurs n'ont pas bien distingué cette contracture permanente de la contracture cataleptique. Vinslow, les confondant, a même fait du tétanos une forme de la catalepsie. Il s'est trompé. Lorsque les membres d'un malade gardent les positions successives qu'on leur assigne, la contracture de leurs muscles est absolument analogue à celle des muscles des somnambules, chez lesquels on détermine semblables phénomènes ; ces rêveurs ne peuvent réagir par la volonté ; ils acceptent les idées qu'on leur suggère, que ces idées leur soient imposées verbalement ou par geste ; aussi, leurs membres contracturés, n'importe dans quelle attitude, sont toujours l'expression d'une idée accompagnant les sensations produites ou les idées suggérées. C'est tellement vrai que, faute de mise en communication, et, par conséquent, d'une impression perçue chez les dormeurs, ces mêmes membres soulevés de nouveau retombent comme un plomb : l'absence d'idée formulée au cerveau amène l'absence de contracture. Pareillement, la contracture cataleptique des malades en suggestibilité morbide, est l'expression consécutive d'une idée fixe suggérée, reçue sans réaction et à l'influence de laquelle ces malades ne peuvent résister ; elle est par conséquent le résultat obligé de la réflexion d'une impression des sens aux nerfs locomoteurs des muscles, par l'intermédiaire au cerveau de la pensée consciente.

Jusqu'aujourd'hui, l'on avait bien soupçonné que l'extension cataleptique a une relation directe avec une perception tactile; mais on s'en était borné là. Cependant Gerdy l'avait déjà attribuée à un vague sentiment du toucher, et l'avait appelée un phénomène d'attention inattentive, parce que les malades ne paraissent pas porter à cet acte une véritable attention; mais ce fut tout. Il fallait conclure et ajouter que l'impression tactile est le point de départ d'une idée fixe, acceptée par l'esprit, et traduite à la lettre par une partie de l'appareil musculaire.

Les contractures toniques ou permanentes diffèrent de celles qui viennent de nous occuper. Personne n'est maître de ramener, dans le relâchement, les membres raidis d'un tétanique ; le malade lui-même qui sent, pense, raisonne et est plein d'initiative, subit les contractures de ce genre; c'est que, chez lui, la raideur des muscles est l'effet réflexe d'une sensation continue et insciente, sensation qui n'est nullement convertie dans l'organe cérébral en une idée consciente ; pour qu'il pût ou que l'on pût commander des mouvements à ses muscles, il lui faudrait à sa disposition cette quantité accumulée d'attention que donne le sommeil, et qui alors sert à modifier ce qui ne pouvait l'être auparavant. C'est grâce à un aussi grand afflux de cette force, lorsque les malades sont plongés dans le sommeil profond, que l'on vainc toujours le trismus et les autres sortes de contractures, même tétaniques [1]. On a ainsi le pouvoir, dans cet état, de reprendre l'attention qui, à l'insu des malades, nourrit les sensations dont ils n'ont pas conscience, pour reporter cette force sur les muscles enraidis et les assouplir.

2° De même que la suggestibilité maladive de Mlle H... a été la condition d'actes par imitation suggestive; de

[1] Voy. *Cours théorique et pratique de Braidisme*, par Durand (de Gros), obs. p. 131. J.B. Baillière et fils, 1860.

même aussi, l'a-t-elle été encore de l'accès avec spasmes cloniques et avec contracture cataleptique que cette fille nous a présenté. Au lieu de phénomènes déterminés par une affirmation ou par appel sur une idée de l'attention devenue inerte, nous avons observé alors des symptômes par accumulation rapide et violente de cette même force sur une idée fortement émotive : d'abord, un isolement complet des sens et des contractions tumultueuses; puis enfin, lorsque la détente de l'attention révulsée a commencé, de la contracture cataleptique, signe du retour des sensations. Il n'est pas nécessaire, pour qu'un tel accès névropathique par émotion se développe, que l'on soit dans une disposition maladive semblable à celle du sujet de notre observation; il suffit qu'en santé, l'on possède une exquise sensibilité.

A la fin de ses accès, notre malade, sans paraître éprouver des impressions, avait cependant une conscience obscure des sensations; la preuve en est que ses membres obéissaient automatiquement et restaient à la place que nous leur assignions. Mais pendant l'accès, lorsque dominaient les signes hystériques, on n'observait aucune marque d'impressions conscientes vers les sens, parce que l'attention s'était trop fortement accumulée et mise en arrêt sur une idée émotive, et cela nécessairement, avec plus d'énergie encore que dans le sommeil profond. De cette différence entre les symptômes hystériques du commencement de l'attaque et les symptômes cataleptiques de la fin ou du retour à un état plus normal, il nous est déjà permis de supposer que l'hystérie, lorsqu'il y a isolement complet, ne peut être que le partage de personnes très impressionnables, et que la catalepsie, état passif moins profond, puisqu'il y a perception, prendra plutôt naissance chez celles qui sont moins nerveuses. Les faits, du reste, viennent à l'appui de notre déduction. Nous n'avons jamais vu arriver des contractions cloniques que chez les dormeurs profonds, les plus nerveux entre tous; tandis que nous avons vu la catalepsie se déclarer ordinairement même, dans l'état de charme. De plus, il est notoire que les hommes sont moins impressionnables que les femmes; ils deviennent parfois cataleptiques, plus rarement hystériques; l'hystéricisme est surtout le privilège des sensitives du sexe féminin.

D'après ce que nous venons de dire, bien que les accès hystéro-cataleptiques soient proportionnels à la susceptibilité nerveuse et qu'ils le soient, comme il est certain, à l'intensité de leur cause; bien même parfois que le genre des émotions détermine plutôt une maladie qu'une autre, ainsi l'épouvante à l'égard de l'épilepsie; il est un fait que l'on ne saurait récuser : c'est que, une maladie de celle de l'espèce qui nous occupe étant donnée, pour des émotions reçues de natures diverses, ceux qui ont eu déjà un accès retomberont toujours dans un accès semblable; ils glisseront d'eux-mêmes vers la pente dont ils ont déjà pris le chemin. Ce qui porte à croire à l'assertion que nous émettons, ce sont des faits. Sous les influences morales les plus variées, une femme devenue hystérique a toujours des attaques caractéristiques de cette maladie, jamais celles d'une autre. Ce qui confirme encore notre dire, c'est le fait d'un somnambule artificiel, cité par Chardel [1], lequel, ayant vu un recouvreur se tuer devant lui en tombant du haut d'un toit, s'endormit immédiatement après l'émotion qu'il en éprouva; peut-être cet homme, éminemment nerveux, s'il n'eût jamais été mis en somnambulisme, serait-il devenu épileptique par la même cause; dans ce cas, l'habitude a pu agir comme un paratonnerre.

[1] *Psychologie physiologique*, p. 254.

Comme dans l'accès qui nous occupe, il y a des signes de catalepsie et d'hystérie, il est bon, pour plus de clarté, de diviser ce que nous avons à dire sur ces deux affections.

L'affirmation que l'on se fait d'idées émotives, affirmation dont l'expression est un sentiment : amour, haine, jalousie, terreur, chagrin, exaltation religieuse, etc., est la cause déterminante la plus connue de la catalepsie [1]. Mais, pour que cette maladie se forme, il n'est pas toujours nécessaire que l'attention concentrée soit renforcée par une émotion ; il est des accès amenés par la simple contention d'esprit que nécessite l'étude [2] ; il en est même qui naissent à la suite d'une affirmation que l'on se fait à son insu.

Le type de l'accès cataleptique est renfermé dans les sommeils légers et profonds. Puel définit la catalepsie [3] : « Une névrose intermittente, essentiellement caractérisée par l'impossibilité où est le malade de changer volontairement d'attitude ; tandis qu'une personne étrangère peut, à son gré, faire passer successivement tous les muscles de la vie animale, par tous les degrés intermédiaires entre les limites extrêmes de contraction et d'extension. » Cette définition est applicable, de point en point, à la catalepsie des états de charme et de sommeil artificiel, lorsque le sujet, mis en rapport, n'a pas encore reçu l'idée de mouvoir son corps et ses membres par lui-même. Considérés par le symptôme pathognomonique indiqué par Puel, les cataleptiques ne sont réellement que des dormeurs mis en communication par un ou plusieurs sens, mais toujours par celui du toucher. Chez ces malades, disons-le, au-dessus des signes de contracture musculaire, il en est

[1] *Mémoire sur la catalepsie*, p. 91., par Puel. J.-B. Baillière, 1856.
[2] *Id.*, p 93.
[3] *Id.*, p. 47.

d'autres encore de communs, mais seulement avec les somnambules ; ce sont des signes qui dérivent aussi de l'inertie de l'attention ; telle l'impossibilité qu'ils ont de sentir, d'entendre, etc., autre chose que ce qu'on leur suggère par le toucher.

Mais, ce n'est pas seulement par les signes précédents que la catalepsie spontanée ressemble à celle du sommeil c'est aussi par d'autres caractères. On a vu des cataleptiques en accès obéissant comme les rêveurs aux ordres qu'on leur transmettait [1]. D'autres, ceux de C. Aurélianus [2], portaient sur leur figure le désir de répondre et pleuraient parce qu'ils ne pouvaient parler. Nous avons remarqué semblable chose sur des somnambules, au début de leur sommeil ; il nous a fallu, une fois, attendre dix minutes la réponse à une question entendue et comprise par le dormeur. Il n'est pas, jusqu'au souvenir après l'accès, que l'on ne retrouve chez les cataleptiques. Ainsi que les somnambules, il est des malades, d'après Pinel, qui gardent à la suite de leurs crises des notions vagues et indéterminées sur la forme, la nature, les actions et les qualités des corps avec lesquels on les a touchés. D'autres observateurs, et Puel lui-même [3], ont eu la rare occasion de faire pareille remarque. On a même observé une aura dans la catalepsie ; c'est pour nous le signe d'une préocupation de l'esprit, comme les prodromes du sommeil sont la marque d'une concentration progressive de la pensée.

De même que la folie, maladie du sommeil par excellence, la catalepsie n'a été traitée avec succès que par la révulsion morale. Cette méthode, où l'on fait même usage de perturbateurs et de révulsifs violents, n'a eu des effets si avantageux que parce qu'elle est cause d'un déplace-

[1] *Mémoire sur la catalepsie*, obs. par Bourdin, p. 68.
[2] *Id.*, p. 69.
[3] *Id.*, p. 67.

ment continu de l'attention dans un sens opposé à celui où elle se portait auparavant : c'est une longue suggestion. Puel, le premier, a employé, avec succès, des frictions manuelles sur les membres d'une de ses malades. Il remarqua, avec étonnement, en passant les doigts avec légèreté sur le trajet des muscles contracturés, que ces organes se détendaient et reprenaient peu à peu leur souplesse [1]. Il ne se doutait nullement, pas plus que les endormeurs fluidistes, qu'il donnait ainsi l'idée à sa cataleptique de mettre ses membres dans le relâchement. Combien plus vite ce médecin aurait amené la guérison de sa malade, s'il l'eût mise en sommeil léger ou en somnambulisme dans l'intervalle des attaques, et si alors, il eût affirmé la disparition des symptômes morbides. Il lui aurait été possible, même pendant l'accès, d'amener son rétablissement immédiat en pratiquant la suggestion verbale.

Ces considérations sur la catalepsie, dont le sujet de notre observation a présenté quelques instants des signes véritables, nous conduisent à faire des réflexions sur l'hystérie, parce que ce sujet en a aussi offert un des symptômes les plus remarquables : les convulsions cloniques. Si cette malade n'a pas eu d'aura devant nous, tels sont le clou ou la boule hystérique, c'est que son organisme a été ébranlé trop rapidement par la pensée de la mort, pour qu'une incubation fût possible. Et maintenant, si les convulsions qu'elle a éprouvées ne sont pas un signe distinctif des accès hystériques, elles en sont au moins l'élément culminant. Ces convulsions, fruits d'idées émotives, différemment de la contracture permanente des cataleptiques, sont dans leur point de départ interne, sans relation directe avec la pensée consciente. Elles sont

[1] Voy. *Mémoire sur la catalepsie*, obs. 150

l'effet réflexe de cette sensibilité profonde émanant de cet autre nous-même qui préside à la vie intime des tissus, sent, pense, agit tacitement avec une conscience à lui et sans que nous le sachions. Un excès de force nerveuse affluant donc ainsi, aux dépens des nerfs de la vie animale et surtout de la moelle vers les organes innervés par le grand sympathique et rendant par là même plus vives les impressions que ce nerf reçoit, il arrive que ces impressions occultes sont le point de départ de convulsions réflexes et alternatives ; sans doute parce qu'elles sont la réflexion de sensations intermittentes, sensations exagérées elles-mêmes par la pression intermittente des muscles en mouvement de la vie organique.

Ce n'est pas ici le lieu de faire la description de l'hystérie. Bien que Fr. Hoffmann lui ait donné l'épithète de *morborum cohors*, et qu'elle paraisse, à d'autres, un assemblage inextricable de phénomènes divers, le grand nombre des signes du sommeil profond y sont dominants ; on y retrouve une aura, de l'hypéresthésie, de l'anesthésie partielles, et même l'isolement de tous les sens et la gêne de la respiration. Il n'est pas jusqu'aux accidents convulsifs et à la manière dont naît l'hystérie, à la suite d'une idée avec émotion, il est vrai, qui ne rapproche cette affection du sommeil. Les hystériques ne deviennent-elles pas encore facilement somnambules ? Plus que la catalepsie, l'hystérie, même lorsqu'elle vient par imitation, est la conséquence obligée d'une concentration de l'attention sur une idée émotive. Sydenham va jusqu'à dire [1] : « Si le mal, dont une femme se plaint, l'attaque lorsqu'elle éprouve quelques émotions morales, alors je suis pleinement assuré que c'est une affection hystérique. » Si, pour Sydenham, l'hystérie est implicitement renfermée

[1] *Médecine pratique.*

dans une réaction par concentration émotive de l'esprit, ainsi que la plante est en germe dans la semence ; nous avons donc raison d'en faire une maladie du sommeil dont elle présente les signes, état physiologique passif qui est lui-même un effet de concentration de la pensée.

Ce qui encore relie l'hystérie au sommeil, c'est que, comme dans les autres affections se rapportant à ce dernier état, le travail d'esprit et de corps, cause puissante de révulsion de la force nerveuse, a eu les résultats les plus avantageux pour amener la terminaison heureuse de cette maladie.

Les symptômes des deux formes morbides, sur lesquelles nous venons de faire des réflexions, se présentent souvent sur la même personne. Georget qui, avant nous, avait remarqué des marques de catalepsie chez des hystériques et d'hystérie chez les cataleptiques, en avait conclu, avec raison, à l'identité primordiale de ces deux affections. Et, en effet, elles ont pour type physiologique primitif, certains signes du sommeil, et pour cause une idée.

Ce que c'est que le plus ou le moins dans l'action d'une force : ici, peu révulsée, l'attention en arrêt sur une idée a pour résultat une contracture permanente : la catalepsie n'existant que parce que le sujet en a conscience ; là, fortement révulsée, elle a pour résultat des contractions intermittentes dues à une sensation inconsciente du sujet. Et ces deux symptômes dissemblables, provenant de la différence de concentration de l'agent déplacé, sont eux-mêmes suivis d'autres symptômes consécutifs encore plus opposés entre eux : tandis que le cataleptique, par exemple, n'urine ni ne va à la selle, faute d'y penser et de le vouloir, l'hystérique remplit ces fonctions involontairement et sans le savoir. De cet élément simple, l'attention, selon que, dans son action, elle est plus ou moins en excès, il résulte, en définitive, des phénomènes même tout à fait contraires. Ne nous étonnons donc pas que cette force soit la créatrice des sensations, des idées, du pouvoir de remémoration, du raisonnement, de nos actes; que par la pensée, elle soit la maitresse souvent absolue de l'organisme et que, sous le rapport de la vie végétative, elle soit comme l'archée qui développe le corps, l'entretient ou permet sa ruine ; c'est l'unité, cause de la diversité.

ABSTINENCE PROLONGÉE D'ALIMENTS ET DE BOISSONS

Nous ne pouvons pas aborder, plus à propos qu'à cette place, une question curieuse, laquelle, bien qu'ayant pénétré dans la science, est rejetée encore par un grand nombre de médecins ; c'est celle de la possibilité où sont les cataleptiques, les femmes hystériques, certains dormeurs, etc., de rester très longtemps sans prendre de nourriture. Si nous effleurons cette épineuse et obscure question, c'est que, par la spécialité de notre travail, nous croyons pouvoir y jeter de la lumière et amener la confirmation d'une vérité non encore parfaitement établie.

Les annales de la science renferment un grand nombre d'observations de jeûnes prolongés, plus ou moins authentiques ; nous ne croyons devoir en choisir que quelques-unes des plus incontestables, elles suffiront, et au delà, pour ce que nous avons à en dire. Afin de n'éloigner personne, nous les prendrons surtout dans deux ouvrages couronnés par l'Académie : le mémoire de Puel sur la *Catalepsie* et le livre de Padioleau sur la *Médecine morale*. Le travail, si accrédité de Brière de Boismont, sur les *Hallucinations*, nous fournira aussi deux faits intéressants et qu'il est difficile de mettre en doute. Enfin, pour ne pas être trop incomplet, nous signalerons la maladie, dite du sommeil, maladie accompagnée d'abstinence et dont l'entrée dans les cadres scientifiques ne paraît pas trop effaroucher les puritains du corps médical.

Dans son mémoire sur la catalepsie, Puel écrit, page 77 : il est certain que quelques malades ont vécu pendant plusieurs jours et même pendant plusieurs semaines, presque sans manger. Christine Walery (obs. 85) est, à ce point de vue, l'exemple le plus remarquable que je connaisse, et il n'y a aucune raison de suspecter la bonne foi ou de croire à la trop grande crédulité des auteurs du rapport dans lequel ce fait se trouve consigné. « Elle est restée une fois plus de trente jours dans un état d'immobilité parfaite, sans prendre aucune espèce d'aliment solide ou liquide. » Le postillon de Lunel (obs. 80) ne prit que deux fois du bouillon et une potion cordiale, depuis le 28 mars jusqu'au 20 avril 1764. Puel ne rend compte des fonctions des glandes que chez ce second malade. « Claude Chaudesson (c'est le même que le postillon de Lunel) ne fit aucune fonction naturelle pendant vingt-cinq jours ; il est curieux de remarquer que ce malade, étant revenu à lui-même le 20 avril, resta encore trois jours sans avoir aucune sorte d'excrétion. Il semblerait résulter de là que, pendant l'accès, il y avait non-seulement absence d'excrétions, mais encore suspension de sécrétions intérieures. »

Padioleau [1] cite une hystérique qui, très longtemps, ne prit qu'un peu d'eau et un petit morceau de chocolat la nuit. « Quoique cet état durât déjà depuis plusieurs mois, elle conservait néanmoins un teint frais et l'amaigrissement n'était pas sensible. Le pouls était petit, à cent pulsations, la langue naturelle, les selles supprimées ou

[1] *Médecine morale*, p. 205.

à peu près, et elle ne dormait que très peu. La menstruation était interrompue depuis le commencement de son abstinence. Cette malade avait tantôt des attaques de catalepsie, tantôt d'hystérie ou du coma léthargique. » Padioleau [1] raconte aussi que son ami, le Dr Richelot, a donné des soins à une jeune névropathique qui, « depuis deux ans, ne vit que de quelques fruits ; elle ne mange ni viandes, ni légumes, et cependant elle est fraiche, gaie et ne manque pas d'une certaine force dans les muscles locomoteurs. » Le même auteur dit encore [2] qu'une femme put rester, pendant quarante jours, dans son lit avec des accès hystériformes des plus bizarres, sans prendre la moindre nourriture.

Dans son *Traité des hallucinations* [3], Brière deBoismont parle d'une extatique qui eut plus de cent accès en quarante jours et qui s'abstint de nourriture et de boisson pendant quatorze jours. A propos du sujet de son observation 106 [4], Brière de Boismont ajoute : « Cette malade a offert une particularité que nous avons constatée plusieurs fois chez les femmes hystériques à phénomènes extatiques, cataleptiques, etc., je veux parler de l'abstinence plus ou moins prolongée. A diverses reprises, elle a refusé les aliments, et quelque temps avant son entrée à la maison de santé, elle a été trois semaines sans manger, prenant à peine quelques cuillerées de potage, et dans les dix derniers jours se contentant de cuillerées d'eau. Malgré la prolongation de ce jeûne, sa figure et sa constitution ne nous ont pas paru sensiblement altérées. »

En dehors de ces faits, véritablement classiques, on en cite encore de sommeil prolongé ayant eu une durée

[1] *Médecine morale*, p. 209.
[2] *Id.*, p. 219.
[3] *Traité des hallucinations*, 3e édition, p. 307.
[4] *Id.*, p. 319.

remarquable. C'est ainsi que Blandet rapporte avoir vu le repos se continuer sur des individus, pendant quarante, cinquante et cent jours de suite, et que, Cousins, plus vraisemblable dans ses assertions, affirme dans le *Médical Times*, avoir vu un homme rester, à plusieurs reprises dans le sommeil depuis onze jusqu'à cent trente huit heures de suite. Ces derniers auteurs et ceux qui ont observé la maladie du sommeil, assurent que, pendant ces longues périodes de repos et par conséquent d'abstinence, il existe chez les sujets qui en sont affectés, une torpeur profonde, une insensibilité complète, une respiration presque insensible et une suspension des évacuations. Nous nous arrêtons ici dans les citations.

L'abstinence prolongée dans la catalepsie, l'hystérie, et autres affections du même genre, ne doit pas surprendre, du moment que l'on sait, avec nous, que ces états maladifs présentent de l'analogie avec le sommeil. S'il est prouvé, pour le lecteur, que, pendant le sommeil physiologique, l'être qui s'y abandonne ne fait presque aucune déperdition de forces ; et que, surtout, pendant cet état, s'il est prolongé longtemps, l'on peut se passer de nourriture et de boissons, il n'y a plus rien que de très naturel que l'on jouisse, à plus forte raison, d'une même propriété dans les états morbides analogues au sommeil ; les données de la physiologie viennent ainsi appuyer les faits pathologiques et leur donner la sanction de la vérité.

Il est maintenant acquis à la science que, lors du repos ordinaire de la nuit, outre la plus ou moins grande suspension des fonctions des organes des sens et de la locomotion, les mouvements respiratoires sont moins fréquents, les combustions sanguines sont moins actives, la chaleur du corps diminue, les mouvements du cœur se ralentissent en moyenne de dix pulsations par minute ; seules la digestion, la nutrition et les sécrétions semblent absorber toutes les forces de l'être ; et encore, ces fonctions réparatrices se font-elles avec une certaine lenteur, ce que décèle l'activité moins prononcée qu'on leur reconnait. Cette lenteur, dans les opérations intimes qui entretiennent la vie, a alors pour conséquence, puisque l'organisme ne perd presque rien, par les fonctions de relation, d'amener peu le besoin de réparer les forces ; aussi l'appétit, véritable mesure indiquant les dépenses, se fait-il moins sentir pour un même nombre d'heures de repos que d'heures d'action, et il arrive même qu'il est moins développé lorsque l'on s'éveille que lorsque l'on s'est endormi.

Pendant qu'on se livre au sommeil, la nutrition continue donc son cours et répare déjà ainsi les pertes de l'organisme ; mais au-dessus d'elle, il est un médiateur qui coordonne les forces nerveuses, les dirige là où il en est besoin ; ce médiateur toujours bien interprété, c'est la pensée. De même, qu'en faisant réagir cette puissance révulsive dans l'état de somnambulisme, on enlève une douleur quelconque ; de même, par la pensée prise en s'endormant de ne plus éprouver de sentiment de fatigue au réveil, il arrive qu'au sortir du sommeil on ne ressent plus de lassitude ; le désir exprimé de ne plus être fatigué, quand en se livrant au repos on se sentait harassé, est toujours satisfait lorsqu'on dort paisiblement. Si la pensée ne crée pas de forces pendant le sommeil, au moins doit-on avouer que, par son retentissement et son interprétation exacte dans l'organisme, elle les équilibre, les met dans une harmonie parfaite.

Ainsi, dans le sommeil ordinaire, il y a peu de dépense ; la création de nouvelles forces et la répartition de ces forces, grâce à la pensée, se font avec mesure dans l'économie animale. Ces effets réparateurs sont encore plus marqués dans le somnambulisme. Dans ce dernier état principalement, outre la sensibilité qui est éteinte, les fonctions nutritives, quand elles ne sont pas suractivées à dessein par la suggestion, subissent un ralentissement remarquable. C'est bien autre chose, lorsque par affirmation on aide à l'arrêt du travail de réparation et de déperdition organique.

Une des autres propriétés importantes du sommeil profond, et qui, sans doute, appartient aussi au sommeil léger, c'est celle qu'on a de pouvoir le faire durer indéfiniment. A la suite d'une suggestion que nous lui avions faite de dormir une heure, nous avons vu une de nos malades rester au lit dans une somnolence dont elle ne put sortir qu'avec effort, deux jours après. Chardel[1] a gardé plus de deux mois deux jeunes filles en somnambulisme. Le comte de B..... a raconté au précédent auteur, qu'en 1793 il endormit sa femme pour passer l'Océan, et qu'il la maintint dans le sommeil profond tout le temps de la traversée vers le continent américain. Puisque cet état prend naissance par une action de la pensée, il peut se prolonger par la même action ; aussi, suffit-il de suggérer à un somnambule l'idée fixe de ne pas s'éveiller pour qu'il ne s'éveille pas.

Cette faculté que l'on a, par la suggestion, de prolonger la période du repos des dormeurs et que ceux-ci ont nécessairement par eux-mêmes ; celle que ces mêmes dormeurs ont, aussi, de pouvoir ralentir le travail de l'assimilation et de la désassimilation, en détournant la force nerveuse des organes affectés à ces fonctions, nous donne la clef de la manière dont les animaux, dits hivernants, passent une partie de l'année dans un engourdissement léthargique [2]. L'induction nous porte encore à penser

[1] *Psychologie physiologique*, p. 243.

[2] Les plus connus de ces animaux sont : la chauve-souris, le hérisson, l'ours, le tenrec, la marmotte, le hamster, le loir, le muscardin, la gerboise, le port-épic, etc.

que ces animaux s'endorment avec l'idée de ne s'éveiller qu'au moment où ils sentiront des impressions dues à la température, impressions qui seront pour eux le signal de rentrer dans la vie active. L'engourdissement où ils arrivent présente les signes du sommeil le plus profond observé chez l'homme. Insensibilité absolue, immobilité complète, ralentissement des fonctions respiratoires, à tel point qu'ils ne consomment plus qu'une très faible quantité d'oxygène et qu'ils peuvent rester plusieurs heures dans de l'acide carbonique sans périr, diminution aux neuf dixièmes de la rapidité de la circulation, absence d'évacuation, tout révèle en eux qu'il y a eu un arrêt, pour ainsi dire complet, dans les fonctions animales et végétatives et que la vie est, non pas éteinte, mais comme suspendue dans son mouvement.

Les mammifères qui dorment du sommeil léthargique s'y plongent avec une rare prévoyance. Ils y entrent, certes, avec la pensée de dépenser peu et de ralentir les fonctions vitales ; la preuve en est qu'ils se mettent dans les conditions d'enrayer le mouvement de l'action nerveuse. Ils choisissent un trou, une caverne ; ils s'y blottissent souvent en grand nombre et, toujours, ils se placent assez profondément dans leur retraite pour ne pas être exposés : ou à un froid nuisible, ou à une chaleur trop intense. Il faut, à ces mammifères, une température assez basse, température qui les mette dans les conditions si favorables aux reptiles, dont la chaleur animale n'est guère supérieure à celle des milieux où ils vivent et chez lesquels, nécessairement, le besoin de prendre de la nourriture ne se renouvelle pas souvent, parce que, dans les conditions d'équilibre où ils sont placés, la respiration, la circulation, la digestion, la nutrition, etc., ne s'exécutent en eux qu'avec une extrême lenteur.

Nous sommes loin, on le voit, par notre manière de

comprendre la cause du sommeil léthargique, de l'opinion des savants qui ont attribué cet état à l'influence du froid. Ils ont prétendu qu'il y a, chez les animaux présentant cet engourdissement, un défaut d'énergie vitale, un ralentissement des actions nerveuses qui correspond à l'hiver lequel est amené par l'abaissement de la température. Ils n'ont pas pris garde que le froid enlevant beaucoup de calorique au corps, il est alors nécessaire, afin d'entretenir la chaleur animale, d'une plus abondante quantité d'aliments. Le froid n'est-il pas cause de plus d'activité dans les fonctions nutritives et éliminatoires, ce que trahit la faim plus impérieuse pendant l'hiver que pendant l'été ? Les faits observés de sommeil léthargique sont loin, au demeurant, de paraître même donner raison à la théorie que nous combattons. Le loir, le muscardin s'engourdissent fréquemment en été ; et ce dernier prolonge même son sommeil léthargique dans une chambre chaude. Le tenrec de Madagascar choisit, pour prendre son repos, la saison la plus chaude de l'année. Un habitant de cette île serait bien venu, s'il nous disait que la chaleur est la cause de ce phénomène.

Des auteurs ont attribué l'engourdissement léthargique des mammifères à la privation de nourriture ; ce qui équivaut à soutenir que, s'ils ne trouvent plus à manger, et par conséquent, s'ils sont déjà épuisés, amaigris, ils dorment. Cette seconde théorie n'est pas plus soutenable que la première. Ces animaux s'endorment lorsqu'ils rencontrent encore de quoi subsister, qu'ils sont vigoureux et couverts de graisse ; ils prévoient une saison ingrate pendant laquelle il ne leur serait pas aisé de se procurer de la nourriture.

Rien, jusqu'alors, ne nous paraît détruire notre manière d'expliquer le repos léthargique prolongé, comme nous avons expliqué le sommeil, puisqu'il n'est réellement pour nous qu'une extension normale du repos ordinaire. Aussi, sommes-nous convaincu qu'il serait possible de garder longtemps quelqu'un dans le sommeil profond, sans qu'il ne mangeât ni ne bût. Il suffirait, après l'avoir bien enveloppé et mis dans ce sommeil, de le placer dans un appartement maintenu à + 12 degrés, de lui suggérer un repos équilibrateur et le ralentissement des fonctions assimilatrices et désassimilatrices.

Nous n'avons pas rencontré de sujet qui pût tenter semblable expérience ; nos somnambules étaient dans la nécessité de vaquer à leurs occupations ; puis, se seraient-ils prêtés à notre désir ? Seul, notre sourd-muet Loué aurait eu le temps de dormir ; mais, ayant su qu'il s'agissait de rester plusieurs jours dans le sommeil et de ne plus manger il nous fut impossible de le déterminer à pareille chose. Seulement, un jour qu'ayant faim, il était parvenu à se mettre en charme pour dissiper ce besoin, nous le décidâmes à en faire autant, chaque fois que le désir de prendre de la nourriture et de boire se représenterait. Il resta une journée entière à la diète absolue ; mais il rompit le jeûne à la vue d'une soupe aux fèves qu'il aimait beaucoup et que sa mère, alarmée de sa folie, lui avait préparée pour le tenter. Loué ne fit que tromper sa faim. Comment aurait-il pu réussir dans sa tentative, dès lors qu'il dépensait autant de force que d'habitude en allant, venant, travaillant. Le besoin de prendre de la nourriture devait, sans trop tarder, revenir impérieux pour le prévenir de combler les pertes nerveuses.

L'abstinence prolongée que l'homme, aussi bien que d'autres mammifères, pourrait présenter dans l'état de sommeil physiologique, on la rencontre dans la catalepsie, l'hystérie, la maladie du sommeil, etc. Trois des malades dont nous avons parlé ont été, non-seulement privés longtemps de substances alimentaires, solides et liquides ; mais encore on a reconnu en eux une absence presque complète d'évacuations, comme chez les animaux hivernants et comme dans les cas rapportés par Blandet et Cousins. Cette dernière particularité a été même remarquée dans des accès extatiques compliquant l'hystérie. Brière de Boismont [1] relate qu'une hystérique, qu'il a observée et qui était sujette à des extases de vingt-quatre à trente-six heures, n'urinait ni n'allait à la selle pendant ce temps-là ; même à la fin des accès, la vessie était vide. Comme l'extase est la forme la plus profonde des états analogues au sommeil, il suit, de ce fait, que c'est réellement à cause des propriétés qu'ils tiennent du sommeil, que des malades peuvent s'abstenir longtemps de nourriture et de boisson. La cessation des mouvements musculaires, l'amortissement des organes des sens, le manque d'excitation par les substances absorbées sur les extrémités et les surfaces nerveuses, la diminution fonctionnelle de la vie organique, et enfin la torpeur générale, ont marché de pair, chez C. Chaudesson et autres, et rendent compte de leurs jeûnes ; mais ces raisons ne suffisent pas, pour expliquer l'abstinence de l'hystérique dont parle Padioleau, et de la névropathique dont parle Richelot, lesquelles ont mené une existence assez active, tout en étant privées d'une nourriture suffisante. Cependant ces dernières, sauf la perte que peut amener l'effort de penser et de se mouvoir, n'ont réellement pas été sous le coup d'autres causes d'épuisement. Il est probable que leur sensibilité externe et interne était fort amortie. De plus, ces malades ne faisaient presque aucune perte pour digérer, absorber et sécréter ; leurs dépenses nerveuses, de ces côtés, étant nécessairement faibles, il n'est pas étonnant que leurs forces n'aient diminué avec lenteur.

[1] *Traité des hallucinations*, p 309.

Dans les maladies où l'on a observé des jeûnes prolongés, c'est au ralentissement et à l'immobilisation de l'attention au cerveau qu'est due la diminution des fonctions de la vie animale et de la vie organique. Dans ces cas, il suffit que cette force se mette en arrêt en grande quantité sur une idée quelconque.

Il n'en est pas tout à fait ainsi dans l'engourdissement léthargique des animaux. Du moment que l'attention du dormeur, à l'aide de l'idée fixe, règne en maîtresse absolue sur les nerfs de la vie de relation et sur le grand sympathique, pour peu qu'elle soit accumulée ; cette attention, si puissante pour augmenter le mouvement fonctionnel d'un seul ou de quelques organes lorsqu'elle se concentre sur eux, peut de même, à l'inverse, ralentir ce mouvement dans les mêmes proportions qu'elle l'accélère. Pourquoi cette force qui, en s'accumulant quelques instants sur une idée dans le sommeil profond, excite la sensibilité ou l'éteint, suractive la circulation ou la ralentit, stimule les fonctions digestives ou les rend paresseuses, etc. ; pourquoi n'aurait-elle pas, chez les animaux hivernants qui s'endorment avec la pensée bien arrêtée de dormir sans avoir besoin de réparer leurs forces ; pourquoi n'aurait-elle pas le pouvoir d'amoindrir, par une tension continue, l'absorption et les sécrétions ?

Cette puissance, nous la lui reconnaissons. Et voyez comme alors tout est économique dans son action : tandis qu'elle diminue le travail vital dans un sens par son arrêt sur l'idée de le ralentir, les autres fonctions intellectuelles, sensitives, musculaires, digestives, etc., où elle ne préside presque pas non plus, ne faisant plus guère par là de pertes, ne demandent plus, par conséquent aussi, que très peu de réparation nerveuse. Il y a ainsi bénéfice de tous les côtés, bénéfice partout.

D'après les données physiologiques que nous a procurées

la science et nos études sur le sommeil, ne nous étonnons donc plus de la réalité des faits d'abstinence prolongée dont on entend les récits de toutes parts; ces faits ont leur raison d'être. Hé quoi! l'on admet, chez des mammifères, un sommeil qui se prolonge plusieurs mois sans qu'ils prennent de nourriture, et l'on ne voudrait pas croire qu'il se produise accidentellement des états semblables chez l'homme dont le sommeil et les états analogues présentent tant de rapports communs avec l'engourdissement léthargique des animaux? Comment! parce que l'on n'a pas vu de tels faits et qu'on ne peut se les expliquer, on les nie? Cela nous rappelle ce vieux paysan d'un village non loin du nôtre, lequel mourut sans admettre l'existence des chemins de fer par la raison qu'il ne comprenait pas des voitures roulant sans qu'elles fussent traînées par des animaux. C'était pour lui une chose contraire aux lois de la nature, le renversement de l'ordre établi, une absurdité, et ceux qui lui en parlaient, des crédules ou des imposteurs. Jamais ce raisonneur, même lorsqu'il fut créé une de ces nouvelles voies de transport à quelques lieues de chez lui, ne voulut s'en assurer de ses yeux, de peur d'être alors l'objet d'une mystification ou ridiculisé. C'est là l'histoire de certains savants à l'égard de l'abstinence prolongée chez l'homme et à l'égard des autres phénomènes que présentent les formes de l'état passif.

Ce sont les femmes qui, d'ordinaire, sont demeurées le plus longtemps sans prendre de nourriture. C'est facile à comprendre. Comme le dit avec sens le physiologiste Burdach, l'existence de ce sexe ayant pour but principal le développement et la conservation de l'espèce, la vie doit y présenter une résistance plus grande que chez l'homme, surtout à l'âge où les fonctions génératrices sont réveillées. Il n'y a donc pas à être surpris si la femme est capable de supporter une longue privation d'aliments, quand elle est atteinte, avant la ménopause, de ces maladies qui empruntent leurs caractères principaux à l'état passif et en ont, conséquemment, les propriétés.

Nous ne nous arrêtons pas davantage sur l'intéressant sujet, base de cet article. Notre but a été plutôt, ici, de conduire à l'examen de faits semblables à ceux que nous avons relatés, qu'à convertir ceux qui les nient ou qui en doutent. Nous savons trop, par expérience, combien il est difficile d'arriver à un tel résultat, quand nous avons échoué même pour faire comprendre à des médecins que le sommeil artificiel n'est pas une jonglerie. Aussi, sommes-nous modeste dans nos prétentions. Si l'on se doutait que l'on est plus souvent la dupe de ses idées préconçues et de sa suffisance que des impostures d'autrui, peut-être qu'au lieu de se borner, quant à ce qui nous occupe, à une critique basée sur ses connaissances acquises, connaissances toujours limitées, se porterait-on davantage aux investigations scientifiques, à l'expérimentation directe, les seuls et véritables moyens de connaître tout à fait la vérité.

CONVULSIONS ÉPILEPTIFORMES

Si le traitement révulsif moral amène la cure des affections des organes des sens, lorsqu'ils sont trop ou pas assez excités, il doit, à plus forte raison, la folie exceptée, être une cause de guérison pour les maladies qui viennent par la pensée et ont de grands rapports avec le sommeil : c'est, du reste, ce que nous avons constaté pour l'hystéro-catalepsie. Il est positif que les conditions prédisposant à la création d'états morbides par influence psychique, doivent également favoriser la disparition de ces états : il suffit, dans ces cas comme dans tous autres, de faire appliquer et de maintenir l'attention des malades sur des idées différentes ou négatives du mal ; du moment qu'il n'y a pas de lésions organiques graves, le résultat favorable doit être immédiat et de durée.

S'il est une affection guérissable par la suggestion, c'est, sans contredit, celle dont nous allons nous occuper. Et pourtant, nous le confessons, nous ne sommes parvenu à rien, dans les deux circonstances qui nous ont été offertes de mettre nos sujets au moins dans le sommeil léger ; c'est que nous avons essayé nos manœuvres sur eux au sortir d'attaques convulsives, quand ils étaient encore trop agités ; mais nous sommes persuadé que nous serions arrivé à un résultat heureux, si nous eussions habité leur localité et eu le temps, par là, de profiter d'un mouvement de calme pour les influencer. Si nous transcrivons brièvement ces deux observations, ce n'est donc pas à cause de l'effet thérapeutique obtenu ; c'est pour faire comprendre que les maladies du même genre sont des maladies du sommeil et sont, par conséquent, très curables ; et c'est encore plus, par cette dernière considération, pour porter le médecin à employer contre elles la méthode suggestive. Les voici.

10e Observation. Magnien-Babelot, de Frolois, est un enfant âgé de 14 ans, bien développé, vif et excessivement irritable. Il a déjà été soigné par nous, il y a quatre ans, pour des accidents semblables à ceux qu'il nous présente cette fois. Des médecins distingués auxquels on le montra alors, le crurent épileptique et incurable.

Mai 1862. A la suite de contrariétés, cet enfant vient d'être pris d'attaques se répétant de 20 à 30 fois par jour. La plus légère impression morale les appelle. Leurs caractères principaux sont : 1° une aura ; cet enfant averti par une sensation particulière a le temps d'aller se cramponner contre une personne ou contre un meuble ; 2° peu après, des secousses convulsives légères s'emparent de ses membres et de son corps ; 3° Puis ensuite, il lance des coups de pieds en criant : va-t-en va-t-en. A chaque accès, ce sont les mêmes mouvements et les mêmes cris ; 4° il est dans un isolement complet de tous les sens ; 5° enfin, au réveil, il ne se souvient de rien.

Contre cette affection convulsive, nous avons employé l'oxyde de zinc qui, quatre ans auparavant, avait eu les honneurs du succès et qui les a encore eus cette fois. Nous pensons que ce remède n'a été pour rien dans la guérison, et pourtant il a été l'idole qui a reçu le plus d'actions de grâces après nous. L'amélioration s'est manifestée, chez ce jeune malade, à mesure qu'il s'est éloigné de plus en plus des causes de son mal et que l'on a eu pris, autour de lui, des précautions pour ne pas lui susciter d'émotions. Sa santé s'est maintenue bonne quelques mois, puis une fièvre typhoïde est venue l'enlever.

11° Observation. Najean, de Germiny, est un cordonnier âgé de 28 ans, bilieux, trapu, intelligent et très vif. Cet homme a déjà été pris d'attaques semblables à celles-ci : elles lui sont toujours survenues après une surexcitation d'esprit. Depuis plusieurs années il en était délivré lorsque, dans un café, le 16 mars 1863, elles lui sont revenues, pendant une discussion à propos de l'insurrection polonaise.

Les attaques auxquelles il est sujet se suivent de très près ; voici la description de la seule que nous avons observée : 1° Avant l'accès, cet homme prend un air rêveur et ne s'occupe plus de ce qui se passe autour de lui ; 2° convulsions violentes et saccadées ; ni contractures permanentes, ni écume à la bouche ; 3° après la cessation des mouvements convulsifs, le malade cherche à s'élancer hors de son lit. Il est en proie à un rêve en action. Il se croit en Pologne combattant contre les Russes avec Langiewicz : ses efforts sont d'une violence extrême ; malgré six gardiens vigoureux qui le maintiennent sur son lit, il se jette encore sur le plancher. Pendant qu'il se débat, il joint la parole à l'action, il se croit libre et ne se doute nullement qu'il est contenu ; c'est qu'il est entièrement isolé. Au bout d'une lutte de quatre à cinq minutes, le calme revient et il s'écrie avec l'accent du désespoir : nous ne gagnerons pas ! 4° enfin, il revient à lui peu à peu comme l'on sort du sommeil, se rappelant de son rêve, mais ne se souvenant nullement d'avoir été réprimé dans ses mouvements. C'est alors qu'il nous raconte qu'il vient d'assister à une bataille affreuse, toujours la même que celle des accès précédents; en outre, il a vu une ville en feu et la lune sous un aspect fantastique. Cette vision lui revient encore en souvenir avec les apparences réelles, mais il s'en désillusionne sans peine; en se sentant dans son lit et se reconnaissant au milieu des siens, il s'aperçoit, par comparaison, de l'absurdité de ce qu'il vient de rêver.

L'opium ayant déjà paru calmer les accès antérieurs de cet homme, nous lui en prescrivons encore cette fois joint à des toniques. Comme ce remède à la propriété d'immobiliser l'attention, il a bien pu avoir, dans ce cas, une influence révulsive et causer une guérison qui serait venue, du reste, à l'aide d'un traitement moral isolant.

Il est facile de voir que les deux affections des malades précités offrent des caractères frappants avec le somnambulisme. On y remarque une aura, signe d'une préoccupation de l'esprit comme le sont les prodromes du sommeil; un isolement de tous les sens, des mouvements convulsifs ressemblant à ceux que nous avons observés au commencement de certains sommeils profonds venus avec rapidité; un rêve en action, rêve qui se prolonge d'accès en accès, à cause d'une préoccupation continue et fixe de l'esprit sur le même sujet, ainsi qu'il arrive encore dans chaque cas d'une série de rêves somnambuliques. Il n'est pas, jusqu'à l'absence de souvenirs, chez un de ces malades, et le brillant des images conservés, chez l'autre, qui ne soient empruntés à l'état qui nous sert de terme de comparaison.

L'analogie entre ce que nous venons de nommer attaques de convulsions épileptiformes et le somnambulisme, nous fait penser qu'un fond commun prédispose à l'une et à l'autre de ces deux manières d'être de l'organisme, et que, conséquemment, nos deux malades étaient propres à être endormis. Aussi, présumons-nous qu'une suggestion, faite pendant le sommeil et même pendant les accès (car dans ces deux états, les sujets sont suggestibles), aurait coupé court à des attaques que des idées ravivées déterminaient.

Et nous ne croyons pas être trop présomptueux d'induire que toutes les affections de ce genre ayant même un caractère plus prononcé de gravité et de durée, affections venues par une action morale et précédées d'une aura, ainsi que le sont les accès du petit mal et du grand mal de l'épilepsie ; nous ne sommes pas trop présomptueux d'induire qu'elles sont parfaitement guérissables par la méthode suggestive. Nous allons plus loin, nous croyons aussi que des attaques véritables d'épilepsie, venues brusquement et sans prélude peuvent encore être guéries de même et en peu de temps, si elles ne sont pas compliquées de lésions de tissus dans les centres nerveux. Du reste, l'on trouve des exemples de cures de cette grave maladie dans les ouvrages des magnétiseurs[1]. Ce qui confirme notre assertion, c'est que jusqu'ici, d'après ce que rapporte Moreau (de Tours) et d'après des faits de guérison naturelle tels que ceux que nous avons cités, c'est la médication révulsive morale qui a guéri le plus d'épileptiques[2].

[1] Voy. *Manuel de magnétisme*, par Teste, p. 317, 321, 323.

[2] A présent que nous avons une expérience acquise sur le traitement des convulsions épileptiformes et de l'épilepsie, nous nous croyons fondé à dire que la première de ces maladies guérit fort bien et vite par la thérapeutique du sommeil ; et l'autre quelquefois, quand il n'y a pas

CONVULSIONS PUERPÉRALES

Nous avons eu l'occasion de traiter, par la médication suggestive du sommeil, une de nos somnambules atteinte d'éclampsie. Voici son observation :

11e Observation. Mme C..., de Messein, âgée de 36 ans, d'un tempérament lymphatico-nerveux, ayant toujours joui d'une bonne santé, eut, il y a deux ans, un abcès à l'aisselle, dont la longue suppuration l'affaiblit beaucoup. Elle fut prise, à la même époque, d'accès convulsifs sur lesquels nous n'avons pas obtenu de renseignements certains. Cependant elle finit par revenir à un état de santé assez satisfaisant.

1er août 1861. A la suite d'une impression morale, cette femme a été prise, hier soir, d'attaques de convulsions lesquelles, dit-on, se seraient répétées toute la nuit ; ces attaques ont été toutes précédées d'une sensation douloureuse aux pieds et aux mains. En attendant notre arrivée, on lui a mis, d'après nos ordres, des compresses d'eau froide sur le bas-ventre et on lui a fait prendre une pilule d'extrait d'opium.

Nous avons examiné cette femme quelque temps après un accès. Elle se croit enceinte de deux mois. Douleurs dans les deux fosses iliaques, accélération du pouls, liseré le long des gencives, céphalalgie, sentiment général de fatigue. — Somnambulisme et suggestion négative. Au réveil, la malade s'est trouvée très bien, et jusqu'au 15 septembre son état satisfaisant de santé s'est maintenu.

15 septembre. Douleurs dans le bas-ventre. Céphalalgie. Craignant le renouvellement des accidents nerveux éprouvés par la malade, nous la mettons en somnambulisme et nous faisons la sugestion. Au réveil, elle ne ressent plus rien.

de lésions organiques. Cette dernière maladie est souvent améliorée temporairement. Peut-être un traitement très prolongé de l'épilepsie produirait-il plus de guérisons ? Ce qui nous porte à le penser, c'est qu'en quatre ans de séances presque continues, les deux premières années, nous avons pu guérir une demoiselle de quarante-neuf ans, atteinte de vertige épileptique depuis sa naissance.

13 décembre. Nouvelles attaques à dix heures du soir, se renouvelant plusieurs fois dans la nuit.

14 décembre. Huit heures et demie du matin. Nous trouvons la malade au lit dans le décubitus dorsal, les yeux dirigés vers le plafond et les pupilles dilatées. Elle est sans connaissance et tout à fait insensible. Corps et membres agités par des secousses légères, figure grimaçante, respiration anxieuse, pouls petit, fréquent. L'accès disparaît presque aussitôt et est remplacé par un coma qui dure près d'une heure. Puis, cette femme est rentrée peu à peu en possession du monde extérieur, à commencer par son mari qu'elle a vu et entendu avant de voir et d'entendre les autres personnes placées près d'elle. Il nous a été impossible de l'endormir. Prescrit extrait d'opium, 0,05 centigrammes.

15 décembre. Les convulsions ne reparaissent plus. Mouvement fébril léger, liseré le long des gencives, céphalalgie circonscrite, douleurs à l'épigastre et au creux de l'estomac. — Production d'un somnambulisme léger. Aussitôt cet état produit, la figure de la malade devient grimaçante à tel point, bien qu'elle dorme, que les tiraillements ressentis l'incommodent. Elle annonce une convulsion comme celle de la veille, dans dix heures : c'est-à-dire, à six heures du soir ; et elle en prévoit une seconde pour le lendemain, à deux heures de l'après-midi.

16 décembre, neuf heures et demie du matin. Mme C. a eu un accès d'éclampsie le 15, à l'heure indiquée ; le coma consécutif a duré deux heures ; courbature, douleurs vagues dans les bras, souffrances moindres dans le ventre, pouls petit et assez fréquent, plus de sentiments des mouvements du fœtus. — Somnambulisme. Cette femme s'annonce toujours un accès à deux heures de l'après-midi ; puis elle se prescrit un bain pour six heures du soir, et un autre pour demain à huit heures du matin. Eau froide pour boisson et bouillon. Avant de l'éveiller, nous lui demandons si elle peut se rappeler ce qu'elle pensait, pendant ses accès précédents d'éclampsie : sa réponse a été qu'elle n'en a aucun souvenir.

20 décembre. L'accès prévu pour le 16 à deux heures du soir a eu lieu exactement, ainsi qu'elle l'avait annoncé. D'autres n'ont cessé de se déclarer tous les jours jusqu'au moment de notre arrivée. Hier, la malade a déliré toute la journée, ce que nous attribuons à sa grande faiblesse. La médi-

cation suivie que s'indiquait cette somnambule nous paraissant nuisible, nous lui fîmes, après l'avoir endormie, la suggestion négative comme au mois d'août ; mais d'une manière impérative et sans donner à sa pensée le temps de réagir de son propre mouvement. Aussitôt, sans la laisser réfléchir, nous l'éveillâmes, et immédiatement elle demanda à manger.

A notre retour, une demi-heure après, elle s'était déjà rassasiée de deux tartines de confiture et était debout. Quoique affaiblie, elle se promenait le lendemain dans la rue, à la barbe d'un médecin faux prophète qui, l'avant-veille, avait déclaré qu'elle ne se relèverait pas de sa maladie.

20 janvier 1862. A partir de son dernier sommeil, la santé de cette femme a été excellente ; seulement, depuis 15 jours, elle souffre des dents, des reins et du bas-ventre, et a eu deux accès très légers d'éclampsie pour lesquels on n'a pas jugé à propos de nous faire venir. — Sommeil et suggestion. Sauf la douleur dentaire revenue au bout d'un jour, les autres accidents disparaissent pour longtemps.

28 janvier. Mme C... va toujours bien. Nous l'endormons par occasion. Elle s'annonce les premières douleurs de l'accouchement pour le 10 février, à six heures du soir.

12 février. Le 10 février, à huit heures du soir : coliques, céphalalgie et douleurs intercostales, symptômes qui ont continué jusqu'aujourd'hui. On a fait venir la sage-femme. Celle-ci n'a pas trouvé et ne trouve pas encore de dilatation. — Sommeil, suggestion de guérison.

22 mars, vers neuf heures du matin. Douleurs dans la cavité pelvienne paraissant à Mme C... les avants-coureurs de l'accouchement. Nous le croyons nous-mêmes. — Sommeil et suggestion. Mais nous nous avisons de ne pas sortir cette femme de son état pour rendre l'enfantement moins douloureux. Vers huit heures du soir, convulsions qui amènent le réveil.

23 mars. Nouvelle attaque d'éclampsie. Céphalalgie, douleurs dans le bas-ventre, fatigue générale. — Sommeil et rapide suggestion. La malade se trouve bien au réveil.

25 mars, matin. Douleurs dans le ventre seulement. — Sommeil. Malgré la suggestion, les sensations douloureuses reparaissent au bout d'une demi-heure. Le travail se prépare avec lenteur.

26 mars. — Accouchement vers six heures du matin. A sept heures et demie nous mettons cette femme en somnambulisme,

parce qu'elle éprouve une sensation d'engourdissement pénible aux pieds et aux mains, prélude ordinaire de ses attaques convulsives. Depuis lors elle n'a plus rien éprouvé. La suite de sa couche a été heureuse.

Cette observation est intéressante à plus d'un titre. On y remarque, d'abord, une grande similitude entre les accès éclamptiques et les accès épileptiformes dont il vient d'être question plus haut. Sauf le sommeil comateux, appartenant plus spécialement aux convulsions puerpérales, on trouve, dans tous, les mêmes signes principaux : une aura, des contractions cloniques, l'isolement des sens, la perte du souvenir. Aussi, du moment que les uns sont des manifestations morbides dont le sommeil profond est le type physiologique, à plus forte raison les autres sont-ils leurs congénères.

Ce qui nous frappe ensuite, dans l'observation précédente, ce sont les conséquences du traitement suggestif. Dès le début de la grossesse, les accès d'éclampsie ont disparu pour quatre mois et demi, puis, pour vingt jours et enfin, pour deux mois. Ce ne fut que pendant les trois jours qui devancèrent l'accouchement, que nous ne parvînmes plus à en empêcher le retour. Quoiqu'il laisse à désirer, nous regardons ce résultat comme satisfaisant ; vu qu'il y avait, pour l'obtenir, à lutter contre une cause agissant toujours de plus en plus fort ; le développement non interrompu et progressif de la matrice. Il est évident, que, dans ce cas, les sensations étaient plus vivement perçues dans l'utérus ou son voisinage, dès que l'attention se repliait sur une idée émotive ; et il arrivait alors que, par réflexion, elles étaient le point de départ des contractions cloniques qui revinrent à plusieurs reprises.

Cette observation fournit encore matière à d'autres réflexions.

La grossesse rendant les femmes plus nerveuses, plus irritables, elles sont, en cet état, encore plus que jamais exposées à recevoir le contre-coup d'une idée affective; aussi, rien donc d'étonnant à ce que quelques-unes d'entre elles, pour peu que leur attention se replie vivement sur une impression sentie, ne tombent avec facilité dans une des formes pathologiques analogues au sommeil, ce qui ne serait pas arrivé auparavant pour une cause aussi légère. Alors, les sensations éprouvées dans la région du bassin, réagissent par réflexion sur l'appareil musculaire, faute de l'excitation régulatrice, dont l'attention accumulée au cerveau prive la moelle. Si les attaques de convulsions puerpérales tendent à se renouveler, c'est qu'une fois que l'attention a pris le chemin de se concentrer sur une idée, elle y va ensuite d'elle-même, par l'habitude, à l'insu des malades et pour la cause la plus insignifiante, la moins sentie; de là, la répétition d'accès nombreux et involontaires.

Les malades, et nous ne parlons pas seulement des éclamptiques, mais de tous ceux qui sont exposés à des accidents intermittents de même nature, laissent leur attention se détendre avec la même inconscience que les dormeurs, les fous s'objectivent instantanément des idées-images, et que la femme de notre observation se prédisait des accès arrivant à heure fixe; elle ne se doutait pas plus qu'elle créait son mal, que les rêveurs ne soupçonnent qu'il sont, eux-mêmes, les auteurs des personnages de leurs rêves. Si, dans le cas présent, malgré une cause progressive prédisposant à la gravité croissante des convulsions puerpérales, nous sommes arrivé à suspendre des accès violents de cette maladie; combien doit-on espérer de notre méthode, non-seulement pour la cure de cette affection, mais aussi pour celle des affections de la même famille, quand surtout elles ne sont pas compliquées de lésions organiques.

C'est en soignant Mme C..... que nous avons acquis la certitude que la suggestion impérative, suggestion ne permettant pas à la pensée de divaguer, est de tous les moyens de thérapeutique morale, le plus sûr et le plus expéditif. C'est pour avoir abandonné cette personne à ses rêveries et à ses prescriptions ; c'est pour nous être contenté de la mettre dans le sommeil et de nous en rapporter à elle, quand au mode de traitement à suivre, que nous avons vu se développer, dans son organisme, ces accidents morbides, pures créations psychiques formulées et prédites longtemps d'avance. Chaque fois que l'on remarque, ainsi que chez cette malade, des accès nerveux ou d'autres accidents: tels que mouvements fébriles, hémorragies, etc., se déclarant à heures précises et sans fractions, surtout s'ils ont été prévus, l'on peut être assuré qu'ils sont les résultats de l'action de la pensée. Il a suffi que cette femme, en somnambulisme, se fit une suggestion insciente de quelques secondes pour que, douze jours après, elle ressentit, à deux heures de différence près du moment indiqué, les douleurs qu'elle s'était affirmées, et qui ressemblaient assez bien aux maux véritables de la parturition. Si l'attention accumulée a une telle puissance pour imprimer presque instantanément dans l'organisme, le cachet de l'idée préoccupant l'esprit, combien n'en a-t-elle pas, pour réparer les maux qu'elle a produits, et ceux-mêmes qui proviennent d'une autre source ?

Il est, dans cette longue observation, d'autres faits appelant notre examen. Dès que cette malade était en somnambulisme, elle éprouvait aussitôt des contractions; elle eût même, dans cet état, un accès de convulsions puerpérales. C'est que, son attention étant en arrêt au cerveau et l'excitation régulatrice de cet organe sur la moelle épinière étant par là diminuée, les sensations partant du voisinage de l'utérus avaient alors toute latitude de réveiller des mouvements musculaires réflexes.

Nous remarquerons encore que cette même personne, qui, en santé, aurait pu rester dans le sommeil profond tant que nous l'aurions voulu, une fois prise en ce dernier état d'un accès éclamptique, sortit à la fois, et de son somnambulisme, et de son accès. Cela est dû à ce qu'une attaque de convulsions produit un violent ébranlement de l'organisme ; elle porte dans ses flancs la cause qui la termine. Quand, pour éveiller des somnambules essentiels, il suffit, parfois, de leur jeter de l'eau froide à la figure, on peut bien comprendre le réveil de notre dormeuse, après une perturbation comme celle qu'elle essuya.

Un phénomène qui nous a encore frappé chez le sujet de cette observation, c'est l'arrivée de ses accès plutôt pendant la nuit que pendant le jour. Nous pensons que les ténèbres qui prédisposent au sommeil, puisqu'ils calment le sens de la vue, prédisposent de la même manière à des états maladifs ayant avec lui de l'affinité.

Il est aussi, chez ce même sujet, deux espèces de symptômes dont l'un, une douleur dentaire, s'est calmée par suggestion négative, pour un seul jour; et dont les autres, des souffrances dans les reins et le bas-ventre, dues à la pression de l'utérus, ont disparu pour un temps bien autrement long : ceci nous confirme dans cette opinion déjà émise par nous que, de deux douleurs, c'est celle qui tient à une modification organique la plus susceptible d'être stimulée qui est aussi la moins guérissable.

Enfin, ce qui ne doit plus étonner, après ce que nous avons dit sur les propriétés du sommeil et sur l'abstinence prolongée ; c'est qu'il est arrivé, après six jours de diète, que notre malade, alimentée seulement de quelques tasses de bouillon et d'eau, a été immédiatement rétablie et qu'elle a pu digérer, quoique affaiblie, des aliments que l'on ne donne jamais au début d'une convalescence ; elle a même pu reprendre ses occupations de ménage le jour suivant. Il est vrai que nous lui en avions fait la suggestion.

IV

MALADIES PAR TROP PEU OU TROP D'EXCITATION, AFFECTANT LES NERFS ET LES ORGANES DU MOUVEMENT

J'ai rangé, dans cette catégorie, les seules affections de ce genre soignées par moi [1]. Ces affections sont caractérisées par des contractions musculaires, contractions qui ont lieu surtout pendant la veille et sont l'effet réflexe de sensations ordinairement inconscientes. Dans ces états morbides, on soupçonne à peine des lésions matérielles, si tant est qu'il y en ait.

VOMISSEMENTS NERVEUX

Un seul enfant de 12 ans a été soigné par moi pour cette maladie. Je pus seulement le tenir dans le sommeil léger. Il fut six jours et demi sans rien rejeter ; puis les vomissements reprirent leur cours. Quand je m'avisai de lui faire ce traitement, il y avait déjà deux septenaires que son estomac ne supportait presque plus d'aliments. Confié à un autre médecin, cet enfant se rétablit après avoir été mis à une diète absolue d'abord, puis à un régime

[1] Depuis lors, j'ai eu l'occasion de soigner d'autres maladies affectant les organes contractils ; mais qui présentaient tout au contraire, un manque d'excitation de leurs tissus avec peu ou point de lésions apparentes, et j'ai eu de beaux succès. (V. *Journal du magnétisme*, avril 1882.)

de moins en moins sévère. Il résulta de cette manière habile de procéder, que la privation des aliments et, ensuite, leur ingestion à petite dose ne fut plus suffisante, chez ce jeune malade, pour déterminer des impressions vives sur la muqueuse gastrique et, par là, amener des vomissements ; aussi revint-il à la santé peu à peu et sûrement. Par une médication tout autre que la mienne, le praticien qui me succéda ne répéta à la rigueur que le traitement suggestif que je n'avais pu continuer. En appelant l'attention au cerveau, je calmai la sensibilité des nerfs distribués à la surface de l'estomac, et empêchai ainsi tous phénomènes réflexes ; lui, de même, par une diète sagement ménagée, mit obstacle à ce que cette sensibilité fut réveillée localement de façon à être cause de nouvelles contractions musculaires.

VOMISSEMENTS DES FEMMES ENCEINTES

Chez une somnambule enceinte qui, endormie, avait sur elle-même une grande puissance, je parvins plusieurs fois, pour quelque temps, à faire disparaître ses vomissements ; mais ils revinrent encore plus tard avec opiniâtreté. Je fus moins heureux sur une autre femme que j'amenai souvent dans le sommeil et qui, outre des vomissements, éprouvait aussi des étourdissements et de la céphalalgie. Il est vrai qu'après de nombreuses suggestions, ces symptômes se modérèrent tout doucement, mais je suis encore à me demander si ce traitement y fut pour quelque chose ? N'était-ce pas là la marche naturelle que devaient suivre ces accidents ? Le développement lent et progressif de la matrice, dans ces cas, était une cause tendant à faire revenir le mal ; aussi, n'est-il pas surprenant que le succès n'ait pas été complet contre l'une et l'autre de ces manifestations sympathiques et morbides.

CHORÉE

Je place dans le cadre de la chorée quatre cas d'affections de nature convulsive qui ne m'en paraissent qu'une variété :

1° Femme autrefois hystérique et éprouvant des secousses choréiques d'un seul côté du corps depuis huit ans. Sommeil léger pendant lequel ces symptômes ont cessé presque tout à fait;

2° Jeune femme éprouvant des attaques de convulsions, et conservant toujours un mouvement involontaire de l'arcade dentaire inférieure qui frappe la supérieure et produit un claquement régulier ressemblant au bruit monotone d'une castagnette. Dès que cette personne dort, ce mouvement discontinue;

3° Femme très nerveuse exposée parfois à une agitation spasmodique ressemblant à la chorée, agitation qui a disparu après une seule séance de sommeil léger et une seule suggestion ;

4° Fille de 14 ans sujette continuellement à de légers soubresauts du tronc et des membres remontant à plusieurs années. Somnambulisme et suggestion. Deux ans après, la mère de cette jeune fille m'apprit que depuis cette unique séance, il y eut production d'un changement en mieux qui ne s'était pas encore démenti.

Voici maintenant deux cas de chorée véritable, traités par les moyens de thérapeutique morale.

13e OBSERVATION. 22 janvier 1861. Mlle Lagrange, de Viterne, est une jeune fille de 12 ans, d'un tempérament lymphatico-nerveux, présentant un teint pâle, et un aspect général souffreteux. Excepté la nuit, elle ressent de légères secousses, particulièrement dans les membres supérieurs, et elle souffre de douleurs gastralgiques. Les uns et les autres symptômes remontent à environ cinq semaines. Après deux à trois minutes de fixation des yeux et la suggestion de la guérison, cette enfant est restée soixante-cinq jours sans rien éprouver. Ce fut donc plus de deux mois après, que cette chorée reparut accompagnée d'accidents autrement marqués.

15 avril. Cette jeune fille présente des contractions brusques et répétées de tous les membres et du tronc. Elle ne peut rester assise ni couchée; elle n'est abolument tranquille que lorsqu'elle dort. On me l'amène sur une voiture, et la position qu'elle peut seule y garder est la position à genoux. Pendant qu'on la maintient sur une chaise, j'ai pu la mettre en sommeil léger. Au sortir de cet état, tout a disparu et elle a pu aisément se tenir sur son séant et marcher, ce qu'elle ne faisait plus depuis quatre jours. Durant vingt-cinq heures elle a paru en bonne santé.

17 avril. Traité la malade par l'émétique.

24 avril. La médication émétisée n'a amené aucun résultat. Alors j'ai essayé de remettre cette fille dans le sommeil, mais elle était tellement hébétée qu'il m'a été impossible de fixer son attention. Bains froids. Quelques jours après, on l'envoya à l'hôpital Saint-Charles, à Nancy, où elle fut traitée par les bains sulfureux et un régime fortifiant. Elle y resta dix-huit jours et en revint dans un meilleur état.

17 juin. Revu cette malade. Son aspect est celui d'une idiote. Mouvements tout particuliers des épaules: elle les projette vivement en haut et en avant; secousses violentes dans les membres qui rendent la marche extrêmement pénible et l'usage des mains presque impossible. Tête continuellement tiraillée d'un seul côté, figure grimaçante, salive s'écoulant hors de la bouche, déglutition difficile, et respiration courte. Cette fille est venue passer cinq jours dans ma localité; là, deux fois par jour, j'ai combiné les bains froids avec le traitement suggestif. Il en est résulté de l'amélioration.

30 août. Après être demeurée stationnaire encore longtemps, la chorée de cette fille a repris avec une intensité plus grande que jamais. Mouvements énormément exagérés, à tel point que les vêtements sont mis en lambeaux, cris affreux, idées délirantes. Depuis deux jours, cette malade n'a pu rien avaler; elle souffre de la faim et de la soif. J'ai pu, par affirmation à l'état de veille, lui faire prendre du lait. On l'expédie

alors à l'asile de Maréville d'où longtemps après elle revenue parfaitement rétablie.

14e Observation. Benoît, de Neuves-Maisons, est un garçon de 9 ans, d'un tempérament lymphatico-nerveux, lequel à la suite d'une épouvante, a été pris de mouvements involontaires des membres inférieurs. Lorsqu'il dort il est tranquille.

Le 30 août 1862, sommeil léger et suggestion. Cet enfant a passé les quatre jours suivants sans rien éprouver; puis il a été repris des mêmes mouvements qu'auparavant, le cinquième jour, et cela, seulement quelques minutes. Jusqu'au 30 septembre, on ne lui a revu de secousses choréiques qu'une seule fois.

30 septembre. Tremblement violent des membres supérieurs et inférieurs. Cet enfant, apporté chez moi, repart à pied après la séance.

1er octobre. Depuis sept heures et demie du matin, jusqu'à cinq heures et demie du soir, accès de secousses convulsives interrompues de temps en temps. Le corps lui-même prend part à l'action. Paralysie complète du bras droit. On m'apporte ce petit malade: il me suffit de lui dire, en lui touchant le bras, qu'il peut remuer ce membre, pour qu'il le porte dans tous les sens, au grand ébahissement de sa mère. Après l'avoir mis en sommeil léger et avoir fait la suggestion, il repart à pied et en bon état.

7 octobre. Le bras n'est pas redevenu paralysé; mais les secousses reprennent régulièrement le matin au réveil et parfois dans la journée. Pas de perte de connaissance pendant qu'elles ont lieu. Traitement au sulfate de quinine. Cet enfant a fini par se rétablir à la longue, pendant un traitement médical modifié selon les circonstances: l'effet de cette médication m'a paru équivaloir à zéro.

Ce qui, dans les observations précédentes, attire d'abord l'examen, c'est la cessation des accidents convulsifs pendant ces trois formes identiques: le sommeil ordinaire, le sommeil léger et le somnambulisme. Contrairement aux convulsions de maladies à accès favorisés par la nuit et le retrait de l'attention au cerveau dans les états analogues au sommeil, l'agitation désordonnée des muscles des choréiques est aidée par la veille. De plus, la concentration de l'attention au cerveau, concentration prédisposant aux mouvements involontaires dans les affections du sommeil et dans ce dernier état même, est précisément ce qui les calme dans la chorée. Cependant, bien que paraissant diverger les unes des autres par leur base, les contractions musculaires des maladies à forme hypnotique qui naissent spécialement pendant la nuit, et les contractions qui, comme celles de la chorée, ont lieu pendant le jour, découlent en principe d'une semblable prédisposition nerveuse, d'un fond commun de grande excitabilité ; seul, le siège de la sensation d'où partent ces contractions est différent, à cause de la manière opposée dont l'attention, dans ces affections, se distribue sur l'organisme.

Si l'attention, en se concentrant insciemment sur une idée comme pendant le repos du corps, reste en même temps accumulée vers les sens intérieurs, on a principalement des maladies à accès dont l'origine est dans une perception interne spinale ou ganglionnaire ; et si au contraire, comme pendant la veille, cette force active a plus d'abandon à se diriger en excès vers les sens externes et a, par conséquent, la propriété de les rendre plus irritables, on a des mouvements convulsifs de la nature des saccades choréiques. De là, dans ces derniers cas, des contractions interrompues, irrégulières, changeant de siège selon la variabilité des impressions externes, lesquelles disparaissent nécessairement pendant le sommeil, puisque alors les sens sont délaissés et qu'étant amortis ils ne peuvent plus être le point de départ de phénomènes réflexes [1].

[1] Il est bon de remarquer que jusqu'ici, je ne me suis occupé que des maladies nerveuses à phénomènes reflexes sans lésions organiques : je ne discute nullement sur les accidents convulsifs des affections compliquées, par exemple, de lésions des centres nerveux et que je n'ai pas traitées. La théorie explicative des convulsions reste toujours la même

La différence symptomatique, entre les convulsions de la danse de Saint-Guy, véritable maladie de la veille, et les convulsions des maladies du sommeil, n'est donc due qu'à la manière dont l'attention se distribue plutôt vers les organes sensibles externes, dans la première ; et vers les organes sensibles internes, dans les secondes. Dans toutes convulsions, du reste, on distingue ces deux signes communs : sensation exagérée, d'abord ; puis répartition mal équilibrée de la force nerveuse sur la moelle épinière dont les propriétés réflectives ne sont plus contenues.

Les espèces d'accès avec secousses nerveuses du malade de l'observation 14, accès dus primitivement à une cause morale, imitaient assez bien des attaques de convulsions, sauf qu'ils n'étaient pas compliqués de perte de connaissance. Ce point de ressemblance est un trait d'union entre la chorée et les affections à accès convulsifs. Si cet enfant restait en rapport, la cause en doit être attribuée à ce que son attention pouvait toujours se porter vers les sens, ainsi qu'il arrive chez les somnambules en communication avec le monde extérieur. Dans son éréthisme nerveux, ses sens étaient hyperesthésiés ; aussi, les plus légères impressions de douleur, de température, de lumière, etc., devaient-elles amener immédiatement un contre-coup sur l'appareil locomoteur. Comprend-on, maintenant, pourquoi des malades, tels que les choréiques, ne subissent plus de convulsions, lorsqu'ils sont plongés dans les diverses formes du sommeil ? N'est-ce pas parce que leurs sens externes, d'où partent les mouvements réflexes, au lieu d'être encore surexcités sont calmés ?

pour ces dernières maladies ; seulement alors, le point de départ obligé de l'action réflexe est dans une sensation partant de la moelle ou de ses enveloppes vers les organes musculaires ; dans ces cas, le mouvement nerveux parcourt moins de chemin.

Si, quittant les explications théoriques de la formation des accidents de la chorée, l'on passe à l'examen des résultats obtenus, l'on trouve que, sur quatre malades, les succès du traitement se réduisent à une guérison et à une amélioration de symptômes convulsifs ayant de la ressemblance avec la chorée.

Quant aux deux véritables maladies de ce genre que j'ai particulièrement traitées, il y a lieu à faire quelques observations. Dès le début, le sommeil léger et la suggestion ont servi à amener leur disparition temporaire ; mais bientôt il y a eu rechute et, alors, la méthode suggestive n'a plus eu pour effet que de suspendre pour quelques heures les symptômes maladifs. Cet insuccès final s'explique en ce que les malades, atteints de cette affection, ne prenaient que des aliments grossiers, peu réparateurs. S'ils eussent été bien nourris, au lieu d'aller toujours plus mal, ils se fussent rétablis. Ce qui le prouve c'est que, une fois la malade de l'observation 13, mise à un meilleur régime à Saint-Charles; puis à Maréville, elle en revint chaque fois peu à peu dans un état plus satisfaisant. Sans nul doute, avec ces bonnes conditions d'alimentation, la thérapeutique du sommeil aurait été chez eux supérieure à toutes les autres.

Il est à noter qu'à mesure que le corps se débilite, la puissance de représentation mentale diminue, preuve que le moral et le physique marchent de pair ; aussi, si la méthode suggestive n'est accompagnée d'une alimentation consistante ; s'il y a épuisement progressif de l'organisme, les effets obtenus par cette méthode seront de plus en plus faibles et de moins en moins durables. Mais, au contraire, si, à une nourriture satisfaisante, on ajoute l'emploi de la suggestion hypnotique faite avec art, ce qui ne peut être acquis que par l'expérience et par la notion plus approfondie de la manière dont naissent les affections convulsives, on arrivera bien plus sûrement à des résultats satisfaisants[1].

Ce qui m'affermit dans cette croyance, c'est que cette méthode a un gage de son efficacité dans celle qui est le plus vantée par les médecins spéciaux. M. Blache dit, avec raison, que pour guérir la chorée, il faut d'abord refaire la constitution ; et, ensuite, rendre à la volonté son empire sur le système musculaire : ou, ce qui revient au même, disposer l'attention à ne plus nourrir les sensations causes des phénomènes convulsifs, et à régulariser les mouvements des muscles, en dirigeant cette force nerveuse en abondance sur les organes qui président aux fonctions du système locomoteur. D'une part, cette force accumulée donne de la régularité aux contractions ; de l'autre, par son retrait loin des sens, elle n'est plus la cause de mouvements désordonnés.

BÉGAIEMENT

L'on sait que l'attention, cause régulatrice des mouvements, est aussi, pour la même raison, cause de vitalité et de force dans les faisceaux musculaires où on la dirige d'ordinaire. On trouve cette preuve dans le plus fort développement du membre supérieur droit, sur le plus grand nombre des hommes ; dans la grosseur exagérée des cuisses et des mollets chez les marcheurs ; et dans le développement des bras et des avant-bras chez les forgerons, les boulangers, etc. On la trouve encore parmi les malades paralysés et dont les membres, qu'ils exercent le plus, sont toujours ceux dans lesquels les mouvements reviennent avec le plus de promptitude. C'est d'après des

[1] Et en effet, nous avons obtenu depuis lors un grand nombre de guérisons de la chorée.

considérations semblables que l'on a été porté à accorder tant d'importance à la gymnastique, pour amener la guérison des demi-paralysés et de tous ceux dont le système musculaire manque d'harmonie. Aussi, doit-on conclure que, pareillement aux affections par manque d'excitation, le bégaiement quand il est le produit d'une idée fixe surtout, peut être traité avec succès par la thérapeutique du sommeil, dont la propriété est d'appeler la force nerveuse vers les organes où elle fait défaut [1].

Ce n'est pas que j'aie entrepris ce système de médication; mais je suis conduit à émettre une telle opinion, parce qu'il m'est arrivé d'amener dans le sommeil léger un jeune homme de vingt-deux ans, devenu bègue à la suite d'une épouvante, et qui, tout le temps qu'il fut influencé, me répondit avec une grande netteté. Le même individu cesse aussi de bégayer, s'il chante avec animation, s'il est en colère ou excité par le vin; preuve que ces états sont encore des analogues du sommeil. Ainsi, de quelque manière que son attention soit accumulée, les muscles qui, chez lui, servent à la prononciation, fonctionnent avec régularité, se délient en un mot.

Puisque l'attention concentrée fait disparaître les spasmes involontaires des muscles de la bouche et fortifie ces organes contractiles, Graves est dans le vrai, lorsqu'il tente de guérir le bégaiement en prescrivant aux bègues d'avoir toujours l'esprit tendu à bien prononcer; et c'est encore en ce même principe, quoiqu'il soit moins bien formulé, que réside l'explication des succès obtenus contre cette infirmité, à l'aide de la méthode de Malbouche.

[1] Ces conclusions sont confirmées pour moi par les guérisons complètes que j'ai eues, il y a quelques années sur deux jeunes gens, l'un de neuf ans et l'autre de seize ans.

V

MALADIES PAR MANQUE OU PAR EXCÈS D'EXCITATION AVEC ALTÉRATIONS DIVERSES DES LIQUIDES OU DES SOLIDES

Nous avons aussi traité, à l'aide de notre procédé, quelques-unes des affections qui offrent des altérations apparentes des liquides ou des solides, et qui sont dues, soit à des impressions venant du cerveau par action de la pensée, soit à des impressions partant des nerfs ou des surfaces nerveuses ; que ces dernières impressions proviennent des matières déposées dans les tissus ou transportées dans le torrent circulatoire : caillots, corps étrangers, microbes, poison, etc. ; ou qu'elles proviennent d'influences électriques, de chaleur, de froid, de pression atmosphérique, d'humidité, etc.

Ce que l'on a désigné dans les êtres vivants, sous les noms vagues de matière et d'esprit. est essentiellement indivisible. Ce qui est apparent sous les sens et ce qui ne l'est pas : le corps et les forces, sont des modes inséparables d'un seul et même tout, et l'organisme, en même temps qu'il est l'expression écrite de pensées primordiales et permanentes, en est réciproquement la condition ; l'un et l'autre de ces modes se servent de complément et sont solidaires. Et particulièrement dans l'organisation si complexe et si admirable de l'homme, la pensée, venue par sensation et véritable sensation elle-même, descend du cerveau et diverge, consciente pour les fonctions de relation, et inconsciente avec une conscience à part pour celles de nutrition ; d'où résulte ses manifestations les plus élevées, l'harmonie, la perfection et la conservation de toutes les parties de l'économie animale.

Mais cette harmonie peut se rompre, cette perfection peut avoir un terme, et au lieu de se conserver, les éléments organiques peuvent s'altérer. Cela arrive : ou par l'influence trop vive de la pensée transmise en idée-image sur des parties du corps aux dépens de certaines autres ; ou par l'influence d'impressions sur les surfaces nerveuses, impressions réagissant par réflexion sur les fonctions organiques et les désacordant. Par le dédoublement de l'attention amenée par ces deux modes d'agir, cette force portée avec excès d'un côté et diminuée en trop grande quantité de l'autre, est la cause des maladies ou par excitation, ou par sédation ou par ces extrêmes à la fois.

Ce qui nous confirme dans cette opinion, que tout dérangement morbide est l'effet d'un excès ou d'une diminution de l'attention, cet agent inséparable des organes lequel permet : ici les sensations ; là, les contractions des muscles et le développement des forces musculaires ; ailleurs, les idées et la pensée ; plus loin, dans les profondeurs des tissus, l'entretien des fonctions intimes de la vie ; c'est qu'il est possible à des somnambules de reformer, par représentation mentale, les affections naissant même chez l'homme d'une autre façon que par la pensée ; telles sont : les névralgies, le vomissement, la diarrhée, des congestions, des hémorragies, des ulcérations, etc. Ces maladies, lorsque parfois elles viennent par suggestion, étant le résultat d'une fluctuation d'attention en plus ou en moins, sont aussi de toute nécessité le résultat d'une même fluctuation, lorsqu'elles se développent dans d'autres conditions. En récréant les symptômes morbides, les somnambules reportent les sensations où elles ont été perçues d'abord ; mais en les exagérant. Les dérangements physiologiques prennent alors naissance, comme lorsqu'ils se forment par impressions directes sur les surfaces nerveuses : seulement le mouvement est centrifuge au lieu d'être centripète ; mais, dans les deux cas, l'action a pour théâtre le cerveau, ce siège essentiel des sensations.

Puisque les maladies, même organiques, se développent par excès ou soustraction d'attention dans les tissus, ce que démontre le procédé psychique, à l'aide duquel on recrée ces maladies ; et puisque nous sommes les maîtres, ainsi que nous venons de le voir, d'amener des cures d'affections sans lésions de tissus apparentes, en soustrayant de l'attention là où elle est trop abondante, et en en appelant là où elle manque ; nous n'avons pas craint d'étendre la méthode suggestive au traitement des affections, avec modification des liquides et des solides ; c'est toujours, dans ces cas, aux organes privés ou surchargés de force nerveuse que nous nous sommes adressé, aussi des guérisons ont-elles encore couronné nos essais. Voici, du reste, le bilan de nos succès et de nos revers.

ANÉMIE

Il est déjà admis par des médecins que l'albuminerie, le diabète, la pneumonie, le rhumatisme articulaire, le goître exophtalmique, etc., proviennent directement d'impressions reçues par le système nerveux, n'importe comment, et que le siège et la nature de ces impressions déterminent le siège et la nature de la maladie. Ces médecins sont dans la bonne voie et il n'y a qu'à généraliser leurs principes. Il n'est peut-être pas d'affections où les résultats heureux et subits, amenés par la suggestion, démontrent, comme l'anémie, la vérité de cette théorie. Si l'on obtient souvent la guérison immédiate de cette maladie, si la santé coïncide, après affirmation, avec la pauvreté du liquide circulatoire, il va de soi que les globules du sang diminués et qui ne peuvent être reconstitués en un instant, ne sont pas toujours la cause première et véritable des signes pathologiques observés ; mais un effet d'un vice supérieur d'innervation.

Nous avons choisi, autant que possible, pour objet de nos traitements, les femmes anémiques qui se sont présentées à nous avec les symptômes les plus tranchés. Elles étaient, presque toutes, d'une nature très impressionnable, et ce caractère, quoique plus marqué dans la maladie. la précédait dans la majorité des cas.

Sur trente-neuf malades de cette espèce, il y en a eu sept qui ne furent pas influencées. Deux des sept femmes non influencées étaient d'une névrosité très exagérée et n'étaient devenues souffrantes qu'à la suite de chagrins domestiques ; l'appétit se perdant, les recettes n'équilibrant plus les dépenses, leur esprit se concentrant en même temps de plus en plus sur des idées tristes, il nous fut impossible de révulser leur attention dans un autre sens. Pourtant l'une de ces deux dernières, femme très raisonnable, s'étant trouvée ensuite en rapport avec un de ses parents, curé dans lequel elle mettait sa confiance, fut convaincue par lui que la cause de ses maux était dans sa tête : depuis lors, son moral fut remonté ; elle prit le contre-pied de ce qu'elle avait fait ; au lieu de se nourrir de pensées affligeantes, elle chercha à diriger son attention sur d'autres objets, et elle revint ainsi à un état de santé assez satisfaisant.

Les trente-deux anémiques soignées réellement par nous se divisent en trois catégories : 1° celles que nous avons traitées par l'affirmation seule pendant la veille ; 2° celles qui l'on été par le même moyen, à l'état de sommeil léger ; et enfin 3° celles qui l'ont été de même dans le somnambulisme. Il est presque inutile de dire que toutes présentaient des signes tranchés de pauvreté de sang, et qu'un grand nombre d'entre elles étaient affectées de fleurs blanches et se plaignaient de douleurs gastralgiques, intercostales et autres.

1° Nous avons pratiqué l'affirmation sur cinq femmes, sans qu'elles y eussent été préalablement préparées, et eussent été mises dans une forme quelconque du sommeil provoqué. Il est bon de le répéter, cette méthode consiste à regarder avec fixité les personnes sur lesquelles on veut obtenir un résultat ; en même temps, on dirige la main vers les parties les plus souffrantes en énonçant, à haute voix, la disparition des symptômes dont elles se plaignent, et l'on finit par leur affirmer, en outre, le retour de la tranquillité de l'esprit, la gaîté, un sommeil calme, l'appétit, les digestions faciles, etc. ; enfin la guérison la plus entière.

Ce qui se passe alors chez ces malades éveillés c'est ce qui a lieu chez tous les autres pendant le sommeil léger et le somnambulisme. A l'énonciation de la formule précédente, modifiée suivant les cas de maladies, il arrive que les symptômes morbides deviennent inconscients ; la patiente met à leur place les idées nouvelles qu'on lui impose ; elle se les rend conscientes à un haut degré, et ces idées deviennent d'autant plus dominantes dans son esprit, qu'elles y sont vivement représentées ; enfin il suffit qu'elles soient passées à l'état d'idées fixes, pour que la santé se rétablisse ; alors l'attention reflue continuellement de là où elle était en excès et afflue là où elle était diminuée [1].

Deux des femmes traitées par ce mode de suggestion appliqué dans l'état de veille, mode qui, au fond, n'est autre que celui des toucheurs, se trouvèrent immédiatement rétablies. Leur guérison se maintint-elle ? Il nous fut impossible de le savoir. Une troisième, légèrement

[1] Voy. pour plus ample explication de ce mécanisme, 1re partie, ch. III.

anémique, par suite de chagrins, fut entièrement guérie par le même moyen. Pendant les cinq mois et demi qui suivirent, elle éprouva seulement une soif vive et continue. Une autre accouchée depuis trois mois et présentant en même temps un écoulement utérin sanguino-purulent très abondant, vit presque aussitôt disparaître ensemble et cet écoulement et les signes d'anémie ; depuis lors, la guérison ne s'est pas démentie. Enfin, une dernière, épuisée par un allaitement trop prolongé et se plaignant de fleurs blanches, de battements de cœur, de douleurs gastralgiques etc., a été délivrée de ces symptômes après deux suggestions, dans ce même état de veille.

2° Parmi les dix-huit malades amenées à l'état de sommeil léger, quatre furent guéries radicalement à la suite d'une seule suggestion ; deux, après une simple affirmation, n'éprouvèrent plus rien ; mais comme nous ne les revîmes pas, nous ne savons ce qu'il en advint. Une se rétablit à la suite de trois suggestions ; trois autres, après une et deux suggestions, se trouvèrent soulagées de une heure à cinq jours. Quant aux six dernières, quatre tombèrent en récidive ; quinze jours, trente-cinq jours, deux mois et huit mois après la seule suggestion que nous leur fîmes. La malade chez laquelle la guérison dura trente-cinq jours, était une jeune fille fort sensible dont la maladie récidiva par l'effet d'une émotion.

Voici, en raccourci, les observations les plus intéressantes des anémiques mises en sommeil léger et guéries par la méthode suggestive.

15° Observation. Mme G...., de Nancy, fait remonter sa maladie à trois années en arrière, époque où elle perdit son mari. Depuis lors, jusqu'aujourd'hui, elle n'a cessé d'être souffrante et de dépérir. Elle a épuisé les traitements de plusieurs médecins : antispasmodiques, ferrugineux, eaux minérales, etc. Rien ne l'a soulagée. C'est alors qu'elle vint me trouver, en désespoir de cause, le 21 octobre 1861.

Cette personne est une brune de 22 ans, d'un tempérament bilioso-nerveux, à aspect triste et au teint mat. Elle se dit très affaiblie, éprouve un sentiment général de fatigue, des douleurs névralgiques vagues, des envies de pleurer ; le bruit, la musique, la joie des autres l'agacent et l'irritent. Spasmes, battements de cœur, essoufflement, perte d'appétit, fleurs blanches, etc. On le reconnait, cette anémie n'est pas pure, elle est légèrement compliquée d'hystéricisme. Au sortir du sommeil et après la suggestion, cette malade s'est trouvée comme rajeunie, c'est là son expression, et elle s'est crue guérie. Elle est repartie pleine de gaieté, a pu gravir sans s'arrêter une côte qu'elle ne pouvait monter qu'en se reposant plusieurs fois. Le même jour, elle a senti l'aiguillon de la faim, a même regardé danser sans pleurer et a passé une soirée comme elle n'en avait pas eu depuis longtemps.

22 octobre. Cette malade vient nous trouver disant qu'elle est guérie ; que ses forces mêmes sont revenues et qu'elle n'éprouve plus qu'une légère douleur au flanc droit, douleur que nous faisons disparaître après suggestion pendant le sommeil léger.

Depuis cette époque nous avons eu souvent l'occasion d'avoir des nouvelles de cette personne et, jusqu'à ce jour, la guérison ne s'est pas démentie.

On s'étonnera qu'un homme sérieux avance que les forces crues perdues depuis longtemps reviennent tout d'un coup. Mais qu'on réfléchisse pourtant sur les phénomènes étranges que nous révèlent les maladies où l'élément nerveux domine, maladies que les médecins ont comparées à Protée. Chacun a dû rencontrer de ces êtres qui, pendant des semaines, peuvent aller à peine de leur lit à leur fauteuil et sentent toutes leurs forces revenues, dès qu'il s'agit d'assister à une soirée. Cette faiblesse n'est dans ces cas, que l'effet d'une croyance, d'une dépression morale, et non l'effet d'un affaiblissement véritable. Pour notre part, nous avons rencontré une anémique qui n'était pas capable de faire le tour de chez elle sans être essoufflée, mais qui, s'il s'agissait d'un bal, dansait toute une nuit sans aucune gêne. Tout le temps qu'elle s'amusait elle ne créait plus son mal en y songeant ; elle pensait à autre chose, elle était guérie. Nous avons eu aussi l'occasion d'observer une dame atteinte d'une arthrite rhumatismale chronique de l'articulation tibio-tarsienne droite, arthrite lui causant de violentes douleurs, lorsque s'ennuyant, elle y portait son attention. S'agissait-il d'une promenade agréable, d'un repas joyeux, d'un bal, elle ne souffrait plus ; mais fallait-il se rendre à l'église ou faire une visite ennuyeuse, la souffrance revenait. C'est que, par la pensée, nous portons dans notre cerveau la santé et la maladie, la faiblesse et la force ; nous créons en nous le calme et la tempête aussi facilement, parfois, que nous faisons succéder, dans la nuit la lumière aux ténèbres.

16e Observation. Mme D....., de Neuves-Maisons, est une femme de 34 ans, d'une forte charpente, brune et d'un tempérament bilioso-nerveux. Quoique très impressionnable, cette personne avait toujours joui d'une excellente santé, jusqu'à ce qu'elle habita une maison où elle se trouva en rapport avec une femme dont le caractère lui était antipathique. Depuis lors, elle fut mal à son aise et devint souffrante peu à peu. La tristesse, des envies continuelles de pleurer, la perte de l'appétit, des douleurs gastralgiques, de la céphalalgie, des battement de cœur, de la constipation, des fleurs blanches, l'idée folle de croire que tout le monde se moquait d'elle, tous ces symptômes, elle finit par les éprouver à la fois. On voit encore ici l'hystéricisme compliquer l'anémie.

8 juillet 1862. Sommeil léger et suggestion. Le résultat de cette première séance a été, immédiatement, le retour de l'appétit et de la tranquillité d'esprit, et, dans la soirée, la disparition de la céphalalgie et des douleurs gastralgiques.

9 juillet. Sommeil léger et suggestion. Cette personne n'a plus ressenti ses symptômes morbides jusqu'au 19 juillet, sauf qu'elle a éprouvé encore de la constipation et un léger mal de tête le 10. Nous avons entretenu, pendant ces dix jours, la liberté du ventre avec de l'eau magnétisée ; ce qui, en langage clair, veut dire que nous avons maintenu l'esprit de la malade

dans la pensée, presque toujours permanente, d'aller facilement à la selle.

19 juillet. Retour de la douleur gastralgique. Sommeil léger et suggestion. La douleur revint deux jours après et se prolongea jusqu'au 25 juillet. Sous tous les autres rapports, plus rien.

D'ordinaire, les symptômes de ce dernier genre ne récidivent que parce que l'attention du sujet se reporte à l'idée de la douleur qui était devenue inconsciente. Cette force en revivifie l'image gravée dans la mémoire, la fait renaître comme sensation en lieu et place, grâce souvent à une cause sentie : telle qu'une démangeaison, une piqûre légère sur les surfaces où était éprouvée la douleur ; ou bien grâce à une association involontaire d'idées. Une maladie, où le moral joue un grand rôle, récidivera toujours plutôt par les symptômes les mieux marqués dans la mémoire ; ceux de douleur, par exemple, que par les symptômes moins pénibles comme un battement de cœur, une sécrétion de fleurs blanches ou autres dont les traces y sont moins bien conservées. Aussi, de toute nécessité, plus après suggestion les caractères d'une affection seront effacés, plus on aura de chance de ne pas les voir reparaître.

25 juillet. Sommeil léger et suggestion après lesquels la malade se trouve bien. Comme nous étions dans l'impossibilité de continuer le traitement suggestif, nous prescrivîmes du fer et du quinquina : inconséquence, car de ce jour cette femme n'éprouva plus rien. S'il arrive que l'on conteste cette guérison à notre méthode, il faut avouer qu'elle paraît en avoir les honneurs.

3° Il nous reste à parler des anémiques que nous avons plongées dans le sommeil profond. Elles sont au nombre de 9.

La première d'entre elles, est une jeune femme arrivée au dernier degré du marasme. Souffle carotidien, infiltration générale, règles disparues depuis longtemps, etc. Nous pûmes la mettre quatre fois dans un somnambulisme léger et, par la suggestion, nous parvînmes à calmer ses vomissements, à diminuer ses crampes d'estomac et à lui redonner un peu d'appétit. Cette malade ne tarda pas à périr, nous laissant dans la certitude qu'il n'y avait pas chez elle des complications du côté des poumons, du cœur et des reins.

La seconde, est une fille de 14 ans, mal nourrie et cachectique. L'amélioration durait à peine un jour ou deux après la suggestion ; puis il y avait rechute. Malgré des séances répétées, nos efforts demeurèrent vains. C'est sur cette fille que nous nous aperçûmes, pour la première fois, que l'inconscience suggérée de la maladie avait chez certains sujets, un rapport de durée à peu près exact avec la durée des hallucinations suggérées du sommeil à la veille. Il nous aurait fallu, pour amener la guérison radicale, trouver un moyen de réveiller continuellement son attention afin, par là, de déshabituer cette faculté de lui rendre de nouveau conscients les souvenirs des symptômes morbides, ce que nous ne découvrîmes que plus tard, à propos de la malade de l'observation 18.

La trosième de cette catégorie est une fille de 18 ans, laquelle, le 16 août 1860, repartit après son sommeil, dans un état satisfaisant. Nous la revîmes ensuite le 14 septembre ; elle vint nous consulter, cette fois, seulement pour des crampes d'estomac dont elle fut débarrassée par suggestion, jusqu'au 23 février, époque où elle vint nous revoir pour ces mêmes douleurs. — Nouvelles crampes, le 14 avril. Suggestion ce jour même et le 18 du même mois. Quoique mal nourrie, cette fille alla à peu près bien jusqu'en mars 1864 où nous la perdîmes de vue. On observe ici ce que nous avons remarqué, observation 16, que les symptômes qui récidivent sont toujours ceux qui sont les moins effacés dans la mémoire ; ceux, par conséquent, qu'il est le plus aisé de rendre conscients à l'aide de l'attention.

Quatre autres anémiques, mises en somnambulisme, ont

vu disparaître leur maladie, trois, après une seule, et la dernière, après quatre séances.

Une autre fut entièrement guérie après deux somnambulismes ; nous relatons son observation en abrégé.

17e Observation. Mme B..., de Neuves-Maisons, est d'un tempérament nerveux et a près de 35 ans. Cette femme impressionnable, à la vue de son beau-frère assommé par un cheval, fut tellement émue de cet accident, qui lui rappelait la mort de son mari arrivée à peu près de même, qu'il en résulta de l'inappétence, des vertiges, des palpitations, des douleurs gastralgiques, des névralgies volantes, la perte des forces, une toux sèche et nerveuse, de la gêne dans la respiration, des fleurs blanches, etc. Ces symptômes remontent à trois années. Mme B..., s'imagine être phtisique et se figure qu'elle mourra bientôt. Elle fait comme bien d'autres malades, elle met du bois sur le feu qui la consume. Ce n'est pas, du reste, sans raison; aucun médecin n'avait même pu la soulager. Aussi pour le vulgaire qui croit naïvement à la puissance de l'art, l'impuissance des guérisseurs doit avoir la mort pour revers.

23 avril 1861. Produit le somnanbulisme en vingt minutes. Suggestion. Au réveil, bien-être général, étonnement de la malade. Jusqu'au 27 avril, cette dame s'est trouvée comme si elle n'avait jamais souffert; sa transformation est complète.

27 avril. La mort inopinée d'un voisin la ramène à ses idées tristes. Elle avait justement ses règles. Ce qui l'incommode le plus, c'est de la céphalalgie et des douleurs dans le bas-ventre. Du 13 au 21 mai, elle revient tout à fait dans l'état où elle était avant d'être endormie.

28 mai. Somnambulisme et suggestion. A dater de ce moment, tous les symptômes morbides ont disparu pour ne plus revenir, y compris les fleurs blanches.

Enfin, il nous reste à parler d'une femme anémique et gastralgique à un haut degré.

18e Observation. Mme R..., de Neuves-Maisons, d'un tempérament lymphatico-nerveux, voit tout en noir depuis longtemps, et ce n'est pas sans cause ; son mari est aveugle, elle est indigente et mère de quatre enfants. Figure dénotant la plus profonde tristesse, abattement, pâleur, marche difficile; les moindres efforts l'essoufflent, tant elle est affaiblie. Inutile presque d'ajouter qu'elle a le cortège complet des signes de l'anémie: douleurs gastralgiques, céphalalgie, palpitations, fleurs blanches, dégoût insurmontable des aliments, etc.

30 mai 1862. Cette femme vient nous trouver et met plus d'une heure pour faire un kilomètre. Nous nous avisons de l'endormir. Elle tombe presque aussitôt à l'état de sommeil léger. — Suggestion. A la suite, elle reste deux heures sans éprouver autre chose que de la faiblesse; son appétit revient et elle peut manger. Notons que cette malade, différemment des autres que l'on influence de même et que l'on éveille fort vite, est très longtemps pour sortir de son sommeil. Nous ne pouvons expliquer cette inertie, que par le sentiment de bonheur qu'elle éprouve en cet état, et l'effort qu'elle fait pour résister à notre suggestion.

3 juin. Nous retrouvons Mme R... tout en larmes. Elle est reprise de crampes d'estomac et se plaint d'une faiblesse extrême. — Sommeil léger et suggestion. Au réveil, tout a disparu, la faiblesse exceptée.

4 Juin. Cette femme nous arrive rayonnante: elle n'accuse plus qu'un manque de force et des battements de cœur. — Sommeil léger et suggestion. Elle repart se disant mieux.

6, 8, 10, 18, 28 juin. Même dans les longs intervalles des séances, nous remarquons une amélioration notable. Plus de douleur, plus de palpitations, diminution des fleurs blanches; seuls, le dégoût pour les aliments et le sentiment de faiblesse persistent.

21 juillet. Ni douleurs gastralgiques, ni battements de cœur, sentiment de pesanteur remontant de l'appendice xiphoïde à la gorge, dégoût persistant pour la nourriture et toujours accusation du même affaiblissement. Ce jour-là, 7e séance, nous avons pu mettre Mme R... en somnambulisme, et nous croyons que l'amélioration obtenue auparavant y a été pour quelque chose. Notre pratique nous a prouvé que les individus épuisés ne sont plus capables d'être fortement influencés, parce qu'ils ne peuvent plus prêter assez d'attention à ce qu'on leur demande; mais que revenus à un état de santé meilleur, ils dorment alors plus profondément et présentent ainsi plus de prise à une suggestion utile.

25 juillet, huit heures du matin. Cette femme restant dans une position à peu près stationnaire, nous pensons, après une expérience faite sur elle, que l'arrêt dans l'amélioration produite tient à un manque de représentation mentale durable; du moment qu'il n'y a pas production d'idée fixe et constante, il n'y a pas de fixité dans les résultats obtenus. Chez elle, l'impression suggestive transmise du sommeil à la veille est obscure et s'efface presque aussitôt. Comment faire disparaître l'idée de la maladie dans l'esprit d'une personne si inerte, si ce n'est en fixant continuellement son attention sur d'autres idées ; en la condamnant aux travaux forcés dans un sens opposé ?

C'est ce que nous avons fait sur cette femme par l'emploi du moyen suivant : pour la distraire de ses misères de famille et de ses maux propres; pour faire prendre un autre pli à sa pensée, nous lui donnâmes une grande quantité de pilules de mie de pain à prendre de demi-heure en demi-heure, pas une minute trop tôt, pas une minute trop tard; parce que le remède que ces pilules contenaient, lui disions-nous, étant très actif, il fallait que l'effet en fut exactement mesuré. Nous la dispensâmes d'en prendre la nuit, excepté en cas d'insomnie. Pour mieux la confirmer dans la conviction que nos pilules avaient une véritable vertu et pour la préoccuper encore davantage, nous lui en fîmes avaler une, en lui assurant que chaque fois qu'elle en aurait pris, elle ressentirait, comme au moment présent, un sentiment de chaleur au creux de l'estomac, sentiment qu'elle accuse en effet, puisqu'elle est sensible à l'affirmation.

26 juillet. Nous rencontrons Mme R... Elle nous dit qu'elle est devenue tellement gaie, depuis hier soir, que ses voisins en sont étonnés. Inutile d'ajouter qu'elle fait son nouveau traitement avec une exactitude ponctuelle. La voyant pleine d'espoir, nous lui annonçons, avec un accent de certitude, qu'au train dont elle marche, elle sera en bonne voie de guérison avant cinq jours.

30 juillet. Les précieuses pilules ont fait un effet magique. Sans éprouver de la faim, cette femme n'a plus de dégoût pour la nourriture; elle mange beaucoup, digère bien et ses forces reviennent.

6 août. Nous discontinuons les pilules. Seules les fleurs blanches ne sont pas encore disparues. Le moral est redevenu

aussi bon que le physique. Cette personne résume fort bien l'effet de notre traitement en nous disant que le sommeil l'a soulagée, mais que les pilules l'ont guérie.

Par cette singulière médication à la mie de pain empruntée à l'arsenal médical, nous avons toujours tenu son esprit tendu sur une occupation qui la détournait du sentiment réel de ses misères. Il est positif que pendant qu'elle était affairée à savoir l'heure qu'il est, à prendre ses pilules à une minute près, à épier l'effet annoncé lequel, par cela même, ne tardait pas à se faire sentir; il est positif que son attention ne venait plus entretenir ses maux et que ceux-ci devenaient latents dans son esprit; des pensées conscientes et d'une autre nature les avaient remplacés Puis l'espoir, la gaieté revenant, ajoutaient encore leur effet révulsif à celui du traitement, et la maladie s'éteignait rapidement faute d'être entretenue.

3 septembre. Mme R... va bien, mais comme elle ressent sa douleur gastralgique, nous la lui enlevons par suggestion, après l'avoir endormie.

15 et 19 novembre. La même douleur reparaît. — Sommeil et suggestion. Depuis lors, cette personne n'est plus venue nous trouver et elle a continué à se bien porter.

On remarquera encore, chez cette femme, que ce sont toujours les symptômes les mieux imprimés dans la mémoire qui récidivent.

Comme, dans cet article, nous avons fait nos réflexions à mesure qu'elles se présentaient, il nous reste peu de choses à ajouter. On doit remarquer que plusieurs des anémies terminées heureusement se sont développées par causes morales. Dans ces cas, où la pensée a été si puissante pour déprimer l'action nerveuse et ébranler l'organisme (on voit même des chloroses se déclarer en quelques jours à la suite d'une frayeur) la pensée devait l'être pour favoriser la nutrition, et conséquemment, le retour des forces. Aussi la révulsion par les idées nouvelles occupant l'esprit des malades, mais surtout l'inconscience du mal naissant de ces préoccupations, sont la cause de tous nos succès. L'anémie étant donc le plus souvent une de ces maladies qui trouvent leur remède dans leur cause, la pensée, ne nous étonnons donc pas si elle est si facilement guérissable par la méthode hypnotique.

Aussi, invitons-nous les critiques railleurs s'ils sont capables de se dépouiller de leurs idées préconçues, à commencer leurs premières armes contre cette affection, elle n'est pas rare. Que si la peine les rebute, nous les prions seulement de s'adresser au seul symptôme qui désespère plus d'un médecin par sa ténacité, la sécrétion des fleurs blanches. Certes, ils seront bien malheureux, s'ils n'obtiennent pas de plus beaux résultats que les nôtres dont voici le tableau :

ANÉMIES TRAITÉES	NOMBRE	GUÉRISONS radicales	GUÉRISONS très probables	GUÉRISONS passagères ou soulagement	GUÉRISONS nulles.
1° Par affirmation pendant la veille.	5	3	2	»	»
2° Par affirmation pendant le sommeil léger. . . .	18	7	2	9	»
3° Par affirmation pendant le somnambulisme. . .	9	6	»	2	»
4° En vain, faute d'impressionnabilité.	7	»	»	»	»

En considérant ce tableau, on observe que le nombre des réfractaires à l'impression mentale n'est que de 7, et que nous avons obtenu 16 guérisons subites ou très-promptes sur 39 malades. La production du somnambulisme ne nous paraît pas, dans ce cas, plus favorable pour arriver au succès que les autres états analogues.

Nous le disons hautement, ce n'est pas là tout ce que promet la méthode employée à l'égard des anémiques vu notre inexpérience; et si nous eussions pu répéter des suggestions sur les personnes qui, après une seule, furent guéries, quinze jours, trente-cinq jours, deux mois et même huit mois, nous les aurions, très probablement débarrassées de toutes de leurs affections. Puis si, pour d'autres, nous nous étions servi de la méthode de distraction forcée utilisée sur la malade de l'observation 18, bien peu de nos anémiques, il faut l'avouer, seraient encore restées souffrantes. Mais on n'arrive pas à la perfection de prime-saut. C'est bien ici le lieu de dire que la méthode suggestive agit, non-seulement avec sûreté, mais agréablement et vite.

DÉRANGEMENTS DANS LA MENSTRUATION

Dans cet article je ne préjuge rien, ni sur les causes, ni sur les altérations des liquides et des solides qui préexistent à des changements morbides dans les menstrues; je m'occupe seulement des faits bruts tels qu'ils se présentent. Ou les règles sont trop abondantes (ménorrhagie); ou elles arrivent difficilement et irrégulièrement (dysménorrhée); ou elles sont supprimées (aménorrhée). Voici, sur ces sortes d'accidents, le sommaire de ce que j'ai observé.

Ménorrhagie. — Le 30 mai 1865, j'ai d'abord suggéré à une de mes somnambules d'avoir ses règles avec moins d'abondance, chaque vingt-cinq jours et seulement pendant trois à quatre jours. L'écoulement menstruel de cette femme, qui dure une semaine et plus, revient d'une manière irrégulière et à des intervalles rapprochés de huit à quinze jours. Souvent il est compliqué de véritables hémorragies. Tout, chez cette femme, s'est accompli à la lettre. Je l'ai revue longtemps après et elle continuait à se bien porter.

Une autre fois, au commencement de juin de la même année, une femme menstruée avec irrégularité et trop fortement durant six jours, fut mise dans le sommeil léger par moi, et reçut l'injonction d'être réglée le 12 juin, pour quatre jours seulement. Tout arriva au moment fixé et dura le temps assigné.

L'observation qui suit est assez complète.

19e Observation. Il s'agit d'une fille habituellement en bonne santé, qui vint me consulter pour un dérangement de son flux menstruel Elle était réglée chaque vingt-un jours et avec abondance pendant six jours. Elle éprouvait en même temps de vives douleurs. Le 19 août 1862, après avoir mis cette fille en somnambulisme, je lui prescrivis d'être réglée trois jours, avec une perte de sang moitié moindre et chaque vingt-huit jours. Comme l'écoulement cataménial était attendu pour le 21 ou le 22, je le suggérai pour le 29 août. Il n'apparut qu'à l'époque désignée. La maîtresse de cette fille, chargée d'avoir l'œil sur ce qui se passerait, me confirma la réalité de l'événement.

Le 25 septembre, deux jours avant que les règles n'arrivent au moment fixé, la malade vint me trouver pour des souffrances qu'elle ressent dans le ventre et la région lombaire. Après l'avoir endormie, je lui affirme qu'elle sera réglée le lendemain à huit heures, pendant trois jours et sans douleur, ce qui a eu lieu.

Les menstrues suivantes sont aussi arrivées, d'après le nouvel ordre établi, le vingt-huitième jour, 26 octobre à huit heures du matin, et elles se sont passées tout à fait d'après le désir exprimé.

Selon les renseignements que nous avons pu ensuite recueillir, il paraît que depuis lors, les choses auraient continué de même.

Dysménorrhée. — J'ai traité un seul cas de ce genre. Le 16 août 1865, se présenta chez moi une fille de 34 ans et d'un tempérament lymphatico-nerveux. Cette fille était habituellement bien portante, hormis qu'elle n'était menstruée qu'un seul jour, en petite quantité, et que, toute une semaine d'avance, elle était prise de vives douleurs dans le bas-ventre. Trois fois aussi, depuis l'an dernier, il lui est arrivé de vomir un sang spumeux et rouge, immédiatement après le jour de ses règles. Cette personne venant de se reconnaître, je l'ai mise de suite en sommeil léger. Je lui ai suggéré la disparition de ses douleurs, le retour de ses menstrues chaque vingt-cinq jours et pendant trois jours. Ce traitement a été couronné de succès.

Aménorrhée. — J'ai aussi essayé de faire revenir les menstrues supprimées, et, trois fois, le succès a confirmé mes tentatives.

J'essayai d'abord la suggestion sur une grande et forte fille, d'un tempérament lymphatique, âgée de 22 ans, laquelle avait déjà eu plusieurs suppressions. Depuis six mois, elle n'avait rien vu reparaître. Je la mis en sommeil léger, le 11 décembre 1860, et je suggérai le retour des règles pour le 26 décembre ainsi que leur régularité à l'avenir. Elles revinrent au jour fixé, peu abondantes, il est vrai, et elles continuèrent depuis lors sans interruption nouvelle. Ce résultat me fut confirmé, et par cette fille et par sa mère.

J'expérimentai de nouveau la suggestion, pendant le somnambulisme, sur une veuve de 35 ans dont les menstrues étaient arrêtées. Je lui affirmai cet écoulement physiologique pour le 17 juin, à deux heures de l'après-midi, afin qu'il durât jusqu'au 21, à la même heure.

Cette femme ne conserva aucun souvenir de son sommeil et le seul témoin, la matrone, femme discrète et familière dans la maison, fut chargée par moi, tout en gardant le secret, de s'assurer de ce qui se passerait. Or, les règles revinrent le 17 juin, vers neuf heures du matin, en avance de cinq heures, et elles disparurent le 21 juin à deux heures du soir. Je crois pouvoir garantir que le secret fut bien gardé et la surveillance bien faite, et j'eus la satisfaction d'apprendre ce qui était arrivé non-seulement de la bouche de la sage-femme, mais encore de la malade que je connais depuis longtemps pour très véridique ; cette dernière, lorsqu'elle m'en parla, ne se doutait nullement du traitement suggestif que je lui avais fait : un traitement insignifiant avait masqué le véritable.

Je fis une dernière fois la suggestion, le 7 janvier 1863, sur une somnambule que j'endormais souvent et dont les règles n'avaient pas reparu depuis six semaines ; elle en attribuait la suppression à l'inquiétude que lui donnait un procès et au chagrin d'avoir perdu une chèvre. Elle me dit, tandis qu'elle dormait, qu'il n'y avait qu'un seul moyen certain de faire revenir l'écoulement : c'était de prendre de la tisane d'armoise, l'espace de huit jours et que, ce temps accompli, le sang reparaîtrait. Je ne doutai pas qu'elle prophétisât juste ; mais je crus mieux faire de laisser de côté sa rêverie et de lui annoncer avec autorité, qu'elle aurait ses règles le 8 janvier, à huit heures du matin. Elles n'apparurent que le 9, dans la soirée. Si l'événement n'arriva pas à échéance, il arriva pourtant ; grâce à une suggestion ferme qui, arrêtant toute divagation, neutralisa des idées préconçues, toujours si puissantes sur l'organisme des dormeurs.

Le hasard a permis que je me trompasse et que, pendant le sommeil léger, je fisse l'affirmation du retour des menstrues, dans les premiers mois de la grossesse, à deux filles qui dissimulaient leur position. Malgré même deux suggestions chez l'une d'elles, le flux menstruel ne revint pas. Je laisse à deviner pourquoi ?

Que les règles des femmes soient trop ou pas assez

abondantes; qu'elle soient douloureuses, irrégulières; qu'elles soient même suspendues, la pensée a une influence merveilleuse pour modifier tous ces accidents comme elle en a une pour guérir tant d'autres affections dont j'ai parlé. Pendant le sommeil ou les états analogues, l'utérus obéit ponctuellement à l'idée formulée dans le cerveau. Cette idée détermine, non-seulement l'absence de souffrance; mais encore la quantité de l'écoulement utérin, le temps de sa durée et l'époque où il devra arriver dans l'avenir. Il y a dans ces assertions de quoi faire hausser les épaules de certains lecteurs. Mais, je ne me sauve pas par une porte de derrière ; je me mets volontiers entre les mains des incrédules, pourvu qu'avant de me lapider, ils expérimentent et exercent leur contrôle à la manière de Frappart et de Braid.

HÉMORRAGIES

Du moment que par l'action de la pensée, réagissant pendant le sommeil sur les nerfs vaso-moteurs, il résulte, selon l'idée positive ou négative formulée : soit une congestion des vaisseaux capillaires de la muqueuse utérine et, par suite, un écoulement de sang; soit encore l'arrêt d'une perte sanguine par la rétraction de ces mêmes vaisseaux, il y a toute possibilité à ce qu'une hémorragie se produise ou cesse, dans d'autres parties de l'organisme, par la dilatation ou la contraction des autres canaux du système capillaire. On trouve, dans un ouvrage de Charpignon [1], un exemple de suppression d'hémoptysie par le moyen suggestif des passes. Je n'ai soigné que des épistaxis par impression morale, à la manière dont on traite le hoquet, et le succès est venu confirmer l'efficacité de

[1] *Physiologie du magnétisme*, p. 176.

ce traitement [1]. Du reste, cette dernière hémorragie doit être des plus faciles à supprimer par suggestion ; car les moindres révulsifs suffisent le plus souvent pour l'arrêter : une purgation, des linges mouillés appliqués sur les bourses d'après Fernel ; des lavements froids, d'après Sydenham ; de l'eau froide ou un corps froid sur le dos ou le cou d'après le vulgaire ; l'élévation brusque d'un bras, de manière à le fatiguer, d'après Négrier. Qu'y a t-il au fond de ces médications ? Une révulsion morale ; et par suite une révulsion locale ; rien en deçà, rien au delà.

CONSTIPATION

Il me suffit de suggérer, une seule fois, à un somnambule d'avoir toujours le ventre libre, pour que sa constipation cessât. Un mois et demi après, cette incommodité n'avait pas reparu. Ce fait me porta plus tard à suggérer à mes malades endormis d'aller à la selle, tous les jours et régulièrement à la même heure, et un très grand nombre d'entre eux obéirent à mes ordres.

RHUMATISME ARTICULAIRE AIGU

Les personnes atteintes de rhumatisme articulaire aigu présentant souvent du gonflement des jointures, il est à présumer que cette affection doit moins vite disparaître sous l'influence de la méthode suggestive qu'une simple névralgie, par exemple. C'est ce qui résulte des quelques expériences que j'ai faites.

Les deux premières fois que j'ai traité ainsi des rhumatisants, l'un, après un état de sommeil léger suivi de

[1] Maintenant en 1888, je ne compte plus les hémorragies que j'ai fait arrêter par suggestion hypnotique.

suggestion, est resté une heure sans ressentir de douleurs; et l'autre, deux jours à peu près.

Le 20 novembre 1864, un enfant de 12 ans, souffrant de rhumatismes articulaires, me fut apporté. Les deux poignets, une épaule, le cou-de-pied gauche étaient envahis. Il y avait un léger gonflement de ces jointures et de la fièvre. Après des frictions douces de près d'un quart-d'heure sur les parties malades, frictions pendant lesquelles j'eus soin d'affirmer a guérison, cet enfant ne ressentit plus rien et repartit à pied. Le même traitement fut continué jusqu'au 24 novembre, jour où douleurs, fièvre et gonflement avaient disparu, sauf une gêne à la région du cœur, gêne enlevée immédiatement par affirmation.

Le même mois, je ne fus pas aussi heureux sur une fille de 11 ans, atteinte d'un rhumatisme articulaire qui la faisait violemment souffrir, surtout la nuit. Inutile d'ajouter que cette affection était accompagnée d'une fièvre vive. Par simple affirmation à l'état de veille, les douleurs se dissipèrent et, bien que ses articulations fussent enflées, cette jeune fille se leva et se promena dans sa chambre. Mais cette rémission fut de courte durée; les douleurs revinrent moins intenses, il est vrai, et, dans l'espace de quinze jours, je fus obligé de les enlever quatre autres fois. Le mouvement fébrile ne me parut pas cesser et le rhumatisme continua à voler de jointures en jointures. Pour en finir plus tôt, je me vis forcé d'administrer du sulfate de quinine.

Le plus beau résultat qu j'obtins fut en mai 1864, sur une de mes somnambules qui vint me consulter pour des douleurs rhumathoïdes, débris d'un rhumatisme articulaire datant de trois mois et traité par le sulfate de quinine et les alcalins. Il n'existait plus d'élément fébrile. Dès que, après l'avoir endormie, j'eus fait la suggestion, les douleurs disparurent pour ne plus revenir.

Quel que soit l'avenir du traitement suggestif contre le rhumatisme articulaire aigu, il m'est resté la certitude, d'après les expériences précédentes, que ce traitement est le meilleur moyen de calmer la douleur, et ne serait-il utile que sous ce rapport, ce serait encore un bien.

FIÈVRE INTERMITTENTE

Il est connu de tout le monde que les fièvres intermittentes disparaissent avec une grande facilité par impression mentale, surtout lorsqu'elles sont quotidiennes et récentes. Pour ma part, j'ai trouvé cette médication empiriquement implantée dans les localités où j'ai exercé la médecine. Il m'est déjà arrivé de parler d'un fébricitant guéri après avoir jeté à la rivière un sac de toile qu'il avait porté sur la partie antérieure de la poitrine. J'en ai rencontré un autre qui fut débarrassé d'une semblable affection après qu'on lui eut fait manger un œuf à la coque avec des poux en guise de sel. C'est encore dans la pratique des bonnes femmes que j'ai vu réussir la médication par les toiles d'araignées. J'ai mis moi-même ce dernier remède en usage dans la classe pauvre et même aisée et j'ai, par là, souvent obtenu de belles cures. Je faisais recueillir ces toiles par les malades et je leur commandais de choisir les plus sales comme étant les meilleures. De ces moyens empiriques à la méthode plus sûre et plus rationnelle que j'emploie, il n'y a qu'une différence de plus ou moins d'efficacité ; en principe, dans les deux cas, la disparition de la maladie a lieu pendant un état d'équilibration de l'attention ; soit à la suite d'une affirmation de guérison que l'on se fait ; soit à la suite d'une révulsion violente et émotive de la pensée.

J'ai seulement traité par suggestion deux malades atteints de fièvre intermittente, après avoir mis le premier en sommeil léger, la seconde en somnambulisme. La fièvre que je fis disparaître en premier lieu était quotidienne et céda à une seule affirmation, pour ne plus revenir. Celle que je fis cesser ensuite sur une fille de 19 ans, était tierce et avait déjà récidivé deux fois, après un traitement au sulfate de quinine à faible dose. L'accès de cette dernière durait ordinairement six heures, et ce fut pendant son cours et dans la période de chaleur, que la suggestion fut pratiquée d'abord. Au réveil, ni le pouls, ni la chaleur à la peau ne changèrent ; mais le stade de sueur ne vint pas. La guérison se maintint douze jours, puis il y eut rechute. Ce fut alors que nous fîmes de nouveau l'affirmation pendant le somnambulisme, et une heure seulement avant l'arrivée de l'accès. Celui-ci fut à peine sensible. Depuis, rien ne reparut. Il faut ajouter que cette malade ne présentait pas d'hypertrophie appréciable de la rate et que, plusieurs jours après la dernière séance, elle avala deux cuillerées qui lui restaient d'une potion au sulfate de quinine. Malgré ce dernier incident, je crois que la fièvre a été réellement coupée par la médication suggestive; car il faut l'avouer, une affection qui n'avait pas disparu à l'aide d'une potion prise presque entièrement, n'a pas dû être guérie avec un faible reste de cette même potion.

DIARRHÉE

J'ai soigné trois personnes par suggestion pour cette légère maladie. L'une, c'était une femme qui relevait de couches, fut soulagée pendant un jour. Je l'avais seulement mise en sommeil léger. Une autre, à peine influencée, fut tout à fait débarrassée d'une diarrhée datant de huit jours. Une dernière enfin, sur l'affirmation d'une de mes somnambules qui lui dit qu'un verre d'eau magnétisée la guérirait en un quart d'heure, vit, après l'avoir bu, son flux diarrhéique se terminer pour ne plus revenir[1].

PHTISIE PULMONAIRE

Si le traitement suggestif réussissait contre la phtisie, ce ne serait pas être présomptueux que d'en inférer qu'il serait utile, à plus forte raison, dans toute autre affection grave avec lésion de tissus ; mais principalement, dans celles qui sont attribuées à des causes morales, sans en excepter le cancer. Ce qui porte à cette inférence, c'est qu'à égalité de force organique, chez un homme bien équilibré, le pouvoir réparateur de la pensée est égal, pendant le sommeil, à son pouvoir destructeur ; les expériences faites sur les somnambules démontrent que cette proposition est rigoureusement vraie. Mais, dans un corps épuisé, la pensée a perdu de son énergie : tandis que dans l'état de santé, elle pouvait être si active pour détruire ; dans l'état d'affaiblissement elle devient, en proportion inverse, moins apte pour réparer. La puissance de la pensée restât-elle toujours la même pendant les maladies organiques, on ne pourrait encore, à l'aide de son concours, prétendre amener dans ces cas une guérison immédiate, comme pour les affections sans lésion de tissus appréciables. Les brèches faites aux parties importantes de l'économie ne se réparent que par l'assimilation ; et il faut que la pensée, après avoir rétabli l'harmonie dans l'influx nerveux, il faut qu'elle stimule aussi l'appétit, active le travail digestif et nutritif ; sans un apport alimentaire préalable de quelque temps, sans un secours matériel, le bien-être produit par une surexcitation non soutenue, s'évanouirait comme un feu de paille.

[1] Cette affection, quand elle n'est pas compliquée, disparaît facilement par suggestion hypnotique.

Les avantages que j'ai obtenus dans le traitement d'un cas de phtisie, justifient l'induction précédente et doivent encourager à suivre la voie où je me suis engagé. Certes, je n'ai pas fait de miracle, tant s'en faut, j'ai à peine déterminé chez un malade de la modification dans l'état local; mais, par la disparition de plusieurs symptômes généraux, par l'appétit revenu, par la nutrition suractivée, par les forces relevées, j'ai laissé ce malade en cours de recueillir les fruits d'une médication qui aurait peut-être été couronnée de succès, si elle avait été continuée, tant les améliorations produites étaient devenues sensibles. Voici, du reste, son observation.

20e Observation. 26 novembre 1861. Colin, de Messein, gendarme à la garde, est soupçonné de tuberculisation depuis cinq ans. Cette année, il vient d'être renvoyé dans sa famille en congé illimité, pour y mourir. Il a eu déjà plusieurs fois des alternatives de mieux et de plus mal, des hémoptysies, des douleurs de côté surtout. Au moment où je l'examine, il présente une maigreur excessive et il a un mouvement fébrile très prononcé. Le sommet du poumon droit présente de la submatité, la respiration y est rude, entrecoupée de gros râles muqueux, ce qui me fait supposer quelques points de fonte purulente. Tout le reste de la poitrine est sifflant ; cependant le poumon gauche, hormis la sibilance générale, ne présente au sommet ni matité, ni râles humides. Toux fréquente et par quinte, crachats abondants, sommeil pénible, sueurs, perte d'appétit, vomissements des substances ingérées, bref, tout conspire à acheminer ce malade vers sa fin. Il n'est pas besoin de dire qu'il a épuisé une longue série des remèdes employés contre cette affection.

25, 28, 30 novembre. Colin, que j'ai pu mettre en sommeil léger, se trouve mieux. Il sue moins et il sent renaître son appétit. Les vomissements cessent.

2 et 4 décembre. Les séances de ces deux jours ont amené un effet remarquable. L'appétit augmente, la toux est moins fréquente, la respiration est plus facile, les sueurs ont tellement diminué que le malade ne change plus de chemise qu'une seule fois pendant la nuit.

9 décembre. 7me séance. Sommeil léger et suggestion. Plus de sueurs depuis le 5. Quintes de toux moins fatigantes et moins fréquentes. Crachats diminués de quantité, respiration plus libre, appétit, digestion bonne et n'étant plus troublée que par de légères vomituritions.

23 décembre. 10me séance. Plus de sueurs, plus de vomissements. Le malade fait quatre repas par jour. Toux et crachats sans changement depuis le 5. Même submatité au sommet du poumon droit, râles moins abondants en ce point, respiration toujours rude.

30 décembre. Colin, pesé le 26 novembre, a augmenté depuis lors de un kilogramme. Dans les deux pesées, il avait sur lui les mêmes vêtements.

7 janvier 1862. 14me séance. Quintes de toux plus rares, crachats diminués, plus de sueurs, grand appétit. Je fais disparaître un point de côté.

22 février. 21me séance. Forte amélioration, le malade ne tousse plus que pour cracher. Bon appétit, bon sommeil. Digestions un peu laborieuses.

1er mars. 23me séance. Quintes de toux revenues. Crachats plus abondants, douleur de côté, respiration difficile, vomissements des substances ingérées. Inappétence. Je ne sais à quoi attribuer ce revirement.

6 mars. Les symptômes inquiétants revenus à la fin de février ont disparu. Le malade est dans un état aussi satisfaisant que celui où il s'était déjà trouvé. Il pèse un demi-kilogramme en plus que le 30 décembre.

22 mars, 25me séance. Colin tousse encore, mais il n'a plus de quintes. Ses crachats sont toujours abondants. Grand appétit, plus de sueurs, forces de beaucoup augmentées. Cet homme se trouve tellement bien, qu'il se décide à retourner reprendre son service malgré les observations qui lui sont faites ; car il est loin d'être guéri. La matité du sommet du poumon droit n'a pas changé, la respiration est toujours rude en cet endroit et quelques bulles y sont perçues encore à l'auscultation. En résumé, l'état local est presque le même en ce point ; mais, dans toutes les autres parties des organes pulmonaires, il est modifié en mieux et l'état général, plus satisfaisant, n'est plus reconnaissable.

Cette observation montre qu'un grand changement s'est opéré, en moins de cinq mois, sur un phtisique dont on désespérait. Je ne doute nullement que l'emploi des procédés suggestifs n'ait été, en grande partie, la cause de l'amélioration survenue ; ce qui me prédispose à le croire, c'est que le mieux déclaré dès les premières séances a continué presque toujours d'une manière régulière et progressive. Je suis certain, pourtant, que le retour dans sa famille et au milieu de ses amis de jeunesse a distrait ce malade et l'a empêché de s'affaiblir aussi vite qu'il aurait dû. Mais je ne pense pas que cette dernière cause à elle seule ait suffi pour amener un changement aussi marqué ; car lorsqu'il se laissa endormir, il y avait déjà plusieurs semaines qu'il était de retour, sans qu'il ait vu son état se modifier favorablement. Il faut dire aussi que Colin continua l'usage de pilules de protoïdure de fer prescrites par son médecin-major. Mais, ces pilules n'ayant pas eu d'effet avant mon traitement, il n'est guère probable qu'elles en aient eu pendant. Tout en accordant qu'il est possible que le sel de fer ait été, dans ce cas, un modificateur excellent de l'organisme, il m'est encore difficile de n'être pas convaincu de l'efficacité du traitement par suggestion.

J'ai eu l'occasion d'apprendre, qu'après son départ, ce phtisique alla bien et fit son service pendant trois mois. Il fut pris ensuite tout d'un coup, à la poitrine, d'accidents aigus qui le firent périr en quatre jours.

Je dois à la vérité d'ajouter que dans la même maladie, je me servis du procédé de suggestion, deux autres fois et inutilement, sur une petite fille de dix ans et sur un jeune homme arrivés, l'un et l'autre, dans le marasme. Je pus, aussi, mettre en somnambulisme une femme tuberculeuse et lui enlever une douleur pleurétique qui n'avait pas reparu neuf jours après. J'aurais aimé de continuer sur elle le même traitement ; mais on lui mit dans la tête que le diable y était pour quelque chose, et il me fut impossible de vaincre sa résistance. Dans ces derniers temps, on m'amena encore un phtisique arrivé dans un état plus que désespéré. Je parvins à le mettre en sommeil léger et à lui faire la suggestion : il se trouva tellement bien de cette unique séance que, pendant un jour, il se crut guéri. Je ne pus entreprendre cet homme de nouveau qu'une semaine après, mais il était mourant ; à peine s'il fut influencé.

VARICES DES AVANT-BRAS

Une somnambule de profession me consulta, une fois, pour quelques petites tumeurs développées le long de ses avant-bras. Elles étaient à peu près sphériques, du volume d'un pois, dépressibles et situées sur le trajet des veines. Il n'y avait pas à s'y tromper, c'étaient des varices dont le développement avait été favorisé, et par le ralentissement de la circulation qu'amène l'état de sommeil, et par la position assise de cette femme, endormie souvent sur une chaise les bras pendants et immobiles. Cette femme fut d'abord guérie après une seule suggestion et, un mois plus tard, je ne revis plus rien. Mais ces varices ayant reparu l'année suivante, je refis le même traitement; et cette fois, elles s'effacèrent encore plus vite, mais pour ne plus revenir.

GOÎTRE

J'ai souvent endormi deux femmes, porteuses d'une hypertrophie de la glande thyroïde pour leur en suggérer la disparition à une époque déterminée d'avance. J'espérais, par une incubation aussi prolongée, arriver plus aisément au but. Elles ne furent nullement débarrassées de leur goître pour l'époque indiquée ; mais, par contre, elles crurent à la fin, l'une et l'autre, que leur tumeur avait disparu. Sans doute que j'avais mal fait la suggestion ou que j'avais été mal interprété. Toujours est-il, qu'ayant exprimé devant l'une de ces femmes une opinion contraire à la sienne, elle porta la main à sa gorge et, la passant sur son goître, elle m'assura avec le plus grand sérieux qu'il était disparu, bien qu'il fût apparent comme le soleil ; je lui avait donné une idée folle [1].

ENTORSE

Il est un traitement de cette affection traumatique qui est devenu populaire. Certes par son emploi on ne ressoude pas les esquilles osseuses, s'il y en a ; on ne cicatrise pas immédiatement les ligaments articulaires rompus ; mais on enlève la douleur en peu de temps. Plusieurs fois par jour, jusqu'à ce que le malade ne ressente plus rien, on pratique, pendant une demi-heure à une heure, des frictions légères sur la partie douloureuse et on les dirige dans le sens de la circulation veineuse. Des rebouteurs et des médecins m'ont assuré n'avoir eu qu'à se louer de cette méthode. J'ai entendu, entre autres, un célèbre professeur qui s'était fait ainsi traiter pour une entorse du genou, et qui s'en étant bien trouvé, avouait avec sens ne pouvoir expliquer la cause d'un changement si favorable. La médecine vétérinaire même s'est emparée de ce mode de traitement et, d'après ce que j'ai lu, elle n'aurait eu qu'à s'en féliciter. Pour mon compte personnel, j'ai été frappé

[1] J'ai tenté assez souvent de faire résoudre des goîtres par suggestion hypnotique. J'ai réussi quatre fois ; les sujets étaient jeunes et la tumeur chez chacun était molle et peu volumineuse. Ce n'est pas qu'on ne puisse espérer davantage. La preuve en est qu'une hypertrophie de la glande parotide droite avec induration rebelle à tous autres traitements, disparut chez un enfant de dix ans au bout de trois mois de suggestion pendant le somnambulisme.

aussi de la rapidité avec laquelle on fait parfois disparaître les douleurs d'une entorse. Eh bien, sous ce moyen si efficace, il n'y a qu'un simple phénomène : l'appel soutenu de l'attention du malade sur des manœuvres qui le frappent et sur l'idée de guérison qu'on lui affirme ; pour peu qu'il tombe en charme, la révulsion morale doit avoir de l'effet sur lui [1].

Afin de convaincre le lecteur de la cause véritable de la guérison de l'entorse, qu'il médite sur le récit suivant, il vaut bien une argumentation. Il existe à Nancy une religieuse fort dévouée et justement renommée pour guérir certaines maladies et, en particulier, les entorses. Les procédés qu'elle emploie ne paraissent pas rationnels et font sourire les représentants de la science officielle. Des frictions, des amulettes, des pratiques de dévotion, etc., forment la base de ses moyens thérapeutiques ; c'est dire qu'elle fait de la médecine morale sur une assez grande échelle. Ce qui favorise surtout ses succès, c'est que, contrairement aux praticiens, pour la plupart froids et sceptiques, elle a une extrême confiance aux méthodes dont elle se sert et fait ainsi pénétrer sa foi dans l'esprit des malades.

Un vannier s'étant fait une entorse, se mit entre les mains de cette sœur. Il se trouva tellement bien des frictions qu'elle lui fit, qu'immédiatement après il se mit à marcher presque aussi facilement qu'auparavant ; il n'accusait plus qu'une légère souffrance. Quelques jours après cet homme, parlant à un juif de son accident et de l'état quasi-satisfaisant dans lequel il avait été amené si vite, ce dernier lui repartit qu'il s'entendait aussi à guérir

[1] Il est probable que l'action du massage pour dissiper la colique néphrétique ou la fatigue, que l'on soit mis dans un bain ou non, s'explique de la même manière que l'action des frictions pour l'entorse. (*Note de la 1re édition.*)

la même maladie et qu'il allait achever la cure. Il lui fit alors des passes à distance au-dessus de l'articulation lésée ; et cet artiste eut les honneurs d'avoir complété l'œuvre si bien commencée. A peu de temps de là, une personne que j'avais initiée à mes manières de guérir, entendit ce vannier se plaindre d'une douleur de dents, et disant qu'il serait heureux de trouver quelqu'un pour lui enlever ce mal aussi vite que son entorse ; cette personne lui assura qu'elle connaissait un procédé pour calmer la névralgie dentaire et qu'elle allait le délivrer de son mal en moins de temps encore qu'il en avait fallu pour dissiper sa souffrance articulaire. Elle lui fit ouvrir la bouche, lui mit un doigt sur la dent cariée et en même temps lui annonça sa guérison. Elle n'eut pas plutôt retiré son doigt, ô miracle! que le vannier resta tout étonné de ne plus souffrir. Aussi mit-il, avec raison, ce nouvel Esculape au-dessus des premiers.

Il ne faut pas rire de ce malade ni de ses médecins ; tous autant que nous sommes, nous guérissons les autres et nous nous laissons guérir de la même façon. Souvent et sans le savoir, au lieu de masquer la cause véritable de la guérison avec les doigts, nous la masquons avec des remèdes plus ou moins inertes. De cette histoire, la conclusion la voici : c'est que le fameux procédé pour dissiper les douleurs de l'entorse, n'est autre que celui qui est employé par les magnétiseurs pour toutes les maladies et par Puel pour vaincre la contracture cataleptique ; c'est en un mot, la suggestion pratiquée sur les individus que l'on amène dans l'état de charme ou dans le sommeil profond.

En jetant un regard rétrospectif sur ces dernières pages, je m'aperçois n'avoir touché qu'à quelques-unes des maladies où la thérapeutique du sommeil peut être employée avec succès. Le nombre en est suffisant pour démontrer que, si j'ai été dupé et mystifié (c'est là l'argument des esprits forts contre ceux qui, comme moi, s'efforcent de porter la lumière dans les sciences occultes), il n'est pas possible d'admettre que l'on m'ait trompé dans tant de circonstances et que j'aie eu des yeux pour ne point voir. C'est ma conviction la plus entière : il est un art de faire réagir le moral sur le physique ; non-seulement chez les autres, mais aussi sur soi. Même sans l'intermédiaire d'un endormeur, sans manœuvres, sans formules cabalistiques, sans fétiches, sans rien d'apparent ; uniquement en concentrant son attention sur l'idée d'être guéri, l'on peut devenir plus habile sur son organisme que le plus savant des docteurs avec l'immense matériel de fioles et de pilules mis à sa disposition. Énergie, instantanéité, précision mathématique et sûreté dans les résultats [1], qualités qu'aucun remède n'a à un aussi haut degré, tout homme en possède l'agent.

Non pas que je croie à chacun une puissance sur soi-même supérieure ou égale à celle des remèdes, ainsi qu'il arrive à des dormeurs profonds ; non pas, à plus forte raison, que je nie les propriétés et, par conséquent, l'utilité des médicaments (je viens ajouter à la thérapeutique, la confirmer davantage et nullement la détruire) ; mais je pense que la méthode hypnotique, dont l'action de la pensée est la base, doit être employée, de préférence aux remèdes, au moins sur les personnes impressionnables ; quant à dire que c'est dans toutes leurs maladies, je n'en sais rien, mais l'induction porte à le croire. La raison de l'opinion que j'émets repose sur ce que les méthodes

[1] Il est clair que les remèdes, demandant du temps pour être absorbés, ne peuvent impressionner aussi vite le système nerveux que la pensée. Encore moins, peuvent-ils être dosés proportionnellement à l'influence qu'ils doivent produire pour amener les effets favorables.

classiques de thérapeutique sont encore trop dans l'enfance de l'art et par cela même souvent dangereuses. La médecine morale, au contraire, est ce qu'il y a de moins empirique; une simple négation de la maladie, surtout pendant l'état passif, est toujours bien interprétée dans l'organisme et suffit à elle seule pour amener les plus belles guérisons.

Je viens de dire que, sans même le secours d'un endormeur; seulement en concentrant sa pensée avec intention d'être guéri, on a déjà une science de l'art médical, en temps qu'appliquée à produire des effets curatifs. Déjà beaucoup de somnambules connaissent ce secret de se traiter, sans le secours de personne, et de dissiper la plupart de leurs maux par affirmation négative. Mon muet Loué se guérit ainsi de ses rhumes de cerveau, de bronchites, de douleurs névralgiques, etc. ; il ne lui faut que peu d'instants. J'ai pu moi-même m'enlever une hémicrânie, par deux fois et en quelques minutes, en en exprimant le désir tandis que je regardais un objet avec attention. Ce pouvoir que l'on a sur soi-même, les magnétiseurs le connaissent depuis longtemps sous le nom d'automagnétisme; il était déjà connu des Stoïciens. On trouve, à travers les âges, des hommes qui, en le voulant, ont su se rendre insensibles aux douleurs, comme Campanella; ou qui se sont guéris par l'action de la pensée, comme le philosophe Kant, lequel s'était affranchi entièrement du secours des médecins.

Et du moment que l'on a le pouvoir de soulager ses maux ou de les guérir, il est logique que l'on ait celui de les prévenir. C'est aussi facile. Feuchtersleben, l'auteur de l'hygiène de l'âme, rapporte qu'il n'a prolongé son existence maladive qu'à l'aide d'une lutte morale de tous les instants. Le divin Gœthe garda la conviction de n'avoir échappé à une épidémie qu'en conservant sa fermeté d'âme. Mais on le voit tous les jours, quand le fléau de l'Inde vient fondre sur nous comme un ouragan, il n'emporte dans sa course que les êtres usés et épuisés, les faibles et les peureux ; il respecte surtout ceux qui sont doués de force morale.

Ce qu'ont pu sur eux-mêmes Campanella, Kant, Feuchtersleben, Gœthe, il en est beaucoup de capables de le faire et de leur ressembler en cela : il leur suffit de prendre l'habitude de se concentrer sur eux-mêmes, puis, lorsqu'ils souffrent, de faire réagir leur attention sur des idées négatives de ce qu'ils ressentent ; ce n'est là, d'abord, qu'une affaire d'exercice et de patience. Une fois qu'ils seront arrivés à avoir à leur service une pensée disciplinée et qu'ils auront, en même temps, acquis la conviction de leur force morale, ils seront les maîtres de leur organisme. Mais ceux qui sont impuissants à se mettre dans une forme de l'état passif ; qu'ils s'accoutument à veiller sur eux d'une façon incessante ; qu'ils observent et maîtrisent tous les mouvements de leur âme. En portant surtout leur pensée dans cette région sereine de la raison où savent s'élever les hommes supérieurs qu'ils doivent prendre pour modèles, ils peuvent encore, par cet exercice volontaire, s'empêcher d'être assaillis de bien des misères et se soutenir ou se relever quand ils en sont écrasés [1].

[1] Les résultats avantageux que j'ai obtenus à l'aide de la médication par suggestion hypnotique, résultats dont je viens de donner une étude assez approfondie, ne sont pas pourtant suffisants, pour donner une idée satisfaisante de ce que peut être aujourd'hui la thérapeutique suggestive. Aussi, pour plus de lumière, j'ai voulu faire un relevé approximatif de mes cures, pendant les deux années dernières à l'instar de mon ami, le Dr Van Renterghem, qui emploie à peu près la même méthode de traitement que la mienne. Quoique les neuf dixièmes de mes malades, aient été atteints de maladies chroniques, presque déjà toutes traitées auparavant, j'ai obtenu sur eux plus de cinquante pour cent de guérisons, chiffre se rapprochant de celui de M. Van Renterghem

qui monte à 56,17 pour cent. Mais ce n'est pas là tout ce qu'il y a à espérer du traitement hypnotique. Que de malades en plus, parmi ceux qui se sont présentés à ma clinique, auraient pu être guéris ou soulagés, s'ils avaient eu la patience ou le temps de continuer à venir se faire endormir! Combien, partageant des préjugés invétérés, se sont retirés dès le début de leur traitement, par manque de confiance en une médication dépouillée de toute forme concrète ! Combien il en est qui, une fois guéris, ne se sont pas donnés la peine de me le faire savoir !

CHAPITRE VI

APERÇU GÉNÉRAL SUR LA THÉRAPEUTIQUE SUGGESTIVE

Le système nerveux se compose : 1° du cerveau ; 2° de la moelle et de ses appendices, lesquels président tous deux à la vie de relation ; 3° du nerf grand sympathique qui a la vie organique sous sa dépendance. Ces trois parties du système nerveux communiquent entre elles : la moelle avec le cerveau, et le grand sympathique avec le centre céphalique par la moelle, cela, à l'aide de ses nerfs sensibles et moteurs reliés aux troncs des paires crâniennes et spinales. Cette union anatomique fait comprendre que les parties du système nerveux ne forment qu'un seul tout. A chacune d'elles est réparti un rôle propre ; mais celui de la moelle, qui est de conduire les impressions au cerveau, de transmettre les incitations aux mouvements venant de ce dernier organe, d'avoir, enfin, des propriétés excito-motrices secondaires ; mais celui des nerfs ganglionnaires, qui est de veiller à la nutrition et, par l'émotion, de faire écho à la pensée, sont des rôles qui dépendent, en plus, d'une action supérieure du cerveau dont ces parties sont l'une et l'autre la prolongation.

En outre, une force active, partant du cerveau et douée

d'initiative, l'attention, d'un côté et avec conscience, perçoit les impressions, les fixe dans la mémoire, sert à ordonner les mouvements et à réveiller les émotions, suscite les idées, souvent de manière à rendre les sensations présentes dans les régions de l'organisme d'où elles sont venues, et enfin régularise le pouvoir excito-moteur de la moelle. A l'aide de cette force, d'un autre côté et avec inconscience, le cerveau, par l'intermédiaire du système ganglionnaire, perçoit encore des impressions, souvent causes de mouvements réguliers et utiles des viscères, et il préside à ces phénomènes intimes si admirables d'assimilation et de désassimilation qui nous révèlent une intelligence profonde. Par l'attention, ce promoteur suprême, le cerveau est donc le foyer de toutes les excitations sensitives, mémorielles, intellectuelles, locomotrices, réflectives et nutritives ; c'est de ce centre que procède la vie sous ses deux aspects, animal et végétatif. Ni la moelle, ni le grand sympathique ne sont indépendants du cerveau. Privée du cerveau, la moelle est comme aveugle, les mouvements qu'elle réfléchit ne sont plus coordonnés dans un but intelligent. Privé de ce même organe et aussi du cerveau, le nerf grand sympathique peut encore entretenir la vie quelques instants, mais cette action propre finit par s'éteindre.

La propriété qu'a ce nerf de continuer ses fonctions : d'abord pendant que les autres parties du système nerveux sont en repos ; et ensuite, lorsqu'il est entièrement séparé de la moelle, a fait penser qu'il est un centre isolé d'action. Il n'en est rien. Dans le premier cas, il fonctionne en vertu d'une solidarité qui lui est commune avec ces parties, il leur rend alors sous une autre forme ce qu'il en reçoit ; dans le second cas, ne recevant plus d'excitation de son stimulant direct, il continue, en vertu du pouvoir condensateur de ses ganglions, à agir sur les organes, avec la provision de force nerveuse qu'il a reçue et accumulée.

Cerveau, moelle et grand sympathique, sont tous trois partie essentielle d'un même tout; ils règnent ensemble ; mais, seul, le cerveau gouverne. Par son principe d'activité, l'attention, et surtout par la pensée dont cette force est encore l'élément excitateur essentiel, le cerveau est la clef de voûte de l'édifice humain. Grâce à ces deux puissances, l'attention et la pensée, c'est de ce centre que tout émane, c'est sous son influence que l'homme se met non-seulement en rapport avec le monde extérieur et veille activement à sa conservation ; mais encore qu'il se forme, se développe et s'entretient.

Disons-le ici, nous sommes loin de l'hypothèse des savants qui font préexister la pensée au corps, et de l'opinion de ceux qui la regardent, ou comme une production du cerveau [1], ou comme ayant, sans ce dernier, une existence propre. Ces manières de voir ne sont pas soutenables ; il est impossible de comprendre que la pensée soit antérieure, en dehors ou consécutive à son organe ; qu'elle le devance comme la vapeur a devancé ses machines, ou qu'elle soit sécrétée comme un produit éliminé d'une glande, ou qu'elle puisse subsister sans un revêtement matériel.

Par l'attention, la sensibilité, les idées, la pensée, le raisonnement, les fonctions vitales se produisent dans le cerveau, en permanence et tout le temps de l'existence, pour se répercuter partout où il y a du tissu nerveux. Centres d'innervation, nerfs, attention, sensibilité, pensée, organisme, sont des manifestations inséparables commen-

[1] Pour Cabanis, la sensibilité est un produit nerveux ; pour Broussais, l'intelligence est une sécrétion, et pour Bluchner, cette dernière est la résultante de toutes les forces du cerveau.

çant, se développant et finissant ensemble. Ce fait ne se démontre pas, on en a conscience, il est patent, il saute aux yeux. Qu'on nous montre seulement la pensée pleine de vie, c'est son caractère essentiel, qu'on nous la montre distincte de son organe, nous nous rendrons à l'évidence. Ceci est dit au point de vue strictement scientifique, et, par conséquent, à ce point de vue on ne peut aussi rien préjuger sur la vie indémontrée d'outre-tombe.

Nous sommes aussi bien loin de partager l'erreur de Bichat, lequel a trop séparé les fonctions du nerf grand sympathique de celles du système cérébro-spinal. Lorsque suivant les traces de cet homme de génie, Flourens et Vulpian ont observé que la vie continue chez un animal, même lorsque le cerveau est séparé de la moelle, et qu'ils en ont inféré la séparation complète de l'intelligence et de la vie, ce qui porte à croire qu'il n'y aurait plus, dans cet organe, de pensées au-delà de celles qui sont conscientes, ils ont mis sur la voie de se tromper étrangement ; et ils ont encore plus augmenté à ce sujet l'antagonisme qui existe entre nos principes et les leurs. Mais leurs expériences, dont ils tirent des conclusions trop absolues, ne prévalent pas contre cette vérité, qu'il émane du cerveau une seconde intelligence qui se manifeste à notre insu dans l'organisme et préside à la vie végétative, de même que l'autre veille à la vie de relation en restant, dans son action, comme en harmonie préétablie avec sa congénère.

Poussant la logique à l'extrême, et partant du même principe, Barthélemy-Saint-Hilaire va d'abord jusqu'à affirmer que la pensée n'intervient pas plus dans notre nutrition qu'elle intervient dans la vie de la plante qui n'a pas de cerveau : comme si les fonctions d'un végétal sont en tout comparables à celles de nos tissus où des nerfs sont répandus à profusion ! Trousseau, non moins explicite, à son tour, assure que l'âme, ou pour mieux dire, la pensée consciente, ne se mêle pas du pot-au-feu de l'économie. Ainsi, pour les deux auteurs précédents, la pensée consciente n'a aucune influence sur les fonctions nutritives. Cela est vrai, en temps que la vie peut s'entretenir sans son aide, ce que l'on remarque chez des idiots ; mais cela veut-il dire, pour ces auteurs, que la pensée consciente est sans action sur les fonctions innervées par le système ganglionnaire ; ou bien qu'il n'y a pas de pensée active présidant aux phénomènes de nutrition?

Quant à la première supposition, nous la rejetons. Sans que l'on ait connaissance des expériences que nous avons répétées sur des somnambules, et qui démontrent combien sont grandes les influences de la pensée sur les phénomènes nutritifs, l'observation de tous les jours présente trop d'exemples d'une telle action pour qu'on la nie. Quant à la seconde supposition, il nous est permis de la faire et de nous demander comment : là où il y a des nerfs sensibles et moteurs communiquant à la moelle, comment y aurait-il, par conséquent, perceptions, mouvements harmoniques, phénomènes merveilleux d'assimilation et de désassimilation, sans qu'il y eût une pensée présidant à ces actes ; lorsque à côté, dans le même être, il y a aussi des nerfs sensibles et des nerfs moteurs aboutissant à un même centre nerveux, réunis aux mêmes points d'émergence et reconnus pour des éléments de perceptions, de mouvements, et par-dessus tout, de pensées? Admettre que les nerfs sensitifs et moteurs de la vie de relation sont des instruments de la pensée, c'est implicitement admettre la même chose pour les mêmes nerfs de la vie organique.

Dans le cerveau, outre l'attention, il y a donc une seconde force promotrice de tous les phénomènes psychiques et vitaux. Cette autre puissance dynamique, animée par l'attention et inséparable du corps, c'est la pensée. De ce centre nerveux, elle agit de deux manières différentes : sciemment sur les fonctions de relation, et insciemment sur celles de nutrition. Il résulte des faits observés journellement et des expériences pratiquées sur les somnambules, que des deux formes de pensée, celle qui est consciente tient le gouvernail et peut, dans l'état de sommeil et ses états analogues, suractiver ou ralentir l'action de sa congénère, et se traduire dans les tissus, en dénaturant même cette action. De plus, il résulte encore qu'elle a la faculté d'accumuler ou de diminuer l'attention partout où il y a vie. Aucun de ces phénomènes n'aurait lieu, si le système nerveux ne formait une grande unité avec la pensée et l'attention au sommet. La moelle, douée du pouvoir excito-moteur, le système ganglionnaire, doué du pouvoir émotif et nutritif, perdent même ces propriétés dès que le cerveau ne leur prête plus le concours de l'une ou de l'autre de ces puissances.

Mais les phénomènes dont l'attention et la pensée sont les moteurs, depuis les sensations jusqu'aux actes les plus intimes de la nutrition, ne se présentent pas seuls dans l'économie : l'attention, avons-nous dit, a encore la propriété de se porter avec accumulation là où il y a un vif appel du côté des nerfs sensibles, ou bien vers les tissus où une pensée la dirige ; par ce mouvement, elle abandonne plus ou moins certaines fonctions, et elle peut ainsi exalter ou paralyser tour à tour les sens, les muscles, la mémoire, l'intelligence et chacune des fonctions nutritives. Il se passe alors, dans l'être humain, un transport de cette force sur des régions du corps aux dépens des autres régions ; et cette rupture d'équilibre qui, bien qu'exagérée, ne tarde pas à disparaître dans l'état de santé, quand elle devient permanente, est le caractère primitif et commun de toutes les maladies.

Cette fluctuation de l'attention existe dans tous nos actes de la veille et du sommeil ; elle a lieu dès qu'il se fait un appel d'activité quelque part ; c'est une loi de notre être et la maladie n'est que le résultat de son exagération. Dans les oscillations de cette force se portant avec abondance vers certains organes et diminuant partout ailleurs, les choses se passent dans le corps comme dans un théâtre ; le cerveau en est la scène, et c'est de là que part l'action ; quoique se présentant en dehors de lui sous des aspects différents, les deux mouvements opposés de flux et de reflux de l'attention sont toujours un et ne relèvent que du cerveau, de même que toutes les autres manifestations du système nerveux qui ont lieu dans l'organisme.

C'est dans ce pouvoir qu'a l'attention de s'accumuler consciemment ou non sur n'importe quelle fonction ou de s'en éloigner ; c'est dans la loi de ces fluctuations que l'on trouve, d'abord, l'explication de la manière dont se forment les maladies, et, ensuite, celle de leur terminaison heureuse ou fatale ; par conséquent, c'est aussi en cette loi que l'on trouve la théorie des guérisons par l'action des remèdes réagissant sur le physique, et celles des cures s'effectuant par la réaction du moral.

Les maladies prennent naissance de deux façons : ou par l'influence de la pensée, ou par celle des causes extérieures ou intérieures.

Quand, volontairement ou non, l'attention s'exerce sur des idées abstraites ou sur des idées émotives et que, s'y accumulant, elle s'y met en arrêt, il se produit nécessairement une rupture d'équilibre dans la distribution harmonique de cette force et les effets en sont divers. Ou bien, elle est par contre-conp une cause d'excitation sur des organes ; de là des maladies par exagération de la sensibilité, des idées, de la motilité, des fonctions végétatives d'une part ; ou bien, de l'autre part, elle est de même une cause de manque d'excitation sur de semblables organes : de là des affections par diminution de la sensibilité, des paralysies du sentiment ou du mouvement, des stases dans les liquides, de la paresse des fonctions nutritives, etc. L'un ou l'autre de ces caractères opposés domine dans les maladies, et derrière le plus saillant, on peut parfois retrouver celui qui lui est contraire. Grâce à l'attention que la pensée fait manœuvrer, ces caractères morbides se résument donc, en principe : tantôt en une perception trop vive d'impressions au cerveau, et tantôt en une absence ou une diminution dans les perceptions de ces mêmes impressions.

Mais ce n'est pas toujours par l'action de la pensée que naissent les maladies ; ce n'est pas seulement une idée remémorée qui a le pouvoir de désaccorder l'attention ; ce sont aussi les impressions sensibles, extérieures et intérieures, conscientes ou non, qui appellent cette force en excès sur les extrémités ou sur les surfaces nerveuses : qu'elles soient dues à des causes extérieures, pression, température, électricité, humidité, etc. ; ou à des causes intérieures : microbes, poisons, etc. Par suite de ces impressions, il y a, où elles se produisent, des signes d'excitation, et ailleurs, des signes de sédation ; selon que les uns ou les autres de ces caractères dominent dans une région du corps, on y voit le siège de la maladie [1].

L'élément symptomatique opposé à celui qui est le plus en évidence, on le retrouverait souvent, si l'on analysait ce qui se passe dans d'autres systèmes d'organes. Si, aux

[1] Le germe du mécanisme de notre théorie, ancienne comme le monde se trouve nettement établi par Bichat dans ses recherches physiologiques sur la vie et la mort. « Voyez toutes les maladies, écrit-il, les inflammations, les spasmes, les hémorrhagies spontanées. Si une partie des tissus devient le siège d'une action plus énergique, la vie et les forces diminuent dans les autres (édition Charpentier, 1864, p. 98).

symptômes qui sont les plus apparents et qui sont le premier terme de l'entité morbide, les médecins n'accordent jamais trop d'importance ; en revanche, ils ne recherchent pas assez les symptômes plus cachés et, s'ils les reconnaissent, ils n'en distinguent pas la nature ou s'en occupent avec trop de légèreté. Que dirait-on d'un aliéniste qui, dans la mélancolie avec diarrhée de substances non dirigées, ne comprendrait pas que l'idée fixe du malade se produit aux dépens de l'attention destinée aux intestins, et que la surexcitation des mouvements de ces viscères est un effet de l'abandon de la moelle par la force nerveuse, force qui n'en équilibre plus les propriétés? Eh bien ! ce symptôme antagoniste que l'on retrouve dans la mélancolie n'est certainement pas isolé ; en observant avec soin, on en remarquerait de semblables dans d'autres maladies. Si ces manifestations morbides de nature opposée n'étaient pas confondues, mais bien distinctes ; si l'on tenait plus de compte du rôle actif et distributeur du cerveau dans les dérangements organiques, on aurait une voie plus large ouverte à la thérapeutique, laquelle, quoiqu'on en ait dit, est loin d'être sortie des voies de la routine. Outre l'appel de l'attention inconsciente vers les impressions internes et externes, point de départ des lésions de tissus : toujours la pensée consciente vient, à l'insu du patient et aveuglément, entretenir la production pathologique. C'est que, l'impulsion une fois donnée, tout s'enchaîne dans l'action nerveuse; ce qui ne pourrait avoir lieu si les deux vies apparentes étaient réellement séparées.

La maladie prenant naissance par l'appel de l'attention vers des impressions qui naissent dans une région quelconque du corps, et cela aux dépens d'autres parties organiques qui deviennent privées de l'influx de cette force ; cette maladie doit naturellement être dissipée par une action révulsive : excitante là où il y a manque de stimulation, et calmante là où il y a une excitation trop forte ; de cette façon, les impressions se réveillant d'un côté et devenant inconscientes de l'autre, l'attention désaccordée retourne à l'équilibre et ramène conséquemment l'harmonie dans l'organisation.

C'est ce mécanisme que l'on entrevoit dans la terminaison des maladies se dissipant par crises finales : éruptions, sécrétions abondantes, hémorrhagies, etc. Ces crises ne paraissent que la conséquence d'efforts aboutissant à des sensations et faits en sens inverse des impressions qui ont été l'origine du mal. Aussi est-il probable que les choses se passent de même dans toutes affections finissant d'une manière heureuse ; ce qui nous porte encore plus à le croire, ce sont les résultats qu'entraîne la coïncidence fortuite de symptômes nouveaux pendant le cours d'une maladie grave. Ici, c'est la révulsion produite par une affection aiguë, venant en compliquer une chronique qui amène la guérison de cette dernière ; elle la fait devenir inconsciente. « Dans les maladies aiguës, dit Cabanis[1], les mouvements sont, pour l'ordinaire, puissants et vigoureux : ces maladies deviennent souvent de véritables crises ; c'est-à-dire qu'elles servent à résoudre et à dissiper d'autres maladies antérieures auxquelles les forces conservatrices n'ont opposé qu'une résistance inutile, ou dont l'art a vainement tenté la guérison. » Ailleurs, c'est une dartre, une ulcération, une souffrance locale, etc., qui forcent à devenir bénigne une affection grave et invétérée. Les faits de ce genre ne sont pas rares. Et au-dessus de ces phénomènes morbides révulsifs où l'attention inconsciente joue le plus grand rôle, il est une autre puissance, la pensée, qui domine tous les mouvements que cette force imprime à la marche des maladies.

[1] *Rapport du physique et du moral*, t. II, p. 340.

Certes, l'on peut dire que la pensée agit souvent en aveugle, bien qu'elle soit ce qu'il y a de plus relevé dans l'homme. Lorsque les malades se frappent, entrevoient la mort, ils aggravent toujours leur état ; mais, sont-ils pleins d'espoir, par cette révulsion mentale en sens contraire du mal, ils poussent à l'événement d'une crise favorable ; alors, l'attention, au lieu d'exagérer le trouble organique, tend à le faire disparaître, elle ramène l'harmonie. Pour nous donc, l'influence de la nature curatrice n'est pas en conteste ; nous croyons qu'aussi bien que la pensée consciente, qui surveille les fonctions de relation et peut rétablir, et celles-ci et celles de nutrition ; nous croyons que l'intelligence profonde qui préside à l'entretien de la vie n'est pas moins apte, même à elle seule, à donner une issue propice aux dérangements des organes qui lui sont soumis.

Nous venons de parler de terminaisons heureuses et même de terminaisons fatales par une forte révulsion vers certaines fonctions. Si la pensée consciente dont nous sommes sciemment les maîtres, est susceptible : non-seulement de créer et d'envenimer des maladies ; mais encore de les faire disparaître (et nous avons constaté que c'est surtout lorsque l'attention en s'accumulant perd de son resort) ; nous admettons que la pensée inconsciente est de même en état de laisser la force nerveuse dont elle dispose, balloter vers certaines impressions et les exagérer. Une telle comparaison est bien permise quand, aussi bien que dans le système de relation, dans celui de nutrition on découvre à la disposition du cerveau, des filets nerveux sensitifs et moteurs. Si toute maladie, faute d'un effort intelligent et possible, est due à une inertie de l'attention fluctuant sans frein là où il y a des impressions qui l'appellent et la fixent ; explicitement, toute guérison naturelle est l'effet d'un retour de l'intelligence, prise sous ses deux aspects et employée à faire réagir la même force dans le sens opposé de la cause à l'entraînement morbide.

Or, du moment que les maladies viennent d'une impression excitatrice sur les surfaces nerveuses ou d'une sensation créée par la pensée ; du moment qu'elles sont l'effet d'un désaccord de l'attention, ici affaiblie et là en excès, il n'est pas difficile de dire ce que doit être et ce qu'est la thérapeutique. La nature curatrice ramenant l'harmonie dans l'organisme, en réagissant en sens contraire du mal sur les régions où l'influx de l'attention est augmenté ou diminué, les remèdes doivent agir de même : révulsivement et par excitation, sur les organes non stimulés, afin d'y réveiller des impressions et l'action vitale ; révulsivement et par sédation, sur les organes trop excités, pour y rendre les sensations inconscientes et y ralentir le mouvement des fonctions. C'est dire que les remèdes agissent par impression sur les nerfs du sentiment ou sur les surfaces nerveuses, et qu'ils sont consécutivement, lorsqu'ils guérissent, causes d'appel de l'attention dans une direction opposée à celle qu'elle a prise dans la maladie et, par conséquent, causes de son retour à l'équilibre et du rétablissement de la santé. Dans le traitement des maladies, il est toujours sage de n'employer que des remèdes qui agissent dans le sens des crises terminales et salutaires et, conséquemment, sur les organes où s'établit une réaction favorable.

Les remèdes, de même que les agents absorbés qui amènent des maladies, ayant une action spéciale excitante ou calmante sur certains organes ou sur certains systèmes d'organes, il faut en conclure : qu'il y a, dans le système nerveux, des départements particulièrement attribués à un rôle fonctionnel et que, chercher à localiser dans le cerveau des attributions à ces départements, ce n'est pas tomber dans l'utopie et se livrer à des tentatives chimériques ; c'est poursuivre une idée féconde.

Brown n'a distingué qu'un des côtés du vrai, lorsqu'il n'a reconnu aux maladies que des symptômes asthéniques et n'a conseillé à employer, pour les combattre, que des remèdes excitants ou toniques ; Broussais, au contraire, n'a remarqué que l'autre face de la vérité, en ne leur trouvant que des symptômes sthéniques et ne recommandant, pour les traiter, que l'emploi des débilitants et des calmants.

Il est évident que les organes étant susceptibles, selon la distribution de l'attention, d'être tantôt excités d'une part, et tantôt privés de stimulation de l'autre, l'on doit agir d'après ces deux indications différentes. Si les signes d'atonie et de débilitation prévalent, il faut leur opposer la médication stimulante et tonique ; si ce sont ceux d'excitation et d'excès de ton, il faut leur opposer les débilitants et les sédatifs ; et même dans une affection où ces deux caractères se remarquent à l'opposé, il sera bon, autant que possible, de combiner contre eux ces deux modes de traitement à la fois.

C'est en faisant disparaître ces termes extrêmes et opposés de la maladie que l'on ramène à l'équilibre la force nerveuse de l'attention ; mais ce n'est pas chose facile de savoir si les symptômes prédominants sont plutôt sthéniques qu'asthéniques. Cette étude est encore à faire, nous en appelons, pour le prouver, aux deux systèmes exclusifs de médication de Brown et de Broussais, vers l'un et l'autre desquels on n'a jamais bien su se fixer.

C'est parce que le médecin est resté ignorant des indications thérapeutiques, qu'il a ainsi balloté sans cesse et qu'il en est encore aux essais ou à un empirisme stérile. Tel qu'il intervient encore dans les maladies, non-seulement comme théoricien ; mais encore comme donneur de conseils et de prescriptions, il nous paraît ressembler à un guide conduisant quelqu'un qui voit plus clair que lui. Cette dernière assertion pourrait paraître passionnée dans notre bouche, si elle n'était l'écho de l'opinion des hommes les plus compétents. Padioleau, dans son ouvrage couronné par l'Académie, ne craint pas d'avancer que la thérapeutique des remèdes n'est qu'une exagération d'un bout à l'autre. Malgaigne, l'un des immortels, est allé plus loin : « Ce n'est, dit-il, qu'un ramassis de ce que les théories de tous les temps ont produit de plus absurde et de plus contradictoire. »

Après avoir porté de tels jugements, des médecins peuvent-ils se regarder sans rire ? Ce n'est pas que des médicaments ne soient bons et qu'il n'y ait de l'avenir dans leur emploi ; mais, jusqu'à présent, la médication par les remèdes est restée ce qu'est une terre fertile qui, mal cultivée, ne produit presque rien et n'est qu'une cause de ruine. L'homœopathie, cette grande hérésie, effet d'aspirations non satisfaites, qui, de nos jours, est venue mettre au pilori le passé de la médecine et l'a fait voir entouré de fantômes se levant pour protester ; l'homœopathie a enfin éclairé l'opinion sur cette thérapeutique, orgueil de tant de générations médicales depuis Hippocrate ; elle est venue, innocemment, démolir cet échafaudage pièce à pièce et en a montré, non pas le néant, mais le danger. En employant des doses infinitésimales, c'est-à-dire des remèdes réduits à zéro, les homœopathes ont eu des succès à donner la fièvre à leurs confrères ennemis. C'est pour nous la démonstration que, dans l'art de guérir, excepté pour quelques maladies, les médecins n'ont encore été que des visionnaires. Une pareille chute, et elle est méritée, n'est due qu'à ce que, dans leurs expériences, ils n'ont pas fait deux parts des mêmes maladies qu'ils ont eu à traiter ; ils n'ont pas comparé à un certain nombre d'entre elles, abandonnées à elles-mêmes, d'autres affections en même quantité et du même genre, soignées selon les règles et avec les médicaments vantés pour les guérir.

Cette lacune, on doit la combler. Parce qu'un remède calme les battements de cœur; parce qu'il fait uriner; parce qu'il purge, ce n'est pas toujours une raison pour qu'il chasse le mal, s'il est employé à remplir une indication différente de celle qui est nécessaire! Les observateurs sont maintenant entraînés dans la voie que nous signalons, et déjà ceux qui l'ont suivie ont désillusionné des croyants. Un docteur allemand, entre autres, son nom nous a échappé, mais nous avons pris connaissance de son assertion, il y a quelques années, dans la *Gazette hebdomadaire*, est arrivé à ce résultat que, sur plus de 1,200 vénériens : les uns traités par les moyens héroïques préconisés contre la syphilis (il ne se rencontre presque pas de médecin, qui ne soient avec ferveur partisans de ces moyens), et les autres abandonnés à des soins de propreté et d'hygiène; ce docteur, disons-nous, a vu ces derniers être guéris en moins de temps que ceux qu'il avait traités avec les prétendus spécifiques! Encore quelques expériences semblables et la lumière ne sera plus sous le boisseau. Certes, ce praticien est plus qu'un hérétique, c'est un révolutionnaire sur les traces duquel il faut marcher.

Cette foi traditionnelle, cette naïveté de croyance dans l'efficacité des remèdes mal employés, il y a longtemps qu'elle a été percée à jour par un homme de bon sens. Ce qu'écrivait Montaigne, au XVIe siècle, a toujours son actualité, et à y bien réfléchir, nous sommes encore les médecins de son temps et du temps de Molière. « J'ay laissé envieillir et mourir en moy, de mort naturelle, des rheumes, des fluxions goutteuses, relaxation, battements de cœur, micraines et aultres accidents [1]... J'ay esté assez souvent malade ; j'ay trouvé sans leur secours (le secours des médecins) mes maladies aussi doulces à supporter (et en ay essayé quasi de toutes les sortes), et aussi courtes qu'à nul aultre; et si n'y ay point meslé l'amertume de leurs ordonnances [2]... Quoy! eulx-mêmes nous font-ils veoir de l'heur et de la durée, en leur vie, qui nous puisse tesmoigner quelque apparent effect de leur science [3]?... De ce que j'ay de cognoissance, je ne veois nulle race de gents si tost malade, et si tard guarie, que celle qui est soubs la iuridiction de la médecine [4]... On doibt donner passage aux maladies: et ie treuve qu'elles arrestent moins chez moy, qui les laisse faire ; et en ay perdu, de celles qu'on estime plus opiniastres et tenaces, de leur propre decadence, sans ayde et sans art, et contre ses règles. Laissons faire un peu à nature: elle entend mieulx ses affaires que nous [5]. » Dans le corps médical, on ne tient guère de compte de telles réflexions; c'est trop simple et trop peu orthodoxe.

Puisque la nature, jusqu'ici, a entendu mieux ses affaires que nous, est-ce à dire qu'on doit laisser les maladies suivre leur cours? Rien de mieux, si la puissance prévoyante qui est dans l'homme réagissait toujours avec intelligence ; mais elle devient souvent folle et ne sait plus se défendre ; c'est alors que, pour redreser ses folies, il faut chercher des moyens en dehors d'elle. C'est ce que l'on a fait dans tous les temps en administrant des remèdes. Ils devraient certainement être plus utiles qu'ils ne le paraissent, s'ils étaient toujours admi-

[1] Voy. *Essais*, l. III, chap. XIII.
[2] *Id.*, l. II, chap. XXXVII.
[3] *Id.*
[4] *Id.*
[5] *Id.*, l. III, chap. XIII.

nistrés d'après les véritables indications; mais en attendant que la thérapeutique des agents impressifs ingérés se perfectionne, occupons-nous spécialement de la thérapeutique, objet de cet article; celle qui a pour moteur élémentaire la pensée consciente, et pour condition le sommeil et les états analogues. Avec le sommeil ou ses états comme point d'appui, et la pensée comme levier, il n'est plus possible de faire moins bien que la nature curatrice dont on tient ainsi le fil entre les mains.

Il suffit de jeter un coup d'œil en arrière pour reconnaître la démonstration de cette vérité, qu'à l'aide de la pensée réagissant avec méthode sur l'organisme, lors de l'état de sommeil léger ou de sommeil profond, on est capable de faire non-seulement mieux que les remèdes mais aussi bien que la nature curatrice, quand elle n'est pas aveugle dans ses mouvements ou impuissante dans ses efforts. Par l'attention qu'elle accumule ou éloigne, la pensée consciente paralyse ou surexcite les sens, les muscles, la mémoire, l'intelligence ; elle fait plus, elle va au secours de sa congénère, en ranime ou en ralentit les fonctions assimilatrices et désassimilatrices et, même, les dénature en y créant des symptômes maladifs.

« A ces personnes d'une puissance psychique si remarquable sur elles-mêmes (les somnambules)[1], donnez une poudre inerte, du sucre, du réglisse, de l'eau, etc., et qu'elles croient prendre un médicament actif à effets généraux, purgatif ou émétique, elles éprouvent une série de troubles évidents dans leur état physiologique. Nous avons vu des menstrues apparaître ou s'arrêter, des malaises, des vomissements, des frissons survenir sous l'influence de ces substances inertes que nous donnions alors

[1] Voy. *Physiologie du magnétisme*, par Charpignon, p. 95.

pour nous éclairer sur la vertu pathogénique des médicaments homœpathiques. » Plus puissante encore, ce qui arrive dans la stigmatisation, la pensée consciente peut, dans les tissus, imprimer l'idée-image remémorée en caractères indélébiles de la même façon que l'on creuse des lettres dans le marbre. Dans ce travail modificateur, on peut comparer l'attention accumulée, agissant sous l'influence de l'idée, à la main du graveur qui manie le burin.

C'est la connaissance de phénomènes semblables qui a fait dire, avec raison, à M. Durand (de Gros)[1], que dans l'impression mentale réside le pouvoir de produire, à volonté, tous les effets morbides ou curatifs réalisables par n'importe quel spécifique connu ou à connaître. Dans l'état passif à un degré élevé, on arrive à de pareils résultats, parce que le système nerveux ne forme qu'un seul tout et que la pensée consciente prend le gouvernail de la pensée insciente. Mais, le plus souvent, pour amener la guérison des maladies, il n'est pas nécessaire de plonger son sujet dans les sommeils profonds ou légers; il n'est pas même besoin d'une incubation idéale directe et telle que nous l'avons employée, il suffit simplement que l'attention accumulée ou diminuée au siège du mal, revienne à l'équilibre à la suite d'une perturbation quelconque et même d'une simple affirmation. C'est ce que prouvent les guérisons qui s'opèrent dans des états analogues au sommeil par l'effet révulsif d'idées pures et d'idées émotives, sans aucun rapport avec la maladie, ou même d'idées pouvant l'aggraver par une action directe. Toujours, du reste, ces guérisons s'expliquent de même que celles qui ont lieu par suggestion ; c'est un déplacement de l'attention en plus ou en moins qui en est la base.

[1] *Electro-dynamisme*, p. 260.

Méthodiquement, pour amener des guérisons, par l'action de la pensée, on fait reporter l'attention sur une idée négative des signes les plus apparents de la maladie que l'on soigne, signes qui ne sont que l'effet, ou d'une surexcitation ou d'une sédation. Dans les cas où il y a excitation morbide, il arrive alors que l'attention, concentrée sur une idée pure, ne se dirige plus ou presque plus vers le siège de la maladie et que cette dernière devient inconsciente ; de même, dans les cas où il y a sédation, on rend l'idée imagée de l'état de santé conscient, et la même force nerveuse revient, à un degré normal, ranimer la vitalité là où elle est diminuée. Du moment que c'est la pensée consciente qui, dans ces opérations, est le seul moteur : il s'ensuit que les affections du système de la vie de relation doivent guérir plus sûrement que celles de la vie de nutrition, puisqu'elles sont plus sous son influence directe ; et que les affections qui viennent surtout de cette même pensée, doivent encore disparaître plus aisément que celles qui sont produites par des impressions sur les filets ou les surfaces nerveuses [1].

On le voit, de même que les remèdes réveillent des impressions là où il n'y en a plus ou presque plus de senties, et qu'ils les calment là où elles sont trop vives ; ainsi par la méthode suggestive, nous agissons en ramenant les impressions là où elles ont disparu et en les affaiblissant là où elles sont trop fortement perçues. Au fond de ces mouvements, on retrouve toujours le balancement opposé et inverse de l'attention, que l'on accumule dans l'endroit où elle est affaiblie, et que l'on diminue dans celui où elle est en excès.

Comme agent de médication, la pensée consciente est, chez la plupart des somnambules, bien supérieure à l'ac-

[1] Ceci n'est vrai que lorsque ces affections sont récentes.

tion des remèdes. Au lieu de prendre le système nerveux par les surfaces et le chevelu, à la manière des médicaments, cette puissance qui siège dans le cerveau, en réagissant contre la maladie, ressemble à l'ennemi introduit dans une place où : pour ses défenseurs, il y a toujours de la résistance possible ; mais plus de chances d'être vaincus. Aussi, sous son influence magique, l'attention obéit-elle avec une ponctualité et une sûreté de précision qu'il est impossible d'égaliser par d'autres moyens. A côté de la pensée, les remèdes et les substances toxiques : microbes, poisons, etc., quelle que soit leur énergie, ne sont plus rien comme modificateurs.

Et, en effet, si l'on administre une dose médicamenteuse à un malade plongé dans un sommeil bien profond, et si on lui affirme qu'elle sera sans effet sur l'économie, les propriétés du médicament resteront neutralisées. Il est facile pour se convaincre de cette assertion, de donner 0gr,10 à 0gr,15 centigrammes d'émétique à un bon dormeur auquel on affirmera l'absence d'évacuations alvines et de vomissements. Tout arrivera comme on l'aura suggéré. On connaît l'histoire de Mme Comet qui, pendant plusieurs jours de suite, prit chaque nuit et d'après ses prescriptions, 2 gros 44 grains de laudanum de Rousseau. Cette dose avalée en somnambulisme n'eut, chaque fois, que la propriété de procurer à cette dame le léger repos qu'elle s'était suggéré à l'avance [1]. Ce liquide contenait pourtant assez d'opium pour endormir deux hommes robustes pour l'éternité.

Cette supériorité de la pensée sur l'influence propre des remèdes n'a pas échappé aux magnétiseurs. « Lorqu'on voit, écrit Charpignon [2], les succès étonnants que les

[1] Voy. *Manuel du magnétiseur*, par Teste, p. 343.
[2] *Physiologie du magnétisme*, p. 237.

somnambules lucides obtiennent sur eux-mêmes, en se prescrivant bien souvent des remèdes énergiques et qui semblent contraires à leur maladie, nous nous demandons, si, dans ce phénomène, il n'y aurait pas autre chose qui diminuerait l'action des médicaments? Cette cause ne serait-elle pas la force psychique de l'âme qui croit à tel effet, sur le corps, d'une médication qu'elle ordonne et exige ? »

Comment se fait-il que dans l'état passif les médicaments, même à dose toxique, sont inertes, quand l'esprit formule la pensée que les résultats en soient nuls? il faut nécessairement admettre, leur absorption ayant lieu, que l'attention quitte les points nerveux où les impressions qu'ils produisent se font : faute d'incitation de cette force et, par conséquent, d'impression suffisante, ces agents modificateurs ne sont pas sentis par les surfaces nerveuses. Il se passe alors, à l'intérieur du corps, ce que l'on remarque chez les somnambules concentrés, dont tous les sens externes sont devenus insensibles. On sait aussi que, sur simple affirmation, l'on éteint chez eux des sensations ; il en est de même lorsqu'on y neutralise l'effet des substances médicamenteuses par le même moyen : c'est la sensibilité tactile la plus profonde, celle qui est sous la dépendance du nerf grand sympathique et celle même des centres nerveux que l'on annihile.

La pensée consciente fait plus que d'empêcher les impressions éfficientes des remèdes ; si, tout en neutralisant leurs effets, l'esprit leur en suppose d'autres que ceux qu'ils déterminent, les effets qu'il leur présume se manifesteront. Dans ces cas, la pensée fait affluer la force d'attention sur les organes qu'elle suppose devoir être stimulés et elle enlève, par cette révulsion même, leur sensibilité aux tissus sur lesquels le remède réagit d'ordinaire. Est-il une preuve plus certaine, ce que Cullen admettait déjà de son temps, que les médicaments, et nous devons ajouter les substances toxiques ingérées, agissent par impression, du moment qu'on peut les rendre inertes à son gré, en isolant ou rendant suffisamment insensibles les surfaces nerveuses à l'aide de la pensée formulée dans l'état de somnambulisme?

Cette puissance de la pensée, pendant le sommeil profond, et sur les propriétés sensitives des cinq sens, et sur cette sensibilité qui existe à notre insu dans l'intérieur du corps vers les filets et les surfaces nerveuses, pourra paraître encore douteuse au lecteur imbu de préjugés. Afin de l'amener à notre conviction, nous ne puiserons pas de faits à l'appui de notre thèse dans la médication du sommeil, médication ridiculisée ou méconnue dans la science; nous en recueillerons dans les écrits des médecins et dans notre pratique journalière : les états analogues au sommeil ont déjà offert assez d'exemples de neutralisation des remèdes par l'action de la pensée sur l'organisme, pour que nous laissions dans l'ombre ce que les livres des magnétiseurs pourraient révéler.

Dans sa relation de l'épidémie de Morzines, le Dr Constans [1] raconte qu'il voulut essayer quelques médicaments sur les possédées de cette localité. « Les malades, dit-il, étaient tellement persuadées que tout médicament devait leur être plus nuisible qu'utile, leur conviction était si bien arrêtée, que celles qui consentaient à essayer quelque chose, accusaient des souffrances *atroces* après la moindre cuillerée d'une simple potion calmante. »

Le Dr Bidard, d'Arras [2], cite un cas de pneumonie aiguë guérie par action morale. Il raconte que, tant que dura le chagrin de Blanche Durosoy, l'une de ses malades, il

[1] *Relation sur une épidémie d'hystéro-démonopathie*, p. 107. Adrien Delahaye, 1863, 2e édition.

[2] *Abeille médicale*, année 1863, p. 195.

enchaîna, en quelque sorte, une partie de l'action des agents thérapeutiques destinés à combattre cette maladie. Le retour au pays amena la guérison de la façon la plus merveilleuse.

Padioleau [1] parle d'une demoiselle débilitée qui, en trois ans, se fit saigner deux cents fois, à chaque récidive d'une fièvre compliquée d'hémoptysie et de toux. Malgré une médication si contre-indiquée et bien qu'elle ne vécût que de lait et de féculacés, elle finit par se remettre. Cet auteur conclut avec sens que, dans les soins à donner aux malades, « il est important de saisir l'idée fixe, de l'observer avec art, d'en apprécier l'intensité, d'en calculer les résultats. »

Voilà trois docteurs qui ont parfaitement remarqué, l'un : que le moral a le pouvoir de neutraliser l'action des remèdes ; et les deux autres, qu'il agit en même temps dans le sens opposé des traitements employés. A moins qu'ils n'aient conspiré pour appuyer notre opinion, il faut bien admettre que c'est, de leur bouche, toute une révélation de ce qu'est la puissance de la pensée comparativement à celle des moyens thérapeutiques. Et que l'on ne croie pas que ce qu ils ont constaté n'a jamais été observé avant eux par des médecins. Zimmermann, dans son traité de l'expérience, a recueilli un grand nombre d'observations où les remèdes neutralisés ont paru produire des effets opposés à ceux qu'ils déterminent ordinairement. Seulement, au lieu d'attribuer cet étrange phénomène à l'action d'une pensée fixe pendant un état analogue au sommeil, il l'a imputé à une exception dans le tempérament.

« Il est des personnes, dit-il, pour lesquelles le café est un vomitif, que le jalaps constipe et que l'opium purge ;

[1] *Médecine morale*, p. 176.

ou bien, il en est d'autres qui ressentent une action délétère de certains aliments ou de substances inertes. Des individus sont subitement atteints d'une enflure générale pour avoir mangé des cerises ou des groseilles ; Hachn ne pouvait manger plus de sept à huit fraises sans être pris de convulsions, ni Tissot, avaler du sucre sans vomir ; Gaubius a vu un homme chez qui l'innocente poudre d'écrevisse déterminait autant d'effet que l'arsenic ; Haller, un autre chez lequel le sirop rosat causa une purgation suivie de convulsions, etc. ; Rousseau, un autre, à qui le son de la cornemuse causait une subite incontinence d'urine [1]. » Ce dernier exemple, rapproché ainsi des faits bizarres qui le précèdent, trahit leur nature. Même le remède héroïque par excellence, le quinquina, ne peut rien contre des accès intermittents dus à une affirmation que les sujets se font pendant le sommeil ou un état semblable ; tandis qu'une simple révulsion de pensée les fait disparaître comme par enchantement [2].

C'est bien là une preuve de la supériorité de la pensée sur les remèdes. Si vous me prescrivez de l'opium, nous disait une dame, je souffrirai davantage et je vomirai, ce remède a toujours agi de cette façon sur moi. Elle en prit, d'après nos instances pressantes, et ce qu'elle avait annoncé arriva. Nous avons vu une hystérique qui ne pouvait supporter les pilules d'extrait d'opium ; mais qui éprouvait un excellent effet des pilules d'extrait thébaïque ; changer le nom c'était changer le résultat. Dans un cas où nous jugions nécessaire une application de sangsues, la malade nous dit que ce moyen ne lui avait jamais réussi et qu'il valait mieux y renoncer ; car elle était convaincue que le résultat en serait aussi fâcheux cette fois. Nous insistâmes

[1] Voy. *Traité de l'hérédité naturelle*, par Pr. Lucas, t. I, p. 118.

[2] Voy. *Médecine morale*, par Padioleau, p. 216.

et nous démontrâmes, avec force arguments, qu'une telle médication était parfaitement indiquée. Cette malade céda. On mit les sangsues ; le mal empira et nous eûmes à nous repentir de n'avoir pas respecté son idée fixe.

On a vu des faits plus étonnants que la neutralisation de l'action des remèdes, par cause morale ; ou que la production par cette même cause, d'effets différents de ceux qu'ils déterminent habituellement, lors de leur administration. Le voyageur Bruce raconte qu'un charmeur de serpents fut mordu devant lui par un céraste. Bien que la blessure produite par cet animal rampant soit mortelle, l'individu mordu ne mit rien sur la plaie et n'éprouva absolument aucun effet d'un tel accident. Et cependant du venin avait été introduit dans les chairs de cet homme, car, dit Bruce : « Nous fîmes mordre ensuite un pélican à la cuisse par le même serpent et il mourut en treize minutes. » C'est parce que ce charmeur se charmait lui-même qu'il jouissait d'une telle immunité ; là est le secret des pratiques des jongleurs de l'Inde et des confrères de Sidi-Mohamed-Ben-Haïssa, ces mangeurs de serpents, de morceaux de verres cassés, de clous, etc., lesquels, dans leur état d'exaltation, sont réputés si invulnérables, que l'on assure qu'ils peuvent, sans se brûler, prendre un fer rouge entre leurs mains, et même le passer sur leur langue [1].

« Des voyageurs dignes de foi, écrit Salverte, sont venus enfin et nous ont dit : *J'ai vu*. Bruce, Hasselquist, Lemprière se sont assurés, par leurs propres yeux, qu'au Maroc, en Egypte, en Arabie et surtout dans le Sennaar, beaucoup d'hommes ont le privilège de braver impunément la morsure des vipères, la piqûre des scorpions... Les uns assurèrent à Bruce qu'ils naissaient avec cette

[1] Voy. *Du sommeil*, par A. Maury, p. 275.

faculté merveilleuse ; d'autres prétendaient la devoir à un mystérieux arrangement de lettres ou à quelques paroles magiques [1]. » Ces prétendus sorciers, on le devine par le récit de l'auteur précité, donnèrent aux voyageurs qui les interrogeaient, la véritable et seule interprétation de leur propriété de résister à l'action des venins : elle était magique, elle était innée ; ce qui, pour nous veut dire qu'ils se mettaient en charme. Et ce qui vient encore à l'appui qu'ils devaient un tel privilège à un état analogue au sommeil : c'est que, pendant l'expédition des Français en Egypte, des milliers de témoins attestèrent, à leur retour, avoir vu des hommes qui prétendaient tenir de leur naissance la faculté de braver les morsures des serpents, offrir leur ministère pour les détruire et aller de maison en maison pour les chercher. « Furieux, hurlant et écumant, ils s'y jettent, ils s'y traînent, saisissent les reptiles sans redouter leurs morsures et les déchirent avec les ongles et avec les dents [2]. » Il n'est pas un récit qui ne nous fasse entrevoir qu'une telle immunité est due à une affirmation négative des symptômes d'empoisonnement faite pendant un des états ressemblant au sommeil.

Ce pouvoir neutralisant de la pensée, on l'a observé en France. « Le phénomène le plus saillant, dit A. Bertrand [3], celui qui a le plus attiré l'attention du public chez les convulsionnaires de Saint-Médard, c'est la faculté qu'ils avaient de résister à des coups si terribles qu'il semble que les parties de leur corps, sur lesquelles ils étaient appliqués, auraient dû se trouver broyées sous les efforts des instruments vulnérants... Ce phénomène, ajoute encore le même auteur, de résister aux causes de destruction auxquelles ils étaient soumis, je ne doute pas

1 Voy. *Des sciences occultes*, par Salverte, p. 253.
2 Voy. *Des sciences occultes*, par Salverte, p. 254.
3 *Traité du somnambulisme*, p. 380.

qu'il ne fût étroitement lié avec l'état d'insensibilité absolue dans lequel se trouvaient les crisiaques. » A. Bertrand ne se trompe pas. Tout état analogue au sommeil peut prédisposer à de semblables faits. Gehlen n'a-t-il pas constaté que la grenouille en chaleur est capable d'avaler, alors, impunément de l'acide arsénieux à une dose qui lui serait mortelle en tout autre moment? Ne savons-nous pas qu'à l'époque du rut des mammifères, tels que le cerf, le renard, résistent à la mort d'une manière surprenante (Burdach) ?

Dans la folie, maladie qui puise ses manifestations dans le sommeil, l'innocuité aux remèdes devient la règle presque générale. « Un caractère propre aux aliénés, d'après M. le Dr Lombroso, c'est l'insensibilité aux substances médicamenteuses, aux alcooliques, aux caféiques. Sur quatre-vingt-quinze individus, à peine quatre (deux hystériques et deux alcooliques) parurent sentir les effets de l'opium, de la belladonne, du haschisch, aux doses qu'on prescrit chez l'homme sain. Tous les autres ne les ressentaient qu'à des doses énormes, capables d'empoisonner un homme bien portant. Ainsi, la teinture d'opium peut être portée à 3 grammes ; celle de belladone à 2 grammes ; la daturine à 0gr,03, sans produire le plus léger effet, et presque toutes ces substances provoquèrent chez les fous des effets différents de ceux observés chez les gens sains ou atteints d'une autre maladie [1]. » Dans ces états analogues au sommeil, ce n'est plus une affirmation rendant insensibles les surfaces nerveuses et les nerfs des systèmes de la vie de relation et de nutrition qui est cause de la non-impressionnabilité par des substances toxiques ; c'est l'afflux exclusif de la force nerveuse au cerveau sur des

[1] Voy. *Annales médico-psychologiques*, p. 313, année 1866. Extrait de la médecine légale du Dr Lombroso, par le Dr Laurent.

idées ou vers quelques organes, aux dépens de tous les autres organes, qui est devenu le point de départ de l'insensibilité de ces malades.

Quand l'attention ne se porte plus aux sensations tactiles d'une partie de la surface du corps, ce que l'on reconnaît à l'insensibilité absolue de la peau, qui n'a remarqué qu'un emplâtre irritant appliqué sur cette membrane, a perdu son action spécifique et qu'il ne produit ni rougeur, ni vésication ? Pourquoi, si les nerfs sensibles de l'enveloppe cutanée devenus paralysés sont, par là, cause de résistance à l'action impressive d'agents qui avaient la propriété d'irriter la peau auparavant ; pourquoi, lorsque l'attention ne se porte plus aux nerfs et aux surfaces nerveuses profondes, les tissus internes ne jouiraient-ils pas, aussi bien que cette membrane extérieure, de la même résistance à être impressionnés ? Pourquoi la pensée consciente qui, en se concentrant sur une idée pendant le somnambulisme, isole les sens répartis extérieurement, n'aurait-elle pas le pouvoir, par une semblable révulsion de l'attention, d'anéantir ou d'amoindrir aussi, intérieurement, les impressions surtout là où elle en formule le désir, et de rendre nulles toutes celles que les poisons et les microbes réveillent dans l'organisme et qui se traduisent en maladies graves, fièvre typhoïde, choléra, fièvre jaune, etc ?

Le baron Barbier a fondé un prix pour quiconque découvrirait les moyens de guérison de la rage, du choléra, du typhus, du cancer, etc. Il n'y a pour le gagner qu'une seule voie, c'est de se mettre à employer préventivement la méthode suggestive et isolante [1]. Afin de

[1] En 1866, lorsque nous écrivions ces lignes, nous ne connaissions, comme cause des maladies infectieuses, que les assertions intuitives et géniales de Raspail. Nous étions loin de pressentir les découvertes de Davaine, Déclat, Pasteur, Koch, etc.

sauver les malades, attaquer le typhus, le choléra, etc., lorsque ces affections sont déclarées et qu'elles ont fortement ébranlé l'organisme ; c'est comme si, pour empêcher son effet meurtrier, l'on voulait arrêter un boulet dans sa course, au lieu de s'ingénier d'avance à empêcher le canon d'être tiré.

Soyons juste, cette puissance de la pensée, les médecins la connaissent pourtant et la font réagir ; mais d'une manière empirique. « Pourquoi, écrit Montaigne[1], practiquent les médecins avant main la creance de leur patient, avec tant de faulses promesses de sa guarison, si ce n'est à fin que l'effect de l'imagination supplee l'imposture de leur apozeme ? Ils sçavent qu'un des maistres de ce mestier leur a laissé par escript, qu'il s'est trouvé des hommes à qui la seule veue de la médecine faisoit l'operation. » Il était habile, le médecin de son temps, qui faisait aller un malade du ventre, en lui donnant le simulacre d'un lavement. On employait les formes accoutumées « sauf qu'il ne si faisoit aulcune iniection ». Chacun sait que Dupuytrén purgea une dame anglaise avec des pilules de mie de pain, en ayant soin de lui affirmer qu'elles contenaient un drastique violent. C'est lui qui, pour réduire une luxation, alors que l'on n'employait pas encore le chloroforme, souffletait ses malades et, pendant qu'ils étaient en proie à l'émotion, remettait en place le membre luxé, sans qu'ils fissent résistance et souffrissent autant. Récamier, le seul peut-être après Braid et Durand (de Gros) qui ait sérieusement entrevu, au point de vue thérapeutique, les ressources de l'influence du moral sur le physique, faisait manger et digérer une côtelette sur simple affirmation, à une femme nerveuse qui, auparavant, vomissait tous ses aliments.

[1] *Essais*, l. I, chap. xx.

Mais les médecins n'ont reconnu que quelques-uns des moyens de la médication morale ; presque toujours, ils n'ont entrevu en ces moyens qu'une force folle et intraitable désignée, par eux, du nom d'imagination. Dans leur pratique journalière ou, pour peu qu'il y ait prédisposition chez les malades, la pensée consciente, comme un gnome invisible, intervient pour faire naître et empirer le mal ou le faire disparaître, les médecins ont à peine soupçonné la présence de cette force.

Ce que l'on ignore, c'est que les cures les plus remarquables, on les doit à l'action révulsive du moral combinée ou non avec celle des remèdes. Croit-on que la pensée n'y soit pour rien, dans la guérison des membres douloureux que l'on maintient au repos le plus absolu ? Ce principe fondamental de la thérapeutique, le repos, a pour effet d'amortir des sensations pénibles que le mouvement pourrait raviver et d'empêcher, ainsi, l'attention de se reporter au siège du mal, de le nourrir par une incubation de tous les instants. Croit-on encore que la pensée n'intervienne pas, lorsqu'à l'aide d'irritants sur la peau ou sur la muqueuse digestive et ailleurs, on favorise la disparition des maladies dont le siège est plus éloigné ? L'afflux qu'une médication révulsive produit sur la force nerveuse, la pensée vient le rendre plus intense et, pendant que cette puissance psychique est tendue continuellement sur la lésion factice, l'affection que l'on veut guérir devient inconsciente. De même que nous ne pouvons avoir la conscience de deux idées à la fois, pour peu que l'une nous attache, bien qu'il y en ait des quantités dans la mémoire ; de même, lorsqu'on est traité par médication révulsive, l'on n'a le sentiment que de la douleur plus vive nouvellement développée ; on perd le sentiment des souffrances causées par la maladie dont on cherche à se débarrasser, et ces souffrances deviennent latentes, passent à l'état de souvenirs. Il arrive alors que, faute d'être alimenté, le mal disparaît et que l'esprit, en abandonnant enfin l'idée de la lésion factice, ne retrouve plus celle de l'affection première aussi fraîche ; on se croit guéri et on l'est véritablement [1].

Il est facile d'avoir des preuves de ce que nous avançons en traitant, par exemple, des névralgies contre les règles de l'art, en faisant naître de la vésication sur des parties très éloignées de la région douloureuse ; en agissant de cette façon, l'on obtiendra des résultats aussi favorables. Il n'est pas même besoin que l'irritation produite soit très vive ; il suffit que, dans un léger état de prédisposition à recevoir l'affirmation, la pensée d'un sujet soit dirigée sur des perceptions à peine sensibles et qu'elle s'en occupe avec activité. Ce qui prouve cette assertion, c'est qu'un point superficiel de cautérisation, à peine ressenti et établi au voisinage du conduit auditif, a suffi pour enlever des névralgies dentaires, ou des sciatiques, même rebelles à une irritation énergique, irritation produite sans doute trop près du siège de la douleur. Il est évident que, dans de tels cas, la révulsion physique est couverte d'une action morale comme pour la guérison de l'entorse par des frictions.

Comment aussi, sinon par une tension de l'esprit vers des régions éloignées du siège de la maladie, et par une affirmation de guérison que l'on se fait ; comment expliquer ces cures rapides de fièvres ou de maladies nerveuses par la ligature d'une ficelle autour du mollet, par des fragments de racines d'acore suspendus en chapele autour du cou, par des emplâtres inertes placés sur le carpe, par une noisette remplie de mercure et portée dans

[1] Cette phrase ne s'applique à la lettre qu'à certaines maladies nerveuses.

un sachet, ainsi qu'un scapulaire, par les piqûres de mouches, par l'application des plaques métalliques du Dr Burq, par les bézoards et les aérolithes pulvérisés et employés avec tant d'efficacité chez les Birmans?

Comment expliquer encore ces guérisons par l'eau magnétisée : c'est-à-dire, l'eau pure, ce remède souverain que les magnétiseurs employent avec succès contre toutes les infirmités humaines ? Ce qu'ils disent de ses vertus est le fruit d'une expérience mieux établie qu'on ne le suppose. « On pourrait, dit M. Lafontaine[1], appeler l'eau magnétisée l'élixir de longue vie, l'eau de la fontaine de Jouvence... L'eau magnétisée, ajoute-t-il, grâce à cette merveilleuse facilité qui lui est propre, s'assimile au corps qui l'absorbe selon les besoins spéciaux de celui-ci. » Et plus loin : « l'eau magnétisée est la panacée recherchée par les anciens ; car nous ne connaissons aucune affection, aucune maladie pour laquelle elle ne soit salutaire et efficace. » « J'ai vu l'eau magnétisée, dit Deleuze produire des effets si merveilleux, que je craignais de me faire illusion, et je n'ai pu y croire qu'après des milliers d'expé-périences. » Et les passes, ne sont-elles pas, d'après M. Charpignon [2], sédatives, excitantes, toniques, fondantes, dérivatives, stupéfiantes, dégageantes ; bref propre à tout ce que l'on désire ?

Que dire du pharmaco-magnétisme du Dr Viancin [3] ? Citons plutôt : « Léonidas Guillot a failli faire périr un médecin réfractaire, en le magnétisant à travers la noix vomique ; il a ensuite dissipé les accidents, comme on

[1] *Le magnétiseur*, n° du 15 juin 1862.

[2] *Physiologie du magnétisme*, p. 292.

[3] Ce pharmaco-dynamisme a été renouvelé de nos jours par Burot et Luys; mais réduit à la valeur de zéro par les expériences de Bernheim d'abord, puis ensuite par celles d'une commission de l'Académie de médecine.

le fait ordinairement, avec des passes. A travers du colchique, il a purgé toute une chambrée. M. J..., se magnétisant à travers l'iode par insufflation, s'est guéri d'une hydrocèle compliquée d'œdème du cordon. M. Toupiolle vient de corriger un employé, stupide et vieux réfractaire, en le magnétisant pendant deux heures avec de l'aloès. Le lendemain, le vieux récalcitrant a été pris d'une diarrhée qui dura plusieurs jours [1]..... » Dans cet amas de pratiques bizarres, qui ne reconnait clairement l'action bienfaisante de la pensée ; ici excitant les organes, et là les calmant ? A-t-on jamais entonné un aussi unanime concert, sur les vertus des médicaments, que les magnétiseurs sur celles de l'eau et des passes ? Les magnétiseurs ont vu ce qui est encore inconnu aux orgueilleux de la science officielle ; ils ont vu des guérisons instantanées ou rapides, là où ces derniers sont très heureux, quand, avec leurs drogues, ils ont la chance de ne pas troubler la nature curatrice. Sans le savoir, sous leurs manœuvres et sous leurs idées préconçues, les magnétiseurs font mouvoir la pensée, ce levier, le plus puissant de tous sur l'organisme.

Que les médecins ne rient pas de leurs théories absurdes ; bien moins excusables que ces empiriques, ils sont, autant qu'eux, dupes d'illusions de jugement dans l'appréciation des résultats thérapeutiques, dès lors qu'ils tiennent si peu compte, dans leur traitement, du rôle important que joue la pensée. Nest-ce pas parce qu'ils méconnaissent l'action de cette force pyschique, qu'ils accusent les remèdes d'être infidèles, ou qu'ils accusent les maladies de bizarrerie ? Il y a des agents médicamenteux réellement actifs, qu'ils regardent comme peu sûrs, et il en est d'autres, sans vertu, qu'ils prisent beaucoup. Ces erreurs d'appréciations viennent de ce qu'en employant

1. Voy. *Physiologie du magnétisme*, p. 59.

ces agents, ils sont tombés sur des malades sensibles à l'affirmation : les uns, se suggérant de bons effets de ces moyens ; et les autres ne s'en suggérant pas. Si l'on avait tenu compte de cet élément supérieur à toute médication, la pensée, il n'y aurait pas tant de confusion dans les jugements portés sur les propriétés des remèdes. Au moins, dans cette anarchie d'opinions contradictoires, en se servant de ces derniers, qu'on les couvre d'une action morale comme on revêt l'argile de dorure ; que l'on fasse marcher les deux actions ensemble et que l'on se souvienne que, pour amener la guérison par les agents thérapeutiques, il faut toujours faire croire à leur efficacité.

Aujourd'hui, plus que jamais. les médecins ont les remèdes en défiance. C'est une volte-face heureuse et une preuve qu'ils observent. On ne saurait jamais être trop sceptique. Prenez ce remède tant qu'il guérit, disait Barthez. Ces paroles sont profondes. Sachons guérir par tous les moyens, même avec de la terre ramassée sur la tombe du diacre Pâris ; pas plus que de guérisseurs, il ne doit y avoir d'aristocratie de remèdes ; du moment que l'on peut purger un malade avec de l'opium ou avec rien du tout. Chacun même, pour peu qu'il soit impressionnable, peut faire sa besogne, fouler aux pieds ces idoles de pharmacie : bols, élixirs, onguent, potions, juleps, mixtures, pilules, granules, etc., puisqu'une idée introduite dans l'esprit résume les effets des médicaments les plus subtils et les plus héroïques. Aussi, entre les deux thérapeutiques, celle du moral et celle des remèdes, il n'y a pas à balancer. A la première, la préséance, lorsqu'on peut l'employer ; la seconde ne doit alors être que son humble compagne, si l'on y a recours. La thérapeutique ne sera plus une science empirique, quand, pour dissiper les maladies, on saura manier à part la révulsion mentale, ou marier ensemble la médication par action partant du cerveau avec celle qui agit par impressions sur les filets et les surfaces nerveuses. Et si chacun peut parvenir jamais à diriger, sous ce rapport, les rênes de sa pensée, la médication suggestive deviendra la chose essentielle des sciences médicales : on verra alors les plus ignorants être plus habiles, pour dissiper leurs maux, que les Nestors de toutes les facultés du monde.

DEUXIÈME PARTIE

CHAPITRE PREMIER

MÉDECINE LÉGALE

Les faits criminels, dont le sommeil profond est la condition, sont de deux sortes : ou ils dérivent de l'initiative des dormeurs; ou ils relèvent de celle des personnes qui les ont endormis. Cette question n'ayant encore été qu'effleurée sous ces deux aspects différents, il m'a paru utile d'en faire la base d'un article.

Mais, pour éclairer les interprètes de la loi sur les actes commis, soit par les somnambules, soit par les endormeurs à l'égard des somnambules, et même à l'égard d'autrui, au moyen de ces derniers ; il faut avant tout, connaître quel est l'état des facultés mentales de ceux qui sont dans le sommeil le plus profond.

Livrés à eux-mêmes, ces dormeurs ne s'appartiennent pas, et ils sont encore moins leurs maîtres, lorsqu'ils tombent entre les mains de ceux qui les ont endormis. Dans la première circonstance, ils sont le jouet des pensées qui surgissent de leur esprit ; dans la seconde, ils sont, de plus, abandonnés sans défense à ceux qui les endorment, ou mis à la remorque des idées qu'on leur inculque. Une telle incapacité est l'effet de l'accumulation de leur attention sur une ou quelques idées qui par là deviennent fixes, force qu'il leur est impossible de transporter sur d'autres idées par un effort propre. Rien ne prouve mieux cette assertion, pour les somnambules, que la disposition de leurs membres à conserver alternativement les attitudes diverses qu'on leur imprime ; attitudes qui ne sont que la marque extérieure de l'arrêt successif de l'attention sur chacune des idées nouvelles suggérées. De même qu'il ne peut changer la disposition de ses muscles, l'homme qui dort et dont l'attention est immobilisée, se trouve incapable de se servir librement de ses sens, de faire naître à volonté des idées dans sa mémoire, de les comparer, de raisonner et de conduire enfin ses actions dans le sens des motifs les plus convenables.

Aussi, chez les dormeurs très profonds, quand, par impulsion intestine de l'esprit, ont lieu des phénomènes de sensations, de mémoire, de raisonnement, de mouvements, ces phénomènes se rapportent le plus souvent au sujet principal du rêve : ils se développent dans un ordre étroit, et d'habitude à côté d'une faculté, d'un sens en activité, on trouve la nullité des autres facultés, des autres sens. Si un seul organe de sensation, ou un seul genre d'idée, ou une seule partie de l'appareil musculaire viennent séparément en aide au raisonnement, par exemple ; si, par conséquent, le monde extérieur et le monde de la mémoire font à peu près défaut, comment supposer que les somnambules isolés ainsi par un côté, et n'ayant, pour leurs pensées, qu'un parcours circonscrit dans la direction d'une idée fixe principale souvent absurde ; comment supposer qu'ils ne soient pas le plus souvent dupes de leurs propres rêveries, et que, par quelques endroits, ils ne soient pas conduits infailliblement à se tromper et à se plonger toujours davantage dans l'erreur.

Et c'est pire encore, lorsqu'ils sont en rapport avec un endormeur. Dans l'inertie d'attention où ils sont arrivés, ils ne peuvent se défendre d'accepter les idées que celui-ci leur impose ; ils tombent en son pouvoir, ils deviennent son jouet : illusions, hallucinations, croyances fausses, perte du sens moral, impossibilité de résister aux suggestions vers le vice, mise à exécution des projets les plus dangereux pour soi ou pour les autres, etc., l'endormeur peut tout développer dans l'esprit des somnambules et le leur faire mettre à exécution ; non-seulement dans leur état de sommeil ; mais encore après qu'ils en sont sortis.

Il n'est peut-être pas un somnambule très profond, pouvant recevoir une suggestion post-hypnotique, qui puisse réagir contre la suggestion de la personne avec laquelle il est en rapport, même si on lui donne ordre de commettre une mauvaise action. Et s'il refusait, il suffirait pour cela de changer suggestivement sa personnalité. Ma conviction, fondée sur des expérimentations, diffère du tout au tout de celle des savants qui croient au cri de la conscience dans cette forme du sommeil. Chez ces somnambules, il y a dans leurs actes, une irrésistibilité aussi entière que chez les fous. Du reste, les faits que nous citons plus loin, et qui sont survenus chez des somnambules spontanés, prouvent suffisamment déjà mon assertion [1].

Puiségur, et après lui, les magnétiseurs partisans du surnaturel, ont soutenu que les dormeurs, dont la lucidité paraît transcendante, jouissent de leur liberté morale et physique. D'abord, je le confesse, il ne m'est jamais arrivé d'en rencontrer qui aient eu en partage des facultés si merveilleuses et une telle liberté. Sur certains sujets, j'ai remarqué souvent une surexcitation des sens, de la

[1] C'est à cette forme la plus accentuée du sommeil, forme encore physiologique où il y a, en un sens étroit, irrisistibilité absolue dans les actes, comme dans la folie, qu'on peut seulement attribuer le nom peu exact, de névrose hypnotique.

force musculaire, de la mémoire et de l'intelligence ; mais c'était dans la limite des choses naturelles. Puis dans les cas où ils dormaient profondément, il m'a toujours été possible d'anéantir en eux ce qu'ils avaient de spontanéité d'esprit et de corps. Aussi, ne puis-je accepter, avant preuve du contraire, la manière de voir de ces hommes convaincus.

Théoriquement, du reste, cette liberté est incompréhensible. C'est parce qu'il est extrêmement isolé ; parce que son attention est accumulée fortement sur un sens ou une faculté, qu'un somnambule est plus lucide que d'ordinaire ; et, comme l'impossibilité où il est de réagir par la pensée est en raison de la concentration de son esprit, il s'ensuit nécessairement qu'il a perdu alors au plus haut degré, avec la liberté de faire effort, la liberté morale et physique. Les meilleurs dormeurs, les plus lucides enfin, sont bien inférieurs aux fous sous le rapport dont il s'agit, car, d'eux-mêmes, ils ne se mettent en communication avec ce qui les entoure que d'une manière exceptionnelle, tant leur attention, devenue inerte par son accumulation, a fini par perdre de son ressort ; et de plus, comme ils sont isolés presque de tous leurs sens et de toutes leurs facultés, ce qu'ils gagnent par cela même en profondeur de pensée, ils le perdent en étendue, c'est-à-dire, en liberté.

On cite peu d'exemples de crimes commis par les somnambules et qui soient venus de leur initiative. Cependant on lit, dans Brillat-Savarin [1], que le prieur d'un couvent, nommé Dom Duhaguet, n'échappa à la mort que parce qu'il n'était pas encore couché, lorsqu'un de ses religieux, étant dans un accès de somnambulisme, vint percer son lit de trois grands coups de couteau. Cet homme avait passé

[1] *Physiologie du goût*, t. II, p. 5. 1825.

à côté du père prieur sans le voir ; et pourtant celui-ci était à son bureau où deux lampes se trouvaient allumées. Ce qui l'avait conduit à cet acte, c'est qu'il avait rêvé que Dom Duhaguet venait de tuer sa mère, et l'ombre sanglante de celle-ci lui était apparue pour demander vengeance.

On lit dans Orfila [1], d'après le Dr Pochon, qu'une nuit, étant couché dans une auberge, un somnambule se mit à crier : au voleur ! On accourut, on lui demanda ce qu'il avait : « Ah ! c'est toi coquin, » répondit-il, en tirant un coup de pistolet. Poursuivi pour cet acte, il ne fut acquitté qu'en prouvant qu'il était sujet au somnambulisme.

Il arriva un fait semblable le 1er janvier 1843. Un aubergiste, entendant du bruit dans la chambre où couchait un jeune voyageur, il s'y rendit et fut blessé d'un coup de couteau. Cet homme rêvait qu'on venait l'assassiner et se défendait. Sur le rapport des docteurs Chapeau et Tavernier, une ordonnance de non-lieu fut rendue à propos de son action [2].

Taylor rapporte qu'un marchand dormait dans la rue ayant dans la main une canne à épée ; réveillé par un passant, il se précipite dessus et le blesse mortellement [3].

Un jeune homme avait souvent des rêves terribles. Une nuit que son père s'était levé, il entendit le grincement d'une porte ; il saisit son fusil et attendit en guettant celui dont les pas s'approchaient. Aussitôt que son père fut à sa portée, il le frappa en pleine poitrine [4].

En 1851, raconte Brière de Boismont [5], un Napolitain,

[1] *Médecine légale* ; article . *Sommeil somnambulique.*

[2] Voy. *Annales médico-psychologiques.* année 1865, p. 92, article de Legrand du Saule.

[3] *Ann. méd-psych.*, 1863, p. 92, article de Legrand du Saule.

[4] *Id.*

[5] *Traité des hallucinations*, p. 338.

rêvant que sa femme couchée à ses côtés, lui était infidèle, la blessa grièvement avec un poignard qu'il portait toujours sur lui. A ce sujet, Marghetta, avocat, a publié une consultation où il soutient que les coups et blessures portés par un homme endormi et dans un état complet de somnambulisme ne sauraient l'exposer à aucune peine.

Le même auteur rapporte encore[1] qu'en 1686, lord Culpepper comparut devant les assises d'Old-Bayley pour avoir tué un garde et son cheval, étant dans un état de somnambulisme. Il fut acquitté.

On a vu des individus, à la suite d'un songe dont les hallucinations se prolongeaient, attaquer l'objet de leur vision comme ce rêveur dont parle Hoffbauer[2], lequel frappa sa femme d'un coup de hache, dans le lit où elle reposait et où il voyait un spectre.

C'est ainsi qu'un homme, rêvant se battre avec un loup, tua d'un coup de couteau l'ami qui était couché à côté de lui[3].

Les médecins-légistes ont presque toujours pensé que les somnambules n'ont pas la conscience de ce qu'ils font, et qu'ils ne sont nullement les maîtres de leurs actions. Cependant il est des auteurs, Muyard de Vouglans, Fodéré et Hoffbauer qui ont prétendu que si l'un d'eux avait commis un acte d'agression, à l'égard d'un ennemi capital, on devrait le lui imputer à crime et le déclarer coupable, attendu que cet attentat ne serait alors que l'exécution de projets criminels précédemment conçus et nourris dans sa pensée[4].

On ne saurait, dans une appréciation de ce genre, être moins circonspect que ces trois écrivains. Parce que l'on a

[1] *Traité des hallucinations*, p. 338.
[2] *Id.*, p. 270.
[3] *Ann. méd.-psych.*, 1863, p. 92.
[4] Voy. *Médecine légale*, par Briant, p. 523.

un ennemi mortel, est-ce une raison pour croire que l'on est toujours resté dans la ferme résolution de le tuer? Et eût-on affirmé que l'on se vengerait, est-ce une preuve que, pendant la veille, on se serait vengé parce qu'on le fait dans le somnambulisme, état où l'on n'est plus maître de résister à une mauvaise pensée? Avec des principes d'une moralité en apparence si scrupuleuse, on serait bientôt sur la pente d'absoudre et même de louer ce César de Rome, envoyant au supplice un citoyen qui avait avoué naïvement avoir rêvé qu'il tuait l'empereur: « Si tu n'avais pas pensé pendant le jour à m'assassiner, tu n'y aurais pas pensé pendant la nuit, lui dit l'implacable tyran. »

Les actes qui relèvent de la justice et qui concernent les endormeurs vis-à-vis des somnambules sont probablement plus nombreux que les précédents, et ils peuvent augmenter dans de grandes proportions. Sauf Charpignon[1] qui a déjà abordé ce point de vue et a prêché dans le désert, je ne connais plus personne qui l'ait imité. Sous ce rapport, les médecins-légistes sont encore dans l'ignorance ou, le plus souvent, livrés aux hésitations du doute. Et cependant, l'on peut poser en principe, qu'une personne mise en somnambulisme profond est à la merci de celui qui l'a amenée dans cet état.

J'ai tenté des expériences qui m'ont confirmé dans cette opinion. J'ai fait souvent enlever leur coiffure à des dormeurs, fouiller dans leurs poches, tirer leurs bagues des doigts, défaire leurs chaussures, etc., sans qu'ils parussent se douter de quelque chose ou qu'ils fissent la moindre résistance. Ils avaient tous, pourtant, conscience de ces actions; mais ils ne pouvaient pas faire effort pour

[1] *Rapport du magnétisme avec la jurisprudence*, Germer-Baillière, 1860.

les empêcher. L'inertie dans laquelle je les avais mis était la cause pour laquelle ils ne paraissaient avoir conscience de rien. J'ai voulu m'assurer encore s'il n'est pas possible de leur surprendre des secrets. Un jour, j'affirmai à une jeune fille endormie que j'étais un prêtre et qu'elle était elle-même une pénitente venue pour se confesser. Cette petite prit son rôle au sérieux et me fit une confession de peccadilles charmantes. Croit-on que l'on ne ferait pas de même avec un de ces somnambules réputés lucides, et qu'il serait difficile de lui extorquer ce qu'il a de plus caché dans le fond de son cœur? D'elles-mêmes, pour ainsi dire, il y a des personnes qui, dans leur sommeil, font des aveux compromettants. Le professeur Blandin, ayant poussé sur un argument personnel une dame qu'il avait mise en somnambulisme, en obtint une réponse telle qu'il jura de ne plus se prêter à une manœuvre qu'il avait regardée comme un badinage [1].

Mais ceci n'est rien. On peut modifier les sentiments des dormeurs, diriger leurs actions dans le sens des idées fixes qu'on leur impose. Que d'abus graves de toutes sortes il peut sortir de là? Ce que j'avance résulte, pour moi, d'expériences que je tentai sur une jeune fille très intelligente, et qui, en état de sommeil au plus haut degré, était la plus revêche et la plus indépendante de caractère que j'eusse rencontrée. Cependant, avec de la persévérance, je parvins toujours à m'en rendre maître. J'ai pu faire naître dans son esprit les résolutions les plus criminelles ; j'ai surexcité des passions à un degré extrême; ainsi, il m'est arrivé de la mettre en colère contre quelqu'un et de la précipiter à sa rencontre le couteau à la main; j'ai déplacé en elle le sentiment de l'amitié, et avec le même instrument tranchant, je l'ai

[1] Voy. *Traité des hallucinations,* par Brière de Boismont, p. 358.

envoyée poignarder sa meilleure amie qu'elle croyait voir devant elle, d'après mon affirmation: le couteau alla s'émousser contre un mur. Je suis parvenu à déterminer une autre jeune fille, moins endormie, à aller tuer sa mère, et elle s'y dirigea en pleurant, il est vrai.

Eh quoi ! un homme, sain d'esprit jusqu'alors, entend une voix qui, pendant la nuit, lui répète : Tue ta femme, tue tes enfants, il y va, poussé par un mouvement irrésistible ; et certains somnambules, toujours disposés à recevoir des hallucinations, ne seraient pas capables d'un même entraînement involontaire? J'ai l'intime conviction, d'après d'autres expériences encore qu'un de ces somnambules, même auquel on aura suggéré de commettre des actions mauvaises après son réveil les exécutera alors sous l'influence de l'idée fixe imposée ; le plus sage même deviendra immoral, le plus chaste impudique ! Si l'on a porté, de cette façon, une femme publique à abandonner son infâme métier, pourquoi, ne pervertirait-on pas, pour l'avenir et par le même moyen, la fille la plus vertueuse?

L'endormeur peut plus encore : suggérer à son somnambule, non-seulement d'être médisant, calomniateur, voleur, débauché, etc., pour une époque ultérieure au sommeil ; mais il peut l'employer, par exemple, à accomplir pour lui des actes de vengeance personnelle ; et ce pauvre rêveur, oublieux ou rendu oublieux d'une telle incitation au crime, ou même se croyant un autre, agira après son réveil pour le compte d'autrui, entraîné qu'il sera par l'idée irrésistible et fixe qu'on lui aura imposée ! Quand le crime sera commis, quel est maintenant le médecin-légiste qui viendra éclairer la justice et faire soupçonner d'innocence un homme qui n'aura jamais montré de signe de folie ; qui aura gardé toutes les apparences de la raison, et qui, convaincu de sa mauvaise action, avouera peut-être de bonne foi l'avoir accomplie de son propre mouvement? Qui sait si des faits semblables ne se sont pas déjà produits?

Je me suis souvent demandé si ce n'était pas par des procédés analogues, que le Vieux de la Montagne envoyait des serviteurs dévoués exécuter, avec tant de ponctualité, ses ordres d'assasinats? Je me suis encore fait la question, puisqu'on a vu des hommes devenir coupables de meurtre, pour avoir obéi, dans leur sommeil, à une voix qui leur avait enjoint de tuer, s'il n'est pas des dormeurs qui, ayant ouï de semblables voix, dans leurs rêves, ont aussi cédé après réveil, à ces injonctions. fruit d'un jeu automatique da la pensée, tout en ayant perdu le souvenir de les avoir entendues? Qui sondera cette abîme?

Mais il ne s'agit pas de s'occuper seulement des méfaits que les hommes sont capables de mettre à exécution, dans le sommeil ou pendant la veille à la suite d'une suggestion reçue en somnambulisme très profond, il faut encore s'occuper de ceux que les endormeurs ont déja commis ou fait commettre. Il en est qui ont été la cause de maladies graves développées chez leurs somnambules, soit par ignorance de leur part, soit par calcul. Je connais un paysan devenu épiletique à la suite de tentatives maladroites faites pour l'endormir [1] ; il a maintenant une telle crainte des manœuvres ayant pour but d'amener le sommeil artificiel, que je n'ai pu le décider à se laisser traiter par moi d'une maladie que j'espérais guérir par suggestion : venue par impression morale, son affection me paraissait devoir s'en aller de même.

Si l'on n'a pas encore avisé à prévenir le mal, et il suffit pour cela de faire connaître qu'on ne doit être endormi qu'en présence de témoins de son choix, la jus-

[1] Voy. *Le sommeil provoqué*, note D.

tice sait pourtant déjà trouver les coupables, ce que prouve un arrêt du tribunal de Douai qui condamna un endormeur à 25 francs d'amende, 1,200 francs de dommages et intérêts et aux frais, pour avoir causé des accidents nerveux suivis d'une longue maladie [1]. Mais pour un imprudent qu'elle punit, que de véritables criminels dont elle ne s'occupe pas.

On trouve, dans l'ouvrage de Bellanger [2], l'histoire d'une femme rendue enceinte par un médecin qui abusa d'elle pendant des accès de somnambulisme ; elle s'était confiée à lui pour se faire traiter d'une affection nerveuse. Cette personne, qui n'avait conservé aucun souvenir de ses rapports clandestins et qui n'avait cessé d'être chaste et fidèle à son mari absent, au moins au point de vue moral, minée par la honte, devint folle en même temps qu'elle devint mère. Celui qui enlève ainsi l'honneur d'une femme n'est-il pas un grand coupable ? A-t-on vu les princes de la science s'émouvoir de tels faits et chercher à éclairer la justice ? Ils sont plutôt portés à les nier.

Macario raconte aussi [3] qu'une jeune fille a pu être victime d'une tentative de viol, sans en avoir conservé le souvenir au réveil. Ce ne fut que dans un second sommeil qu'elle révéla à sa mère les manœuvres brutales dont elle avait été l'objet.

Pour la première fois peut-être, en 1858 [4], on demanda un rapport aux Drs Cotte et Broquier, ce dernier directeur de l'école de médecine de Marseille, à l'effet de savoir si

[1] Voy. *Rapport du magnétisme et de la jurisprudence*, par Charpignon, p. 48.

[2] Voy. *Le magnétisme*, p. 207. Paris, 1854, Guilhermet.

[3] Voy. *Du sommeil*, p. 120.

[4] Voy. *Rapports du magnétisme et de la jurisprudence*, p. 52, par Charpignon;

une jeune fille enceinte avait pu être déflorée et rendue mère contrairement à sa volonté, pendant le sommeil artificiel. La conclusion de ces médecins fut affirmative. Devergie, consulté, confirma par une lettre l'opinion de ses confrères. Il est curieux de voir, dans ce cas, la médecine officielle se prononcer sur un fait ayant rapport à une question mise par elle en dehors de sa compétence. Voilà même un des membres de l'Académie de médecine qui parle déjà avec connaissance de cause sur une semblable matière !

Les faits que je viens de rapporter et les expériences que j'ai faites, suffisent pour donner à comprendre quelle importance on doit attacher à la médecine légale du sommeil ; l'intérêt de la société exige impérieusement que l'on s'en occupe. En attendant plus ample informé ; en attendant que l'Académie de médecine qui, par une décision solennelle, a condamné le somnambulisme artificiel à l'oubli ; en attendant que, pour sa réputation, elle se prononce à nouveau et revienne de son erreur d'une manière catégorique, il reste à se demander comment doit se comporter l'interprète de la loi vis-à-vis des somnambules et des endormeurs, lorsqu'ils sont convaincus d'avoir commis des actions criminelles ? Evidemment, ainsi qu'il a été établi plus haut, le somnambule très suggestible étant un rêveur moins libre encore dans ses déterminations que ne l'est l'aliéné, il doit être placé dans la catégorie des hommes irresponsables de leurs actes. Du moment que ce dormeur est reconnu avoir porté préjudice à ses semblables et pouvoir encore récidiver, il doit être mis dans l'impossibilité de nuire de nouveau. Pour y arriver, il suffit d'exiger qu'il soit enfermé pendant son sommeil ou simplement surveillé tout le temps de sa durée, jusqu'à ce qu'il n'y aura plus chez lui de manifestations de rêves somnambuliques ; rien que cela.

Dire que l'homme qui, endormi, tue son ennemi mortel, est passible des peines éditées dans la loi, parce que cet acte agressif est l'effet d'une résolution prise pendant la veille ; c'est faire une supposition gratuite et indémontrable ; cette résolution fût-elle prouvée, il reste toujours ce doute que si cet homme n'eût pas dormi, il aurait peut-être changé de détermination.

Mais à l'égard de l'endormeur dont la raison est entière, s'il est prouvé qu'il a abusé de la confiance d'un somnambule, ce ne doit être qu'avec connaissance de cause. Aussi, soit qu'il ait porté tort directement à ce dernier ; soit qu'il l'ait poussé à causer du mal aux autres, il faut que la loi lui soit sévèrement appliquée. Ce n'est que dans le cas où il a agi par imprudence que l'on doit avoir de l'indulgence à son égard.

Ces faits imprévus, étranges, de viols ignorés par celles qui en ont été l'objet ; ces faits de grossesses chez des femmes qui se croient toujours chastes et qui, certainement, n'ont jamais cessé de l'être ; ces actions criminelles que, par suggestion, un innocent accomplit après son sommeil, et cela avec les apparences de posséder toute sa raison, sans se douter que c'est pour le compte d'autrui ; enfin tant d'autres actions condamnables possibles contre les dormeurs, dépassent jusqu'aujourd'hui les connaissances des législateurs ; et je le comprends, ils n'ont personne pour les éclairer. A propos de ces crimes d'un nouveau genre, il n'est pas besoin d'une extension de la loi. Seulement, les manœuvres pour déterminer le sommeil devraient avoir lieu devant des témoins sérieux et devraient de préférence être employées par des médecins, les pères de famille ou par des hommes brévetés à cet effet. Enfin, dans ses investigations, pour se mettre sur la voie de preuves plus positives, le médecin-légiste devrait toujours remettre en sonmambulisme le sujet qui est supposé avoir à se plaindre d'un endormeur. Ainsi, il obtiendrait encore des renseignements plus certains sur les sommeils antérieurs; ce moyen n'est pas à dédaigner[1].

[1] La question que je viens d'effleurer dans ce chapitre a été traitée magistralement et avec une compétence plus grande que la mienne, par le professeur Liégeois, dans un livre paru, en 1889, à la librairie Doin (*Paris, place de l'Odéon*, 8), livre intitulé : *De la suggestion au point de vue civil et criminel*.

CHAPITRE II

DU ZOOMAGNÉTISME. Y A-T-IL DES PREUVES DE SON EXISTENCE

On entend par zoomagnétisme l'action d'un organisme sur un autre : soit au moyen d'irradiations vibratoires nerveuses partant d'un sujet actif et se dirigeant vers un sujet passif, d'après des lois analogues à celles du magnétisme, de l'électricité et de la chaleur ; soit au moyen d'émanations vivifiantes agissant de même et pouvant se fixer dans les liquides, puis opérer ensuite par ceux-ci dans l'intérieur des corps animés. Pour les magnétiseurs ces deux modes d'action ne sont que des aspects différents d'une seule et même chose : le fluide.

Tout ce que j'ai écrit précédemment dans cet ouvrage est la négation du zoomagnétisme en ce sens que j'ai attribué les phénomènes rapportés le plus souvent à cette cause à une autre influence : celle de l'action du moral sur le physique. C'est que lorsque je le publiai, je n'avais encore trouvé aucune preuve en faveur du zoomagnétisme. Les nombreux faits que j'avais observés, je les avais attribués à une cause pensante ayant son siège au cerveau et ses effets consécutifs dans l'organisme. Est-ce à dire que je prétendais qu'il n'y a aucune preuve en faveur de la théorie contraire ? Je ne nie jamais la possibilité des vérités que peut cacher une théorie, même après avoir combattu les arguments invoqués à son appui ; mais je la regarde seulement comme probable tant que je n'en ai pas vérifié la réalité. Et c'est pendant vingt ans que j'ai considéré comme non avenue, et après de nombreuses expériences de contrôle, les preuves données en faveur de l'existence de vibrations neuriques ou d'une émanation de subtances fluidiques sortant du corps humain.

Ce fut seulement en 1882, après une conversation avec M. Longpretz, magnétiseur à Liège, que je tentai de nouveau des expériences pour vérifier s'il y a réellement, par quelques côtés, plus que des apparences de vérité dans les faits qui ont donné lieu à la facile théorie du zoomagnétisme. Ce magnétiseur sincère m'affirma, qu'en touchant *loco dolenti* des enfants malades âgés de moins de deux ans et demi, pendant dix minutes matin et soir, il amenait presque toujours, soit de l'amélioration à leurs maux, soit leur guérison. Et les résultats heureux, qu'il avait ainsi obtenus, étaient pour lui une confirmation du principe qu'il y a une action nerveuse rayonnant d'une personne vers une autre ; car ces enfants pour la plupart, qu'ils dormissent ou non au moment même de l'apposition des mains, n'étaient pas encore capables de deviner ce qu'on leur voulait, et par conséquent n'étaient pas suggestibles.

Cette assertion d'un homme désintéressé éveilla ma curiosité, et les faits dont il m'annonçait l'existence, s'ils étaient réels, devaient me porter à admettre qu'au fond de la théorie de l'émergence de l'action nerveuse il y a certainement plus qu'une croyance imaginaire, mais un côté vrai. Je fus d'autant plus porté à vérifier les faits en question, que je n'avais jamais pu mettre dans le sommeil provoqué, et partant guérir, des enfants de moins de deux ans et demi ; aussi, j'en avais conclu, ce sommeil étant un effet de suggestion, qu'au-dessous de cet âge, ces petits êtres n'étaient pas capables d'être influencés et par conséquent guéris par affirmation. J'entrepris donc de faire sur quelques-uns d'entre eux des expériences d'apposition des mains, pensant que si elles amenaient la guérison ce ne devait être que par une cause autre que l'influence morale, celle que j'avais si longtemps rejetée faute de preuve.

A ma grande surprise, toutes mes expériences confirmèrent celles de M. Longpretz. Je me demandais alors comment des résultats aussi faciles à obtenir et aussi remarquables ; car ils étaient supérieurs de beaucoup à ceux que déterminent les remèdes, je me demandai comment ils avaient pu rester si longtemps méconnus ? Ce fut avec une indicible satisfaction que je les divulguai dans un opuscule publié en 1883. J'avais abordé une terre nouvelle et féconde, terre à peine encore entrevue.

Mes conclusions furent qu'en outre des phénomènes produits par l'action du moral sur le physique, à l'étude desquels je m'étais livré, il y en a d'autres qui sont dûs à l'existence d'une action nerveuse se transmettant d'homme à homme par vibrations, et dont le caractère essentiel, irréductible, *sui generis*, est un effet curatif, indéniable et supérieur à l'effet des remèdes[1]. Car, pour expliquer les singuliers phénomènes que je relatais, on ne pouvait invoquer ni l'influence calmante causée par la pression des mains ni celle de la chaleur dégagée par elles. J'avais seulement continué de maintenir au chaud les enfants soumis à ce nouveau traitement, et j'avais évité d'exercer une pression sur leurs tissus. On pouvait encore moins les attribuer à une influence morale ; à peine si ces enfants étaient capables de différencier les impres-

[1] Voy. *Étude sur le zoomagnétisme*, p. 24. Paris, G. Masson, 1883.

sions de leurs sens, bien loin d'avoir déjà des idées sur les choses existant autour d'eux, et surtout d'avoir la compréhension des intentions que, par certaines manœuvres, on se proposait à leur égard. Et le fait le plus certain qu'une action autre que celle du moral avait eu lieu sur ces jeunes êtres, c'est que : d'abord presque aucun d'eux n'avait présenté de la catalepsie, signe certain d'un rapport idéal établi entre l'hypnotiseur et l'hypnotisé ; c'est ensuite que pendant que je les avais touchés même lors de leur sommeil ordinaire, et que, par conséquent, ils étaient restés ainsi isolés et des excitations extérieures et de mes manœuvres, ils avaient reçu tout de même à leur insu une influence bienfaisante du contact de mes mains. Il y en avait même parmi eux qui pleuraient, soit que je les touchasse avec des mains froides, soit que je les dérangeasse de leur position, et qui avaient été également de mieux en mieux. Et pourtant ils auraient dû, en cette occurrence plutôt recevoir de moi une suggestion déprimant les forces, si réellement les impressions pénibles que je leur faisais éprouver avaient été converties en idées dans le cerveau.

Il résulte de ce qui précède que j'admis que si les enfants ainsi traités par moi s'étaient rétablis ou avaient ressenti du mieux, ce n'avait pu être par l'influence d'une action morale quelconque, mais par une autre cause : un mouvement vibratoire partant de mes mains et réagissant sur leurs nerfs, puis sur leurs centres nerveux, lequel y accroissait l'activité dans le sens des pensées conservatrices qui président à toutes les fonctions[1]. Par là j'étais arrivé à me rapprocher de l'avis des Drs Charpignon et Durand (de Gros) qui admettaient depuis un temps considérable, que, dans la cause des phénomènes qui sont l'objet de la science occulte du magnétisme animal, il y a deux facteurs l'imagination et le fluide.

[1] Voy. *Étude sur le zoomagnétisme*, p. 25.

Les conclusions précédentes, que je regardais, en 1883, comme l'expression de la vérité ne furent pas acceptées par tout le monde, et notamment par M. Bernheim ; ce savant professeur y opposa des arguments d'une grande valeur, et ce furent ces arguments, auxquels par suite il s'en est ajouté quelques autres à mon esprit, qui me décidèrent à étudier de nouveau la question dont ce chapitre est l'objet. Les voici :

1° Ils reposent sur cette base que les instincts d'abord ; mais surtout la sensibilité, l'intelligence et même la volonté sont plus développées chez les jeunes enfants qu'on ne le suppose.

Ainsi on a remarqué que, même avant d'être sortis de l'utérus, des enfants éprouvent des impressions tactiles qui se transforment en mouvements, véritables phénomènes réflexes qui, d'après Herbert Spencer, sont les premières étincelles de l'intelligence instinctive. Car, du moment qu'à des sensations répondent des mouvements, il existe déjà à la fois, entre ces deux termes extrêmes, au moins des perceptions obscures et des idées plus ou moins vagues dans le centre cérébral. Ces phénomènes sont ensuite comme l'origine d'instincts plus développés, tels : celui de la succion, que des médecins ont rencontrée dans des accouchements prématurés, en introduisant par hasard un doigt dans la bouche de l'enfant. D'après Cabanis [1], le fœtus éprouverait déjà des modifications nettes du tact, et il aurait même des trépignements volontaires. Toujours est-il qu'après la naissance dès que l'enfant ouvre les yeux, on voit apparaître le reflexe pupillaire, preuve saisissante qu'il perçoit les sensations lumineuses et qu'il les différencie. Et avant qu'il

[1] *Rapport du physique et du moral*, vol. II, p. 138 et 140. Paris, V. Masson, 1860.

ait pu bien reconnaître et classer les impressions nouvelles qui l'assaillent en foule, il a déjà des désirs, des goûts, des penchants; il emploie tous ses faibles moyens pour les manifester et les satisfaire. Non-seulement il recherche le sein de sa mère ; mais il le presse de ses mains débiles pour en exprimer le liquide nourricier. L'enfant comprend quand sa mère va l'allaiter; il sait couver son biberon des yeux; il sourit aux agaceries qu'on lui fait. Un peu plus tard, il juge des couleurs, des distances; il apprend que le feu brûle, que les corps durs peuvent le blesser, qu'il est puni s'il fait mal, etc.[1]. Et s'il pousse des vagissements opiniâtres, n'est-ce pas parce que non-seulement il commence déjà à éprouver vivement les sensations qu'il reçoit, mais aussi à avoir des idées arrêtées et à vouloir? Enfin, lorsque une fois il est fatigué, ne se replie-t-il pas sur lui-même, par un mécanisme psychique semblable à celui par lequel l'adulte s'endort? Et cet isolement dans lequel il se met, n'a-t-il pas un même but: celui de favoriser les opérations intimes de la vie végétative en se préservant des causes d'excitations qui impressionnent ses sens, énervent son cerveau, ce qu'exprime le sommeil dans lequel il se plonge plusieurs fois le jour?

Du moment que chez l'enfant, il y a, comme on vient de le voir, une série de phénomènes perceptifs et intelligents qui se développent du simple au composé, à partir des premiers instants de la vie jusqu'à l'âge où la volonté, déjà ferme, vient diriger les manifestations de la pensée et favoriser l'apparition d'une foule de connaissances avec une facilité d'assimilation étonnante; enfin, du moment, par exemple, que l'enfant finit en peu de temps par apprendre plusieurs langues à la fois et comme en se

[1] Voy. *Revue scientifique*, 1886, n° 13, p. 406 et suiv. Extraits de Preyer.

jouant, est-il déraisonnable, lorsqu'il est souffrant, de le croire capable, même en naissant, d'avoir déjà la connaissance que les manœuvres auxquelles on se livre à son égard sont faites dans l'intention de lui faire du bien? Et si l'on réfléchit à ce qu'il faut d'efforts et d'années à un jeune homme pour bien savoir une langue étrangère, on reste stupéfait de la capacité intellectuelle de l'enfant, et l'on ne doit plus s'étonner que, par l'application des mains sur les parties du corps affectées, il sache qu'on fait cette application dans le dessein de lui être utile, si surtout on la recommence plusieurs fois dans la journée ou plusieurs jours de suite; l'on ne s'étonne plus qu'il guérisse ainsi par une sorte de suggestion indirecte, d'autant plus qu'il est doué d'une crédivité que la réflexion n'a pas encore ébranlée.

2° Ces arguments reposent ensuite, et M. Bernheim insista aussi sur ce point, sur des faits que les hypnotiseurs observent tous les jours : c'est qu'il est une catégorie de malades soumis aux procédés hypnotiques, qui cependant ne présentent aucun engourdissement, aucune marque de catalepsie, ce signe essentiel du sommeil provoqué, et qui n'en guérissent pas moins sous l'influence des suggestions qu'on fait pénétrer dans leur esprit. Ces malades sont réellement dans un même état mental que les petits enfants, lesquels en général, tout à la réception des impressions qui du dehors viennent affecter leurs sens ne sont pas encore parvenus assez à se replier sur les idées qui en naissent, et par suite à développer leurs facultés de représentation mentale pour pouvoir s'endormir par une suggestion venant d'autrui. On a observé que ce sont principalement ceux qui, comme ces enfants, ont une imagination vagabonde : les distraits ou vulgairement les têtes de linotte, qui, pour la plupart, doués d'une représentation mentale rudimentaire, ne présentent aucun signe de sommeil à la suite des moyens suggestifs pour les endormir. Eh bien ! si ces malades à esprit changeant sont capables, sans être influencés, d'être guéris par suggestion, à plus forte raison les enfants, comme eux mobiles de pensée et ne présentant pareillement aucun signe hypnotique après l'emploi des mêmes moyens pour favoriser le sommeil ; à plus forte raison, ils peuvent bien, s'ils sont souffrants, être remis en santé, même quand ils n'auraient qu'une idée incomplète de ce qui leur est fait.

3° En 1884, dans une lettre à M. V. Meunier (du *Rappel*), un des rares écrivains scientifiques qui ouvrent généreusement leur chronique aux vérités méconnues, je lui parlais de l'eau magnétisée dont il connaissait depuis longtemps les propriétés. En donnant à boire à des enfants de l'eau sur laquelle j'avais promené les doigts, j'étais arrivé à guérir ou soulager douze de ces enfants sur seize, quoique leurs affections fussent différentes. A cette époque, j'avais déjà constaté que, tandis que, dans la thérapeutique médicale, il y a des catégories d'agents employés spécialement contre chaque genre d'affections morbides ; dans la médication par l'apposition des mains et dans l'usage interne de l'eau magnétisée, il existe au contraire, dans l'une et l'autre, un mode d'action invariable qui agit toujours avec beaucoup d'efficacité à l'égard des maladies les plus diverses, semblablement à la suggestion hypnotique qui aussi est unique dans son mode d'action et variable dans ses effets sur l'organisme, selon l'idée suggestive sur laquelle on se base. N'y a-t-il pas dans cette similitude d'action de ces trois méthodes, une forte présomption à admettre qu'elles ne sont au fond que des aspects différents d'une seule cause, et cette cause serait une influence psychique.

Pour dissiper les doutes que faisait naître dans mon

esprit les arguments sérieux de M. Bernheim et quelque peu mes réflexions rétrospectives, je résolus de faire de nouvelles expérimentations. Une occasion imprévue se présenta et me conduisit sur la voie qui devait me permettre de vider une question qui, en elle-même, est d'une haute importance. Car, si c'était le principe de l'action du moral sur le physique qui dût triompher à la suite de mes expériences, j'acquérais la démonstration que, quelque instructive qu'elle paraisse, la pensée consciente des enfants a déjà une grande activité dès la naissance, ce qui éclaire d'une vive lumière le domaine de la psychologie du jeune âge, ouvre ainsi un plus vaste horizon à l'étude de l'esprit humain, et de plus rejette au loin dans l'ombre la théorie jusqu'ici illusoire du fluide : c'est-à-dire d'une atmosphère nerveuse vivifiante et d'une émergence vibratoire de même nature.

Cette occasion, je la dus à M. le Dr Mathias Roth, de Londres, médecin très distingué qui assistait à mes séances à la fin du mois d'octobre 1887. Témoin de mon traitement sur les enfants par l'application des mains, il m'invita, pour en comparer les effets, à employer aussi sur eux en boisson l'eau magnétisée qui, autrefois, lui avait réussi aussi bien qu'à moi. J'employai ce breuvage avec deux de ces petits êtres que je traitais en sa présence par le toucher. Il faut dire qu'ils allaient déjà beaucoup mieux; mais il restait encore à chacun d'eux une diarrhée assez abondante. L'eau fit merveille ; car l'un fut guéri dès la séance suivante, et l'autre, après la quatrième. Ayant parlé de ces cas de guérison à M. Bernheim, lequel ne voyait absolument que des effets moraux dans les succès que j'avais obtenus presque toujours sur les enfants par le procédé de l'application des mains, M. Bernheim me dit qu'il y aurait dans l'emploi de l'eau, qu'on dirait être magnétisée, un moyen expérimental de juger la question pendante entre nous : ce serait de ne donner que de l'eau ordinaire et sortant de la fontaine à tous les jeunes enfants malades que l'on apporterait désormais à ma clinique. Dans le cas où, par suite de ce traitement inoffensif, ces enfants éprouveraient du mieux et surtout arriveraient à la guérison, il faudrait bien alors rapporter un tel résultat à une influence psychique, à une compréhension déjà plus qu'instinctive de leur part, et conclure que si l'eau pure agit si bien, *a fortiori* l'apposition des mains, plus prolongée et plus directe sur le siège du mal, doit-elle avoir de l'effet. Et ce serait là une preuve que ces deux méthodes auraient pour point de départ une suggestion indirecte.

Cette proposition me parut acceptable, et le mode d'expérimentation, scientifique. Je me mis à l'œuvre. Comme j'étais sur le point de terminer mes séances, je n'entrepris d'abord, par prudence, que le traitement de deux enfants très légèrement affectés et je m'y pris ainsi : une bouteille d'eau non magnétisée fut mise en vue de tout le monde dans l'appartement où je recevais les malades. Après avoir examiné mes jeunes clients, j'annonçai à leur mère que, pour les guérir, j'allais leur remettre une fiole du remède excellent qui était contenu dans la bouteille exposée à tous les yeux. Je disais que c'était un liquide plein de vertu ; mais qu'il fallait renouveler tous les jours pour qu'il gardât ses propriétés. J'ajoutai que l'enfant devait en prendre par cuillerées à café chaque demi-heure ou chaque heure, à moins qu'il ne fut endormi, et que par ce traitement bien suivi, il ne pouvait faire autrement que de se rétablir. Et pour qu'il eût le temps de commencer à être suggestionné, je ne me hâtais pas de le congédier.

On voit par là qu'en somme je n'eus pour but que de

concentrer d'une manière continue, l'attention de mes jeunes sujets et de leurs proches sur l'idée de la guérison. Cette idée faisant atmosphère autour d'eux, les enfants devraient guérir par suggestion, du moment qu'ils seraient ainsi frappés des démarches de leurs parents, de la confiance de ceux-ci à mon égard, et qu'enfin, par tous les côtés, ils seraient portés à croire aux résultats heureux attendus de la médication à laquelle on les soumettait d'une manière si régulière et à laquelle tout le monde avait foi.

Suivent mes observations réduites à leurs éléments les plus essentiels et placées dans leur ordre chronologique. Ce sont les seules que j'aie pu faire et je n'en ai excepté aucune.

1. — 19 *octobre* 1887. — Biacabe (Henry), sept mois. Elevé au sein. Pas de sommeil dans la nuit; mais il dort un peu dans la journée. Il pleure beaucoup et n'a qu'une selle par jour. — 20. N'a pas pleuré la nuit et a dormi. — 21. Mauvaise nuit. — 22 et 23. Sommeil rétabli, pleurs disparus, deux selles dans la journée. J'ai appris plus tard que le mieux avait continué.

2. — 21 *octobre*. — Nellau (Eugène), dix-huit mois. Prend encore le sein. Bronchite généralisée ayant augmenté beaucoup depuis huit jours. Pas de sommeil. — 22. Pas de changement. — 23. A un peu dormi. — 24. Va comme le 22. — 25. Nuit assez bonne et un peu moins de toux; a vomi le matin. On cesse le traitement.

3 — 7 *mars* 1888. — Jacquinet (Jeanne), huit mois, élevée au sein. Tousse depuis cinq semaines et depuis quatre a des quintes de toux fréquentes présentant les caractères de la coqueluche. Ne dort pour ainsi dire pas. — 8. A dormi toute la nuit, plus aucune quinte de coqueluche; a seulement légèrement toussé trois fois. Plus eu de nouvelles.

4. — 3 *avril*. — Berg (Marie), deux mois et vingt-trois jours. Prend le sein. Accès de toux remontant à plus de huit jours et présentant des caractères de coqueluche; la respiration est très

sifflante. Presque pas de sommeil depuis quinze jours. Repose à peine quelques instants. A des sueurs. — 4. Pas de changement. — 5. Toux laryngée diminuée, mais respiration aussi courte. A dormi en deux fois une heure et demie pendant le jour et deux heures dans la première partie de la nuit, avec quelques moments de sommeil vers une heure du matin. — 6. L'amélioration se soutient. — 7. Une heure et demie de sommeil dans la matinée, et trois heures en plusieurs fois dans la nuit. Depuis qu'il y a du mieux, sa mère a pu reposer. — 8. Les quintes de toux qui n'ont pas cessé, prennent un caractère croupal ; je n'ose pas continuer le traitement

5. — 18 *avril.* — Ferry (Eugène), dix-neuf jours. Cet enfant venu un mois avant terme est élevé au sein ; mais quoique il tête bien, il dépérit peu à peu depuis qu'il est né. N'a jamais guère dormi que pendant quelques courts instants. Rarement il a été sans pousser des cris, et depuis hier il pleure d'une manière continue, selles liquides depuis un jour. Je constate sur sa langue et sur les parois de la bouche des taches blanches de muguet. Enfin la tête, les membres ont une teinte fortement cyanosée et la peau est un peu froide. — 19. Sommeil de deux heures et demie de suite dans la nuit et quelques moments de repos de temps en temps dans la journée, ce qui permet à la mère de l'enfant de reposer un peu à son tour. — 20. Plus de tache de muguet. Sommeil continu de quatre heures pendant la nuit. La teinte cyanosée de la peau s'éclaircit. Pleurs très diminués. — 21. A dormi quatre heures de jour et trois heures de nuit. La teinte cyanosée du tissu cutané s'éclaircit encore plus et les membres se réchauffent. — 22. Huit heures de sommeil dans la nuit et cinq heures pendant le jour. Depuis hier la diarrhée a disparu. — 23, 24 et 25. La convalescence commence. Plus aucune teinte asphyxique, plus de piqueté diphtéritique, sommeil de sept à dix heures chaque nuit, etc. — 27. Il reparaît quelques points blancs dans la bouche et les selles deviennent plus molles. Sommeil moins bon. On recommence le traitement interrompu. Le 1er mai et les jours suivants tout a continué à bien aller.

6. — 19 *mai* — Gesfler (Pierre), deux mois vingt et un jours. Est élevé au sein et tête bien. A été atteint, huit jours après la naissance, de l'ophtalmie des nouveaux-nés qui lui a laissé une taie sur la cornée transparente de l'œil gauche. A eu ensuite le muguet dont il ne lui reste plus rien, sauf une

hypéresthésie générale de tout le corps. Un attouchement, le moindre mouvement attirent du larmoiement; aussi n'a-t-il que de courts sommeils, 5 à 6 au plus dans la journée. — 20. Ne pousse plus de cris lorsqu'on lui touche les jambes ou qu'on les lui remue. A eu de plus longues périodes de sommeil qui ont duré de une demi-heure à deux heures. — 21. Comme hier. — 22. On peut toucher, remuer non-seulement les membres inférieurs de cet enfant, mais aussi ses mains et ses bras sans le faire pleurer. De plus, le sommeil est toujours meilleur. — 23 et 24. Le sommeil s'améliore encore. — 25. Ni le toucher ni les mouvements ne réveillent de douleur dans les membres et le corps. Cet enfant remue même ces parties du corps volontairement et ne se plaint plus. Les jours suivants il continue à se bien porter.

7. — 9 *juin*. — Speich (Léon), trois mois neuf jours. Tète sa mère qui, faute d'avoir assez de lait, ne lui donne à boire qu'une fois pendant la nuit. Le reste du temps il est nourri avec du lait de vache. Par jour 15 à 16 selles diarrhéiques jaunâtres, remontant à quelque temps. Toux légère et quelques râles dans la poitrine depuis deux mois. — Sommeil, assez bon. — 10. Meilleur sommeil. — 11. Diarrhée très diminuée. — 12. Une selle déjà plus consistante le matin, et le soir, une plus épaisse. — 13. Trois selles plus molles. — 14. Rend une seule fois des excréments de bonne nature. La toux ne change pas. — 15. Une selle liquide. — Toux diminuée et respiration meilleure. — 6 juillet. Cet enfant que je n'ai plus revu depuis le 15 juin fut de nouveau repris, il y a six jours, de diarrhée et d'insomnie prolongée, aussi, il revient à cause de ces accidents maladifs. — 7. Même état. — 8. Une selle consistante, bon sommeil. — 11. Bien. J'apprends le 18 que la guérison s'est maintenue.

8. — 23 *juin*. — Berg (Eugène), cinq mois. — Est nourri au biberon. Depuis longtemps, cinq à six selles vertes et liquides par jour. — Va surtout du ventre après avoir bu. Pleure la nuit et le jour; n'a que de très courts sommeils. Maigreur excessive. — 24. N'a pas pleuré dans la journée. — 25. Va comme hier. — 26. Calme complet toute la journée, a dormi la nuit entière ; s'est pourtant réveillé trois fois, mais s'est chaque fois endormi peu après non sans avoir un peu larmoyé. N'a eu qu'une selle verte. Il prend mieux les aliments. — 27. Deux évacuations encore vertes, mais plus consistantes.

Ne s'est réveillé que deux fois dans la nuit, en pleurant encore un peu chaque fois. Aspect général du corps meilleur. — 28. Cinq selles vertes et liquides. A eu relativement beaucoup de sommeil. Comme la mère de cet enfant s'impatiente et me demande de joindre l'application des mains à ce traitement, et comme la vertu de l'eau pseudo-magnétisée est déjà ici grandement prouvée, j'emploie ces moyens réunis ainsi que les jours suivants, et j'ai eu la satisfaction d'amener ce petit malade en bon état peu de temps après.

9. — 27 *juin*. — Georgeon (Alix), vingt mois. Ne tète plus. Depuis quatre mois, le ventre de cet enfant a grandement augmenté de volume ; mais il est assez flasque et se déprime aisément. N'est nourri qu'avec des aliments liquides et il en prend peu. Digestions difficiles ; vomiturition. De temps en temps, il est pris d'une diarrhée qui dure trois à quatre jours de suite : alors il boit davantage. Ne marche pas encore. Dort assez bien. — 28. A mieux dormi que d'habitude. — 30. Est beaucoup plus gai. — 2 juillet. Cet enfant est redevenu triste, il boit moins et a vomi. Ce recul en arrière m'inquiétant et peut-être à tort, j'ajoute à ce traitement celui de l'application des mains. Le 5 juillet il se manifesta une grande amélioration qui ne fit que s'accroître et quelques jours après la guérison était complète.

10. — 5 *juillet*. — Herr (Marguerite), un mois et vingt-cinq jours. Depuis plus d'un mois, cette petite qui prend le sein n'a plus été à la selle qu'à l'aide de lavements huileux ; elle n'a de défécation que chaque deux ou trois jours, et consécutivement à un lavement. Pleurs assez souvent répétés et dus sans doute à des coliques. Le traitement par l'eau pseudo-magnétisée a été continué cinq jours ; pas une selle n'a eu lieu. Alors à ce moyen j'ai ajouté l'apposition des mains. — 30. Quatre selles libres seulement depuis le 10 du même mois. De ce jour les évacuations alvines se sont produites tous les jours et durent encore.

11. — 2 *août*. — Juncker (André), neuf mois. Cet enfant qui est sevré, a depuis trois mois des sueurs abondantes ; mais seulement lorsqu'il est au lit, que ce soit de jour ou de nuit. Chaque fois qu'on le lève, sa chemise, son bonnet sont fortement mouillés. De plus, bien qu'il prenne beaucoup de nourriture, son corps ne prend pas de développement. Depuis huit jours, le sommeil qui était mauvais est devenu meilleur. —

3. Sommeil de deux heures pendant le jour, mais beaucoup plus calme. Sommeil moins bon qu'auparavant pendant la nuit. Sueurs diminuées. — 4. Deux selles diarrhéiques, bon sommeil, plus de sueurs. — 5. Sueurs nocturnes seulement. — 6. Ni sueurs, ni diarrhée. — 7. Une évacuation liquide, mais n'a pas transpiré. — 8. Deux selles liquides, pas de transpiration. — 9. Va bien. — 10. Bien ; depuis lors le rétablissement de la santé s'est maintenu.

12. — 6 *août*. — Geller (Euphrasie), vingt et un mois. Cette enfant sevrée à onze mois, a eu la rougeole, il y a quatorze jours. Tousse encore un peu. Fièvre, transpiration continuelle et abondante, surtout pendant le sommeil. Dort peu. Constipation habituelle et pas d'évacuations alvines depuis deux jours. Peu d'appétit. — 7. Fièvre diminuée. Pas de sueurs, a bien dormi et a été du ventre. — 8. Forte transpiration, pas de selle. — 9. Une selle plus molle que d'habitude et sueurs. — 10. Deux selles molles et transpiration diminuée. L'appétit se réveille. — 11. Pour la première fois, très bon sommeil. Plus d'excitation fébrile ; transpiration encore moins forte, appétit toujours plus grand ; gaîté, cherche à marcher. — 12. Une selle. — 13. Ne sue presque plus, dort bien et a beaucoup d'appétit. — 14. Faible transpiration. — 15. Depuis trois jours, aucune défécation. — 20. Selles rétablies. La petite malade est en pleine convalescence. — 21. Tout va bien. On cesse le traitement.

13. — 18 *août*. — Bonhomme (Jeanne), un an. Cette enfant est sevrée. A la suite d'une bronchite qu'elle a eue, il y a trois mois et qui a disparu depuis trois semaines, il lui reste un grand affaissement : elle ne peut plus marcher, ni même soutenir sa tête qui s'incline en tous sens. Cependant cette petite a de l'appétit, son sommeil de nuit est assez bon, et elle dort même un peu pendant la journée. Constipation opiniâtre ; ne va du ventre habituellement que par lavements ; mais depuis deux jours, diarrhée. — 19. Sommeil bon. — 20. Encore meilleur sommeil. La diarrhée diminue et la malade commence à jouer. — 22. Elle porte sa tête plus droite et joue davantage. Une selle de bonne nature. — 24. Appétit très développé et plus grande tendance à s'amuser. On remarque que le repos nocturne diminue à mesure que le mieux se fait sentir. — 27. Va régulièrement du ventre, une fois par jour; les forces reviennent et la tête reste mieux et plus longtemps relevée mais le sommeil dure toujours moins.

Plusieurs jours après, le 30 août, on m'apprend que cette enfant va bien.

14. — 25 *août.* — Parque (René), vingt-un jours. Cet enfant est élevé au biberon, parce qu'il n'a pas voulu prendre le sein. Depuis sa naissance, constipation ; ne va du ventre que par lavements. Ce qu'il rend est très dur. Ne dort pour ainsi dire pas et pleure nuit et jour. Lorsqu'il boit il a le hoquet. — 26. A été pour la première fois sans lavement, et la selle rendue a été assez molle. Sommeil bon. — 27. Ne s'est éveillé qu'une fois dans la nuit. — 28. A dormi sept heures de jour en deux fois et ne s'est réveillé qu'une fois dans la nuit. A été librement du ventre. — 29. Va bien. — 30. A eu besoin d'un lavement. Encore continuation de l'eau pseudo-magnétisée pendant deux jours, et depuis lors tout a marché bien. On a remarqué que cet enfant qui avait le hoquet après avoir bu, l'a beaucoup moins.

15. — 28 *août.* — Recht (Édouard), dix mois, est élevé au biberon. Diarrhée depuis trois semaines. Cinq à six selles de jour, deux à trois pendant la nuit ; elles sont jaunes et parfois verdâtres. Depuis deux jours, cet enfant refuse le lait et il vomit tout ce qu'on lui fait avaler. En outre, il pleure toujours, excepté lorsqu'il dort, et ses sommeils sont seulement de une demi-heure à une heure au plus. — 29. A eu deux selles plus épaisses ; n'a vomi que deux fois et a dormi ce matin une heure trois quarts. Il a aussi moins crié dans la journée, mais autant qu'auparavant dans la nuit. Il recommence à boire du lait qu'il avait cessé de prendre depuis deux jours. — 30. A beaucoup bu de lait et n'a pas vomi ; a bien dormi et deux selles molles. — 31. Bon sommeil, diarrhée disparue, bon appétit et grande gaîté.

16. — 29 *août.* — Helbert (Eugénie), six mois et un jour. Cette enfant, qui est élevée au sein, pousse des cris toute la nuit, mais elle en pousse moins pendant le jour, et même elle dort un peu dans cette partie de la journée. Légère toux. Deux à trois selles diarrhéïques, et vertes. — 30 A dormi huit heures, pendant le jour, et la nuit entière jusqu'à quatre heures du matin, moment où elle s'est éveillée pour téter. Puis, ce matin, elle s'est de nouveau endormie vers trois heures. Une selle non diarrhéïque. — 31. Plus de diarrhée. A bien reposé ; s'est réveillée trois fois pour prendre le sein. — 1er septembre. Selle un peu plus molle. Va bien.

17. — 29 *août*. — Kelterer (Ernestine), huit mois, est allaitée par sa mère. Cette petite fille, qui va bien sous les autres rapports, ne dort pas bien ; ses périodes de repos, qui sont très fréquentes durent à peine cinq minutes chacune. — 30. Deux heures de sommeil suivi dans la journée et sommeil continu toute la nuit, sauf qu'elle s'est réveillée quatre fois pour prendre le sein. — 31. A à peu près dormi comme hier, s'est réveillée trois fois pour téter. — 1er septembre. Va bien.

18. — 12 *septembre*. — Esmez (Alfred), deux ans neuf mois. Ophtalmie catarrhale remontant à deux mois et contractée dans une salle d'asile qui fut fermée pour dix-huit jours à cause du caractère épidémique que revêtait cette affection. Les paupières sont fortement collées chaque matin, et les muqueuses oculaires et palpébrales sont injectées, non-seulement cet enfant a bu de l'eau pseudo-magnétisée, mais on lui en a mis souvent entre les paupières. — 13. Au réveil, les paupières ne sont pas agglutinées. Presque plus de rougeur des muqueuses. — 14. Plus rien. — 15. La guérison paraît complète.

19. — 13 *septembre*. — Roussel (Marcel), deux ans et demi. Ce petit garçon a contracté son ophtalmie catarrhale, il y a deux mois, à la même salle d'asile que le malade de l'observation précédente. Il m'est amené ainsi que le suivant à cause du changement étonnant qui s'est produit, depuis hier, dans les yeux du précédent malade. Les conjonctives sont très enflammées et les bords palpébraux très adhérents tous les matins. Même traitement que dans le cas précité. Eau *intus* et *extra*. — 14. Mieux. — 15. Grand changement. — 16. Toujours mieux. — 17. Est guéri.

20. — 13 *septembre*. — Roussel (Armand), cinq ans. Cet enfant, frère du précédent malade, a été pris de la même ophtalmie dans le même établissement. Inflammation des conjonctives assez bénigne. Paupières fermées tous les matins par du mucus. — Même traitement que dans les affections précédentes. — 14. Beaucoup de mieux. — 15. Presque plus rien. — 16. Guéri.

21. — 15 *septembre*. — Septfontaines (Georges), un mois et sept jours. Est nourri au sein et un peu au biberon, sa mère n'ayant pas assez de lait. Depuis le sixième jour après sa naissance, il est pris, au moins vingt fois par jour, d'accès non convulsifs pendant lesquels il devient cyanosé; accès sur la cause

desquels les médecins ne s'entendent pas. Dès les premiers temps, ces accès duraient environ une demi-heure; mais actuellement ils durent à peu près dix minutes. De plus, depuis cinq jours, cet enfant vomit presque tout ce qu'il boit, il ne dort pas et pleure toujours. — 16. Crises moins longues. A dormi six heures pendant la nuit et deux heures pendant le jour; cris continus, excepté lorsqu'il dort. Pas de vomissements. — 17. Vomissements revenus, crises de cyanose plus fréquentes, mais moins intenses. — 18. Même état que le premier jour. — 19. Ce retour au même état général qu'avant le commencement du traitement me fait ajouter l'application des mains sur la tête et la poitrine, à l'usage continué de l'eau pseudo-magnétisée. — 20. Plus d'accès cyanosique, plus de vomissement, le sommeil revient. — 21 Va comme hier, mais à beaucoup pleuré. — 22. Une seule crise, mais il y a de l'insomnie et il survient de la diarrhée. — 23. Est très bien. Les jours suivants la convalescence s'établit définitivement.

22. — 17 *septembre*. — Thouvenin (Charles), deux ans. Cet enfant est atteint de muguet depuis huit jours. Hier la diarrhée s'est arrêtée. Les muqueuses de la langue et de la bouche sont couvertes de concrétions blanches et sont tellement enflammées que la mastication est impossible. Peu de sommeil. — 18. Ce petit garçon, à peine sorti de chez moi et avant même qu'il ait bu de l'eau, a joué dans la rue, ce qu'il ne faisait plus, et a pu mâcher et avaler des aliments. La bouche ne présente plus de taches blanches, et seulement elle est encore d'un rouge foncé. — 19. Tout va bien, le sommeil est bon. — N'a pas eu de rechute.

23. — 19 *septembre*. — Bigeard (Eugène), trois mois. Il y a quinze jours que cet enfant refuse le sein. En même temps il a huit à neuf selles liquides et verdâtres par jour. Il boit bien au biberon. Depuis trois à quatre jours ses cris sont continus, il ne dort plus et il a eu un vomissement hier soir et un ce matin. — 20. Deux selles assez épaisses et nullement vertes. Pleure moins et a bien dormi la nuit. — 21. Comme hier. — 22. Quatre selles moins consistantes et légèrement verdâtres. On s'aperçoit que cet enfant est nourri avec du lait écremé; nous lui en faisons substituer du meilleur. — 23. Trois selles plus solides et moins vertes. — Bon sommeil et moins de cris. Ce petit malade ne m'a plus été rapporté. On m'a fait dire qu'il allait assez bien, ce qui a duré huit jours, et l'on croyait

à la guérison pour bientôt, lorsqu'il a été repris des mêmes symptômes norbides, lesquels ont amené la mort en deux jours.

24. — 22 *septembre.* — Wolff (Georges), dix mois. Boit au biberon. Diarrhée verte, depuis deux mois : neuf à dix selles par jour. Quelques vomissements et à peine une demi-heure à une heure de sommeil le matin, il pleure beaucoup. — 23. Six selles plus épaisses, deux heures de sommeil dans la nuit. — 24 Sept selles, les premières molles, et les dernières liquides et verdâtres. Un seul vomissement et sommeil d'une durée de trois heures un quart. — 25. Sept selles très liquides, deux heures de sommeil. Cet enfant qui avait cessé de pleurer recommence. Par acquit de conscience, je joins au traitement par l'eau, le traitement par le toucher, et je les continue ensemble jusqu'au 29. Ce jour-là, amélioration très grande qui a fait encore de plus grands progrès et a abouti à la guérison.

25. — 8 *octobre.* — Colin (Appoline), onze mois. Cette enfant élevée au biberon, a depuis trois semaines des selles très abondantes, au moins vingt par jour. Ces selles ont été d'abord verdâtres, puis elles sont maintenant dyssentériques. Pas de sommeil, à peine quelques minutes d'assoupissement de temps en temps. — Ventre douloureux à la pression, cris continuels, grande soif. — 9. Neuf selles jaunes, plus épaisses et sans traces de sang. A dormi toute la nuit, ne s'est réveillée que quatre fois pour boire. En outre, elle a pris deux fois plus de lait qu'auparavant et avec une exigence qu'elle n'avait pas montrée depuis longtemps. N'a plus pleuré. — 10. Quatre selles encore plus consistantes. Plus de larmes, bon sommeil, gaîté. Elle commence à prendre d'autres aliments que le lait, se remue mieux et s'assied même sur son séant. — 11. Toutes les fonctions organiques sont redevenues normales. — 12. Va bien.

26. — 12 *octobre* — Hirtz (Jeanne), un an cinq mois A pris le sein huit mois et suce le biberon, depuis neuf mois. Diarrhée jaune assez abondante depuis huit jours. Cette petite pleure continuellement et a, à peine, quelques courts moment de sommeil. Elle a déjà eu aujourd'hui trois selles. — 13. Une seule selle épaisse, n'a presque plus pleuré et a dormi neuf heures — 14. Selles moulées, bon sommeil, quelques cris avant midi. — 15. Ni diarrhée, ni larmoyement, ni insomnie. Grand appétit et gaîté.

Tels sont les matériaux peu étendus et parfois incomplets que j'ai pu recueillir depuis un an, dans lesquels je vais puiser pour élucider la question posée en tête de ce chapitre : existe-t-il des preuves du zoomagnétisme? Les conclusions auxquelles j'arrivais dans ma brochure écrite à ce sujet, en 1883, doivent elles être acceptées comme irrévocables? Est-il vraiment certain que chez les jeunes enfants, on peut invoquer : soit une action vibratoire nerveuse se transmettant, par des manœuvres *ad hoc*, de l'opérateur à celui qui se soumet à lui ; soit, ce qui revient à peu près au même, l'influence d'une atmosphère vivifiante agissant semblablement, pour se rendre compte des guérisons que l'on obtient sur eux à un âge où ils ne sont pas encore aptes à être mis dans un état de sommeil provoqué quelconque?

Les faits observés alors par moi et sur lesquels je me fondais étaient réels, mais, je le confesse je les avais mal interprétés. Je croyais, à cette époque, qu'il existait un hiatus profond entre le sommeil naturel du jeune enfant et le sommeil provoqué chez l'enfant qui est beaucoup plus âgé ; j'avais surtout l'idée préconçue que lorsque le plus jeune dort, il est isolé comme tout dormeur ordinaire, et par conséquent n'est pas suggestible ; et j'en inférais que s'il n'est pas suggestible en dormant du sommeil habituel, à plus forte raison ne l'est-il pas à l'état de veille. C'était une grave erreur. La preuve incontestable que je me trompais, la voici. C'est que des 26 observations que je viens de relater, il découle ce surprenant résultat qu'au moyen de l'eau pure, sortant de la fontaine, nullement soumise à des manipulations pour lui donner des vertus curatives, j'ai obtenu sur les petits enfants confiés à mes soins et traités d'après les indications de thérapeutique morale indiquées plus haut : 19 guérisons, 6 améliorations et un insuccès relatif.

Sept de ces enfants n'étaient souffrants que depuis moins d'un mois. Tous les autres l'étaient depuis plus longtemps. Et je le dis avec satisfaction, plusieurs de ces petits malades avaient été mis entre les mains de médecins qui, à l'aide des remèdes, n'avaient obtenu aucun résultat marquant.

De ces 26 enfants, 1, parmi eux (21) était atteint d'accès asphyxiques ; 1, de bronchite (2) ; 4, de constipation (1, 10, 13, 14) ; 1, de constipation avec sueurs (12) ; 2, de coqueluche (3, 4) ; 7 de diarrhée (7, 8, 15, 16, 23, 24, 26) ; 1, de dyssenterie (25) ; 1, d'hypéresthésie de toute la surface cutanée (6) ; 1, d'insomnie (17) ; 2, de muguet (5, 22) ; 1, de dyspepsie (9) ; 1, de sueurs (11) ; et 3 d'ophtalmie catarrhale (18, 19, 20).

Il faut le dire, dans les dix-neuf cas de guérison complète obtenue par cette nouvelle méthode suggestive (1, 3, 5, 6, 7, 11, 12, 13, 14, 15, 16, 17, 18, 19, 20, 22, 24, 25, 26), j'ai, pendant le cours du traitement, dérogé sept fois à cette méthode, quoique elle eût déjà amené de l'amélioration : deux fois (21, 24), par acquit de conscience, ne croyant plus, faute d'expérience et vu l'état grave des malades, devoir continuer l'eau dont les effets me paraissaient diminuer ; une fois (10), par suite de l'insuccès de cet agent moral ; une fois (8), pour arriver plus vite à un résultat certain, et trois fois (18, 19, 20), par irréflexion. — Dans les quatre premiers cas où je me suis écarté de la méthode employée, j'ai ajouté à l'usage de l'eau pure, l'apposition des mains *loco dolenti* ; et dans les trois derniers, je me suis servi aussi de cette eau en instillation sous les paupières, afin d'en augmenter l'effet cérébral suggestif d'un effet psychique local.

On ne peut le nier, quoique laissant à désirer, les résultats que je viens de signaler s'imposent. Rien ne peut en annihiler la signification. L'eau pure à laquelle on attribue des qualités plus ou moins merveilleuses suffit pour produire sur l'organisme des enfants, des résultats supérieurs à ceux des remèdes. Si elle m'a paru agir moins favorablement que ses congénères : les attouchements sur la peau et la suggestion verbale, c'est que le sens qu'elle cache et qui est sous-entendu dans ses applications étant moins bien formulé a été aussi moins bien compris.

On me dira que les enfants soignés à l'aide des remèdes, et quelquefois par des procédés dénotant l'intention de les ramener à la santé, doivent, s'ils s'aperçoivent de cette intention, éprouver aussi de bons effets, et même de meilleurs que par la méthode indirecte de suggestion par l'eau pseudo-magnétisée, puisqu'à l'action des médicaments se joint une action morale. Je suis loin de contredire cette assertion judicieuse; mais ceci ayant alors lieu, sans qu'on en détermine d'avance le sens à l'esprit, doit le plus souvent perdre de son efficacité. Jamais aucun médecin, et j'ai été du nombre, n'a songé à formuler une méthode pour agir sur le moral des enfants ; et combien depuis des siècles, enfermés dans leurs préjugé, comme dans un mur d'airain, n'ont-ils pas regardé comme chimérique, le procédé de traiter les maladies des adultes par l'imagination, même avec l'appui combiné de celle-ci et des médicaments?

Il est à noter aussi que, chez les petits êtres soumis au traitement par l'eau pseudo-magnétisée, le sommeil ordinaire est devenu meilleur dès les premiers jours. Rien d'étonnant. L'enfant qui vient de sortir de la vie intra-utérine pour être soumis aux excitations venant du dehors est bientôt agacé, fatigué. Aussi, ses besoins satisfaits, il se replie sur lui-même comme je l'ai déjà dit, et se plonge dans un isolement ayant une grande analogie avec celui où il était dans le ventre de sa mère. Et cet isolement il le retrouve aisément, grâce à l'habitude qu'il en a déjà prise; qu'il y soit porté, ou par un effort propre; ou comme dans les cas précités, par une impulsion suggestive venant du dehors.

Il est inutile de faire d'autres réflexions. Les arguments de M. Bernheim étaient fondés. Il saute aux yeux, d'après les expériences précédentes, que l'eau pure, pourvu qu'elle soit administrée de façon à ce qu'elle puisse attirer l'attention des enfants dans le sens de l'idée de leur guérison, a pour effet d'agir de même que l'affirmation verbale et que l'apposition des mains. C'est que ces trois procédés différents de forme présentent au fond le même principe d'action : la suggestion, qu'elle soit directe ou indirecte. Ce qui le prouve, ce sont les effets divers, que selon l'idée suggérée, ces procédés produisent dans un grand nombre de maladies, effets qui sont la démonstration surtout chez les enfants, de la puissance du moral, même à l'état de veille. Ces expériences démontrent aussi que l'action du moral sur le physique se fait sentir plus tôt dans l'existence qu'on ne le suppose; elles jettent une vive lumière sur la précoce facilité de compréhension des enfants, et elles ouvrent ainsi un nouveau champ à l'étude de l'esprit humain. Ces expériences prouvent en outre qu'il est bon, en science comme en toute autre chose, qu'il y ait de la liberté et du contrôle pour favoriser le redressement des erreurs de jugement dans lesquelles on peut être entraîné.

CHAPITRE III

LUCIDITÉ

Il m'aurait été impossible d'écrire autrefois ce dernier chapitre, faute de posséder assez de faits de clairvoyance bien observés. C'est que ces événements psychiques se montrent peu communément dans le somnambulisme et les états analogues. Ils n'y apparaissent que chez quelques sujets et comme des éclairs dans la nuit. En outre, tout différemment de ce qui se passe dans les phénomènes dont je me suis occupé jusqu'ici, leurs causes intimes sont plutôt soupçonnées que connues. Bien que l'on sache que la condition première de ces événements étranges soit une grande concentration d'esprit et une grande surexcitation des sens, on n'a encore rien découvert de bien certain sur le mécanisme de leur développement. La preuve en est que si l'on tente de les faire naître à son gré, on est incapable d'y parvenir. Aussi cette impuissance est-elle pour moi une raison de chercher à projeter quelque lumière sur ces faits, d'autant plus que bon nombre d'observateurs réservés et prudents mettent encore leur existence en doute. Faire admettre leur réalité ou au moins leur possibilité, c'est porter les investigateurs à en chercher les modes de formation et les lois ; c'est peut-être mettre ces investigateurs sur la voie d'utiles découvertes.

I

1° Ainsi, à propos des cas les plus simples des événements en question, j'ai remarqué souvent, près de quelques somnambules intelligents et sensibles, qu'en les mettant en rapport avec des malades inconnus pour eux, ils étaient capables de désigner le point du corps où ceux-ci souffraient, ce qu'avait déjà affirmé le Dr Husson, rapporteur de la Commission nommée, en 1826, par l'Académie de médecine, dans le but d'examiner la question du magnétisme animal. Une de mes dormeuses parvenait même à découvrir le siège du mal, quoique le sujet n'y éprouvât aucune douleur, et pour cela il suffisait qu'elle lui touchât la main. Cette dormeuse, du reste, joignait à de l'intelligence un certain esprit d'observation. Contre ces particularités singulières, on ne peut invoquer l'argument qu'il y eut simplement coïncidence entre les affirmations des somnambules et les faits constatés chez les consultants, car les premiers devinèrent avec exactitude le plus souvent, et même il arriva à l'un d'eux de dire vrai jusqu'à cinq fois de suite à l'égard de cinq personnes différentes qu'il n'avait jamais vues, ce que n'avaient pu faire d'autres dormeurs consultés au hasard, ni moi-même quoique ayant l'esprit attentif et l'habitude de juger à l'aide des sens.

2° J'ai encore eu l'occasion d'observer des faits de grande surexcitation des sens et de lucidité intellectuelle plus complexes que ceux dont il vient d'être fait mention. Ils se sont produits chez de rares somnambules, que j'avais déjà endormis bien des fois, et qui, outre beaucoup de sensibilité, possédaient de l'instruction et une vive intelligence. Les plus ordinaires de ces faits avaient rapport à la divination et à l'exécution d'ordres que, en les touchant sur le front ou ailleurs, je leur transmettais tacitement par la pensée, afin qu'ils les accomplissent après leur réveil. En même temps, pendant que ces somnambules dormaient et pour mieux convaincre les personnes présentes, j'avais le soin de faire passer ces ordres écrits sous les yeux de chacune d'elles, avec recommandation de ne pas les lire à voix basse et de ne faire aucun geste trahissant la pensée. Il n'est guère besoin d'ajouter que les ordres suggérés ainsi étaient parfois exécutés avec beaucoup de ponctualité; il y en eut même de compliqués qui furent effectués à la lettre par ces sujets hors ligne, tels par exemple: l'ordre d'aller se chauffer près d'un poêle, d'y prendre une brique dans le coffre, de la placer sur le sol et de mettre enfin les pieds sur cette brique.

3° Il m'a aussi été donné d'observer d'autres faits encore plus compliqués et presque de même genre que les précédents. En outre d'ordres exécutés après réveil, ceux-ci furent accompagnés, chez une somnambule, d'une illusion de la vue, et chez une autre de la vision d'un objet imaginaire, choses que j'avais aussi suggérées mentalement à chacune d'elles. Ainsi, au sortir du sommeil, la première vit en rouge son chapeau qui était de couleur brune[1] et la seconde eut dans l'esprit l'idée d'un coq noir.

De même que les phénomènes les plus simples du sommeil provoqué, les phénomènes de clairvoyance dont je viens de parler déjà et dont je vais m'occuper encore, sont des effets de déplacement des forces nerveuses, lesquelles agissent avec d'autant plus d'énergie que, d'une

[1] *Le sommeil provoqué et les états analogues*, p. 296.

part, elles se portent en plus grande quantité du côté du cerveau et vers un ou plusieurs sens, aux dépens des forces qui, d'autre part, sont distribuées dans toutes les autres parties du corps. Cette même fluctuation de l'influx nerveux existe déjà chez l'homme éveillé et attentif lequel, ainsi que Cumberland et autres, l'ont observé de nos jours, découvre, sur autrui et par le toucher, des ébranlements dans les tissus qui, tout minimes qu'ils sont, trahissent la pensée du moment. On en retrouve aussi la loi chez les sourds-muets très intelligents, dont les sens autres que celui de l'ouïe perdue, étant par cela plus ouverts, présentent une plus grande acuité que d'ordinaire. Cette loi, elle apparaît surtout plus qu'évidente dans les citations suivantes ayant rapport à deux sourds-muets aveugles.

« L'ouïe et la vue, écrit Mr Beaunis [1], peuvent faire défaut, et dans ces cas, les sensations musculaires suffisent avec les sensations tactiles, pour tout le développement intellectuel. » Parlant de Laura Brigman, sourde-muette aveugle, il ajoute : « Elle interprétait le langage émotionnel des doigts ; elle savait reconaître, dit le médecin qui l'a observée, le Dr Hove, la pression légère de l'affection, la force convaincante de la persuasion, le mouvement ferme du commandement, la vive secousse de l'impatience, le spasme soudain de la colère. »

A propos de la même Laura Brigman, je lis encore dans la Revue philosophique [2], qu'à la fin d'une cérémonie qui s'acheva par un beau solo d'orgue, cette aveugle sourde-muette y prit le plus grand plaisir ; « car elle perçoit et comprend la musique par le rythme et l'arrangement des vibrations du plancher. » Enfin même Revue [3],

[1] *Les sensations internes*, p. 121.
[2] *Une nouvelle Laura Brigman*, par Balugou, 1889 p. 171.
[3] *Id.*, p. 175.

dans une page concernant Hellen Keller, autre aveugle sourde-muette âgée seulement de huit ans, je copie ce qui suit : « Elle goûte beaucoup la musique qu'elle perçoit de la même manière que Laura..... L'été dernier, elle fut tellement enlevée qu'on eut beaucoup de peine à l'empêcher de danser.... ; son toucher est devenu d'une vérité et d'une délicatesse tout à fait extraordinaires. Non-seulement elle est capable de reconnaître ses amis par de simples attouchements de leurs mains ou de leurs vêtements ; mais encore elle découvre de la même manière l'état d'esprit des personnes qui l'entourent, ayant appris à associer certains mouvements musculaires à l'idée de joie, de chagrin, de tristesse, etc..... Elle distinguait un coup de sifflet et le moindre son de la voix, tournait la tête, souriait, se comportait en un mot, comme si elle eût entendu ce que l'on disait. »

D'après ce que j'ai dit plus haut sur les mouvements presque imperceptibles qui se passent sur la personne de quelqu'un, mouvements qu'à l'état de veille on découvre à l'aide du tact et dont on interprète la cause en même temps ; d'après ce que je viens de transcrire sur la délicatesse du sens du toucher chez des sourds-muets aveugles, il n'est plus besoin d'insister pour faire comprendre combien les somnambules qui ont l'habitude de tenir souvent en exercice et tour à tour leurs facultés intellectuelles et tous leurs sens ; combien ils doivent, s'ils concentrent leur esprit, pouvoir pénétrer en clairvoyance bien au-delà de ce que sont capables des personnes éveillées et les sourds-muets. De même qu'avec les lettres de l'alphabet et des mots qui en sont formés, on arrive, grâce à ces signes, à comprendre l'écriture ; de même, par certaines contractions ou certains relâchements involontaires des muscles, par certaines expressions fugaces des traits, par certains sons imperceptibles à tous autres, etc., les somnambules arrivent à interpréter sur autrui les idées que ces signes révèlent [1]. Aussi, il ne doit y avoir rien d'étonnant à ce que ces dormeurs découvrent le siège des douleurs que les malades ressentent, comprennent et subissent ensuite les ordres tacites qu'on leur transmet mentalement ; rien d'étonnant qu'ils éprouvent même les illusions et les hallucinations que, par suggestion mentale et en les touchant, leur intelligence docile a comprise et traduite en image dans les sens.

II

Je passe à un ordre de faits plus complexes et s'écartant bien plus que les précédents des données acceptées aujourd'hui dans la sience. Parmi les médecins de nos jours, MM. les docteurs Ochorowitz, Dussard, Gibert, Richet, etc., en ont les premiers confirmé l'éxistence : je veux parler des faits de communication de pensée à distance, faits qu'on est encore loin d'accueillir dans les Académies. Mais sur ce point, qu'importe l'opinion des savants ! C'est très souvent le partage des vérités nouvelles, d'être mal reçues par les conservateurs des vérités du passé, vérités peut-être acquises à leur éclosion avec plus de peine encore que celles dont il s'agit et qu'ils ont pourtant acceptées depuis sans contrôle.

Ces faits de communication de pensée, confirmatifs de ceux du même genre qu'avaient déjà signalés autrefois les magnétiseurs, ont été de nouveau reproduits à ma clinique dans ces derniers temps. Ils eurent pour initiateur

[1] D'après le Dr A. Rousseau (*Congrès international d'hypnotisme*, 1889, p. 216), puisque des mouvements organiques font toujours écho à la pensée, les somnambules, rien que par leur ouïe surexcitée parviendraient à entendre les bruits du larynx qui parle à la muette lorsqu'on pense tout bas.

M. Beaunis, et M. Liégeois s'associa ensuite à moi pour en continuer l'étude. Une jeune fille, Camille S......., que nous n'avions jamais vue s'endormir spontanément et qui était une somnambule très impréssionnable, fut le sujet de nos expérimentations. D'abord à l'aide de passes, M. Beaunis, qui l'avait déjà endormie souvent. se mit en action sur elle d'une chambre à une autre, sans qu'elle en eût le moindre soupçon ou au moins sans que son moi conscient s'en doutât, et il parvint ainsi à la mettre en somnambulisme en peu de temps et un certain nombre de fois. Cette expérience il la refit ensuite de la même manière sur la même personne et toujours sans qu'elle le sût, en se plaçant sur une butte de mon jardin entourée d'une ceinture épaisse de vigne vierge et située à 29 mètres du lieu ou nous étions avec elle. Cette butte était impénétrable aux yeux, et en outre un petit bois séparait encore M. Baunis de cette jeune fille à endormir. Malgré ces obstacles qui empêchaient de découvrir l'opérateur, Camille S....... tomba dans le sommeil, dix-huit minutes après que celui-ci eut dirigé ses passes à partir de la butte où il s'était dissimulé.

Après cette épreuve importante, la reproduction du sommeil profond, à distance et à l'insu bien évident du sujet à influencer, ne nous parut plus guère contestable. Mais, pour donner encore plus de certitude à cet ordre de faits, M. Beaunis venant de quitter Nancy pour longtemps, je tentai d'abord un essai du même genre que le précédent, sur la même jeune fille, de concert avec M. le Dr Neilson (de Kingston, Canada), qui jamais ne l'avait endormie. Mais il agit sur elle sans obtenir de résultats. J'en essayai ensuite un second, longtemps après avec M. Liégeois qui souvent, au contraire, l'avait déjà mise en somnambulisme. Même lieu, mêmes conditions qu'auparavant ; seulement l'endormeur n'employa pas les passes, mais simplement l'action de la pensée. Le sommeil, cette fois, se déclara au bout de huit minutes et, chose importante, lorsque M. Liégeois, averti du résultat, se rendit auprès de la dormeuse, nous constatâmes que celle-ci n'était en rapport qu'avec lui seul, tandis qu'elle était devenue isolée de toutes les autres personnes présentes et de moi, comme il arrive presque toujours lorsqu'on produit de près le somnambulisme sur quelqu'un. Ce fait caractéristique fut la démonstration irrécusable que la jeune fille endormie était entrée dans le sommeil sous une inflence éloignée venue de la personne de M. Liégeois. Aux expérimentations précédentes on peut objecter qu'elles furent toujours faites dans la durée comprise entre huit et neuf heures et demie du matin et que, par suite, le sujet s'y attendant devait par habitude s'endormir dans ce court espace de temps. Cette objection a de la valeur ; mais comment expliquer pourquoi elle ne s'endormit que les jours seuls où l'on expérimenta, jours toujours éloignés les uns des autres ?

Nous nous décidâmes encore, mais d'une manière différente, sans en souffler mot à personne, à faire ensemble une dernière expérience sur cette somnambule. L'hypnotiseur, M. Liégeois, agit aussi en concentrant sa pensée sur elle, avec intention de la faire dormir ; seulement, il se plaça à une distance de vingt-quatre mètres dans une chambre close de toute part. De plus, dans mon bureau où se trouvait la jeune Camille, toutes les issues furent également fermées. Mais cette fois, après vingt minutes d'attente, rien ne se produisit. Et cependant, dans ce petit appartement nous étions peu de monde, on n'y faisait guère de bruit, on y parlait peu et notre sujet tranquillement assis, était occupé à chercher son nom sur l'un de mes registres. Ce résultat négatif fut-il dû à l'isolement où le sujet aurait été amené en feuilletant ce registre, ou à l'espèce de claustration dans laquelle nous l'avions mis? Des expériences ultérieures peuvent seules vider cette question.

Voilà quelques faits dont j'ai été témoin et dont la qualité ne me paraît guère contestable. A cette courte série, j'adjoins un seul autre fait, fait beaucoup plus étrange que j'ai constaté moi-même et à propos duquel j'ai été par aventure l'un des acteurs. Il eut lieu le 7 février 1868. J'en ai déjà depuis adressé la relation à M. Frédéric W. Myers (de Cambridge), collaborateur, avec MM. Franck Podmore et Edmond Gurney, du livre intitulé : *Phantasms of the Living*, livre où ces chercheurs ont signalé huit à neuf cents cas analogues.

Ce qui me procura l'occasion d'être à même d'observer ce fait, ce fut la rencontre que je fis d'une famille d'origine française, venue de la Louisiane pour passer quelque temps à Nancy. Ma profession d'hypnotiseur avait conduit chez moi le chef de cette famille pour que je traitasse sa nièce, depuis peu revenue malade de Coblentz, où elle était professeur dans une maison d'éducation. Guérie par suggestion en deux séances pendant lesquelles j'étais parvenu à la mettre en somnambulisme, elle fut amenée, par les conseils de sa tante qui était spirite écrivant, à s'exercer pour devenir médium du même genre, ce qui ne lui coûta pas grande peine, puisqu'elle tombait facilement dans le sommeil profond. En effet, en deux mois, elle devint comme sa tante une spirite écrivant de première force. C'est à elle que j'ai fait allusion dans mon *Ebauche de psychologie*, lorsque je parle de médiums qui, d'une part, traçent au crayon des pages entières dont ils ignorent au moment même le sens écrit, et qui, d'autre part, tiennent en même temps conversation avec les personnes qui les entourent, comme s'il y avait deux moi différents agissant en eux.

Un jour donc, c'était comme je l'ai dit le 7 février 1868,

je vis arriver toute cette famille américaine vers neuf heures du matin : père, mère, enfants, nièce, lesquels venaient m'apporter ce qu'ils appelaient : un message. C'était un grand cahier, sur vingt-cinq feuillets duquel était tracée, en assez gros caractères, une phrase illisible et toujours à peu près semblable à elle-même. Pourtant sur le dernier feuillet on déchiffrait ces quatre mots : « Adieu, je meurs. Catherine. » Tout d'un coup, me fut-il affirmé, il y avait de cela près d'une heure, la médium, en se mettant à table pour déjeuner, s'était sentie en proie à une grande surexcitation, ce qu'en terme spirite on appelle : *transe*. Alors s'élançant vers un crayon et un cahier disposés sur une table toujours préparés d'avance afin qu'elle y écrivît ce que devaient habituellement lui dicter les messagers d'outre-tombe, elle s'était écriée, en saisissant le crayon : « un esprit ». Alors avec une agitation fébrile, elle avait tracé précipitamment et successivement sur chacune des pages à la suite de ce cahier dont on lui avait tourné les feuillets à mesure qu'elle avait fini d'y écrire : d'abord, une ligne indéchiffrable, puis enfin, sur une dernière page, les mots cités plus haut et à peine lisibles. Dès que notre médium sortant de sa transe eut pris connaissance de ce qu'elle avait tracé, il lui vint de suite la pensée qu'elle venait de perdre une de ses amies intimes, nommée Catherine X....., amie qu'elle avait naguère laissée bien portante au pensionnat allemand où elles étaient professeurs toutes deux. Cette révélation étrange était la cause pour laquelle on était venu ensemble, à une heure si matinale, me faire part de ce qui venait de se passer. Aussitôt, nous résolûmes, d'un commun accord, de nous enquérir si l'événement annoncé venait réellement d'arriver, et sous un prétexte que nous imaginâmes, mais qui ne faisait pas allusion au message reçu, nous convînmes que notre médium adresserait une lettre à une demoiselle anglaise, qui continuait d'être professeur à la même institution que celle de la défunte supposée. Cela fut fait immédiatement. Or, quelques jours après, nous reçûmes la réponse de cette demoiselle, réponse dans laquelle elle nous annonçait la mort de leur amie commune, tout en trouvant singulier de recevoir de Nancy une lettre dont elle ne s'expliquait pas bien la cause. Elle disait textuellement et avec inquiétude : « Je vous envoie le faire-part de la mort de Catherine X....., morte le 7 février à huit heures du matin. N'oubliez pas de me dire ce qui est arrivé ; je serais curieuse de le savoir. » Et ce billet de faire part était un petit carré de papier, grand comme la main, sur lequel il y avait imprimé en allemand, que Catherine X... était décédée le jour même du message !

Certes, voilà un événement des plus renversants. Il est du même ordre que ceux que MM. Ochorowitz, Dussard, Gibert, Richet, Beaunis, Liégeois et moi avons déjà remarqués ; et il est bien autrement important. Doit-on reculer devant un coup d'œil sur ces quelques faits de communication de pensée à distance, sous prétexte qu'à cause de leur rareté, ils peuvent bien être survenus par coïncidence ou par le motif qu'ils ont été mal observés ? Enfin doit-on les nier d'emblée comme étant impossibles, ainsi que le font les esprits outrecuidants qui, de prime-saut, rejettent ce qui dépasse leurs petites connaissances ? Il me semble qu'il est plus sage de suspendre son jugement et d'en appeler à de nouvelles expériences, car il y a ici un nœud gordien, non à trancher, mais à dénouer. En matière scientifique il faut tout contrôler, même ce qui paraît absurde. Que de fois n'a-t-on pas vu des savants rejeter des faits de grande importance, et qui en ont été ensuite bien et justement humiliés !

C'est pourquoi, en attendant d'autres expériences pour confirmer les faits précédents, je ne crains pas déjà d'émettre l'hypothèse probable que, si, dans certains états organiques, les sens et le cerveau de l'homme reçoivent des impressions plus vives et élaborent des opérations intellectuelles plus complexes que d'habitude, ces organes peuvent bien dans les mêmes états, surtout chez quelques sujets très sensitifs, être susceptibles de fonctionner avec une délicatesse plus grande qu'on ne l'a soupçonné encore. Par exemple, si l'on admet, avec quelques esprits non prévenus que des vibrations transmises par contact, entre endormeurs et somnambules, sont non-seulement saisies, mais comprises par ces derniers, on ne doit pas être éloigné de croire que comme pour un grand nombre de phénomènes physiques acceptés de tous, des ondulations, vrais prolongements de ces vibrations, ne puissent se transmettre par l'air, puis être ensuite ressenties et interprétées à de grandes distances par des sujets éminemment nerveux? Et l'on doit être d'autant plus porté à cette croyance, si les sujets en expérience sont habitués à être endormis par un même hypnotiseur; ou s'il y a entre eux et lui de la sympathie, des attractions de caractères, comme il en existait entre les deux jeunes filles de l'observation précédente.

Il est reconnu que les pigeons voyageurs, transportés au loin retrouvent leur demeure sans qu'on sache bien comment; que des chiens, des chats, des ânes, etc., ont aussi la même faculté; que des animaux beaucoup moins haut placés dans la chaîne des êtres: l'abeille, la tortue, le saumon, etc., sont doués d'un même pouvoir, et l'on refuserait à l'homme, dont on sait combien les sens et l'intelligence arrivent parfois à un grand degré d'exaltation et de pénétration, on lui refuserait la faculté élevée d'être apte à recevoir des communications suggestives venues de lieux éloignés et provoquées tacitement par action mentale?

Dans les cas spéciaux que j'examine, il n'y a certes rien d'impossible que, à de grands éloignements, il n'y ait eu, sans qu'ils se soient même sentis impressionnés, de la part des somnambules et des médiums, une réception par les sens, d'ébranlements de l'air, et ensuite une interprétation intellectuelle de ces ébranlements : et si dans le dernier cas de transmission de pensée transcrit par moi, la communication s'est faite à une distance de 250 kilomètres, n'est-ce pas aussi que les ondulations transmises étaient renforcées chez l'un des sujets, par une disposition sensitive exceptionnelle, et chez l'autre par un état émotif excessif, celui qui s'est exprimé par la pensée au dernier moment de l'existence ? Quand on sait que des forces inférieures en qualités aux forces pensantes : forces attractives, lumineuses, caloriques, électriques, etc., penètrent à des éloignements incommensurables, dans toutes les directions et à travers les interstices des globes célestes; remplissent les espaces et les mondes, c'est bien le moins que la pensée humaine, cette puissance que nous sommes si loin de connaître, ne puisse, par certaines ondulations à travers l'atmosphère, se transmettre d'une personne qui exprime cette pensée à une autre qui, à son tour sympathiquement, en ressent les signes transmis et les interprète ensuite.

III

Dans les événements de l'ordre moral, on est encore porté à regarder l'avenir comme impénétrable. Tout au plus croit-on que quelque fois l'esprit humain partant de données certaines peut émettre des inférences probables sur la succession future des faits qui appartiennent à l'évolution morale et intellectuelle de quelques hommes. Généralement, faute de connaître les causes qui en détruisent la régularité, on regarde encore cette évolution comme ne se rangeant pas dans la loi reconnue, base physique, où dans la nature, les causes et les effets, toujours semblables, se succèdent tour à tour d'une manière permanente et nécessaire. Si pourtant l'homme, dans ce dernier ordre de phénomènes moraux, se trouvait en état de prévoir parfois quelques événements importants, tels que ceux que je vais signaler, ne tiendrait-il pas un fil conducteur qui lui permettrait de relier la loi de succession variable de ces derniers avec celle de ceux qui se passent avec tant d'harmonie dans le monde astral, par exemple? Car tout se lie dans l'univers. Pourquoi, dans les choses futures de l'ordre moral, l'homme n'espérerait-il pas découvrir des enchaînements de causes et d'effets, comme il en a trouvé dans l'ordre physique : ainsi, dans l'électricité qu'il ne connut d'abord par ses effets que sur un bâtonnet de résine; ainsi dans l'expansion de la vapeur d'eau qu'il ne connut primitivement en action que sous le couvercle d'une marmite?

Ces quelques réflexions exprimées, je passe maintenant aux faits de prévision, objets de ce dernier paragraphe, et je me fais un devoir de les publier, quelque absurdes qu'ils paraissent aux savants qui croient qu'en ceci, comme en une foule d'autres choses, il n'y a plus rien à trouver. On doit, a dit Bacon, soulever toutes les pierres de la nature pour savoir ce qu'il y a dessous ; eh bien! suivant son conseil, je soulève celle-ci : honnis soit qui mal y pense!

1re Observation. — Elle est extraite de l'un de mes registres, à son rang, nº 339, 7 janvier 1886.

Est venu me consulter aujourd'hui, à quatre heures de l'après-midi, M. S. de Ch..., pour un état nerveux sans gravité. M. de Ch... a des préoccupations d'esprit à propos d'un procès pendant et des choses qui suivent. En 1879, le

26 décembre, se promenant dans une rue de Paris, il vit écrit sur une porte : Mme Lenormand, nécromancienne. Piqué par une curiosité irréfléchie, il se fit ouvrir la maison, et introduit, il se laissa conduire dans une salle assez sombre. Là il attendit Mme Lenormand qui, prévenue presque aussitôt, vint le trouver et le fit asseoir devant une table. Alors cette dame sortit, revint, se mit en face de lui, puis regardant la face palmaire de l'une de ses mains, lui dit : « Vous perdrez votre père dans un an, jour pour jour. Bientôt vous serez soldat (il avait dix-neuf ans) ; mais vous n'y serez pas longtemps. Vous vous marierez jeune ; il vous naîtra deux enfants et vous mourrez à vingt-six ans. »

Cette stupéfiante prophétie que M. de Ch... confia à des amis et à quelques-uns des siens, il ne la prit pas d'abord au sérieux ; mais son père étant mort le 27 décembre 1880, après une courte maladie et juste un an après l'entrevue avec la nécromancienne, ce malheur refroidit quelque peu son incrédulité. Et lorsqu'il devint soldat — seulement sept mois — lorsque marié peu après, il fut devenu le père de deux enfants et qu'il fut sur le point d'atteindre vingt-six ans, ébranlé définitivement par la peur, il crut qu'il n'avait plus que quelques jours à vivre. Ce fut alors qu'il vint me trouver pour me demander s'il ne me serait pas possible de conjurer le sort qui l'attendait. Car, pensait-il, les quatre premiers événements de la prédiction s'étant accomplis, le cinquième devait fatalement se réaliser.

Le jour même et les jours suivants, je tentai de mettre M. de Ch... dans le sommeil profond, afin de dissiper la noire obsession gravée dans son esprit : celle de sa mort prochaine, mort qu'il s'imaginait devoir arriver le 4 février, jour anniversaire de sa naissance, bien que Mme Lenormand ne lui eût rien précisé sous ce rapport. Je ne pus produire sur ce jeune homme, même le sommeil le plus léger, tant il était fortement agité. Cependant, comme il était urgent de lui enlever la conviction qu'il devait bientôt succomber, conviction dangereuse ; car on a souvent vu des prévisions de ce genre s'accomplir à la lettre par auto-suggestion, je changeai de manière d'agir et je lui proposai de consulter l'un de mes somnambules, un vieillard de près de soixante-dix ans, appelé le prophète, parce qu'ayant été endormi par moi, il avait, sans erreur, annoncé l'époque précise de sa guérison pour des rhumatismes articulaires remontant à quatre années, et l'époque même de la guérison de sa fille, cette dernière cure due à l'affirmation de recouvrir la santé à une heure fixée d'avance, ce dont son père l'avait pénétrée. M. de Ch... accepta ma proposition avec avidité et ne manqua pas de se rendre exactement au rendez-vous que je lui ménageai. Entré en rapport avec ce somnambule, ses premières paroles furent de lui dire : « Quand mourrai-je? » Le dormeur expérimenté soupçonnant le trouble de ce jeune homme, lui répondit, après l'avoir fait attendre : « Vous mourrez... Vous mourrez... dans quarante et un ans. » L'effet causé par ces paroles fut merveilleux. Immédiatement le consultant redevint gai, expansif et plein d'espoir; et quand il eut franchi le 4 février, ce jour tant redouté par lui, il se crut sauvé.

Ce fut alors que quelques-uns de ceux qui avaient entendu parler de cette poignante histoire s'accordèrent pour conclure qu'il n'y avait eu rien là de vrai ; que c'était par une suggestion post-hypnotique que ce jeune homme avait conçu ce récit imaginaire. Paroles en l'air ! le sort en était jeté, il devait mourir.

Je ne pensais plus à rien de cela lorsque, au commencement d'octobre, je reçus une lettre de faire-part par laquelle j'appris que mon malheureux client venait de succomber le 30 septembre 1886, dans sa vingt-septième année : c'est-à-dire à l'âge de vingt-six ans, ainsi que Mme Lenormand l'avait prédit. Et pour qu'il ne soit pas supposé que ce que je raconte peut être une illusion extravagante de mon esprit, je garde toujours cette lettre de même que le registre d'où j'ai tiré, à la suite, l'observation qui précède. Ce sont là deux témoignages écrits, indéniables. Depuis, j'ai appris que cet infortuné, envoyé, par son médecin, aux eaux de Contrexéville pour qu'il y soit traité pour des calculs biliaires, fut obligé de s'y aliter, à la suite de la rupture d'une poche liquide (vésicule du fiel), rupture qui amena une péritonite.

2me Observation. — Elle m'a été communiquée par un homme très honorable, M L..., banquier.

Dans une famille des environs de Nancy, l'on endormait souvent une fille de dix-huit ans, nommée Julie. Cette fille, une fois mise en état de somnambulisme, était portée d'elle-même, comme si elle en recevait l'inspiration, à répéter à chaque nouvelle séance qu'une proche parente de cette famille, qu'elle nommait, mourrait bientôt et n'atteindrait pas le 1er janvier. On était alors en novembre 1883. Une telle persistance dans les affirmations de la dormeuse conduisit le chef de cette famille, qui flairait là une bonne affaire, à contracter une assurance à vie de 10,000 francs sur la tête de la dame en question, laquelle n'étant nullement malade obtiendrait facilement un certificat de médecin. Pour trouver cette somme, il s'adressa à M. L..., lui écrivit plusieurs lettres, dans l'une desquelles il racontait le motif qui le portait à emprunter. Et ces lettres que M. L... m'a montrées, il les garde comme des preuves irréfragables de l'événement futur annoncé. Bref, on finit par ne pas s'entendre sur la question des intérêts et l'affaire entamée en resta là. Mais quelque temps après, grande fut la déception de l'emprunteur. La dame X..... qui devait mourir avant le 1er janvier, succomba en effet, et tout d'un coup le 31 décembre, ce dont fait foi une dernière lettre du 2 janvier, adressée à M. L..., lettre que ce Monsieur garde aussi avec celles qu'il avait reçues précédemment à propos de la même personne.

Assurément voilà deux relation concernant de singulières coincidences entre la prévision des faits et les faits réalisés. N'y a-t-il en cela que des effets du hasard? C'est aux pionniers de l'avenir à nous éclairer sur ce point, en se mettant à la recherche d'autres faits du même genre. En attendant, placé comme je le suis sur le terrain nouveau de la prévision des événements psycho-organiques futurs par le moyen des somnambules, etc., je vais, à ce sujet, émettre quelques déductions aventurées en leur faveurs, choses qu'on ne doit pas craindre de faire, dit C. Bernard [1], du moment qu'il est possible d'exciter les savants sans préjugés à des recherches pouvant peut-être devenir fructueuses.

Le monde, tel qu'il paraît évoluer, présente un enchaîne-

[1] *Introduction à l'étude de la médecine expérimentale*, p. 289. Paris, J.-B. Baillière, 1865.

ment de causes et d'effets qui se succèdent avec ordre et d'une manière permanente. Tout s'y passe de telle façon que ce qui devient effet est une cause pour l'effet suivant, et ainsi de suite. Dans cet enchaînement, rien ne naît de rien ; rien ne meurt et ne retourne à rien : tout, forces et matière, se transforme et se suit. Cette liaison invariable entre chaque événement successif, si évidente par exemple pour ce qui concerne la marche des astres, en ce qu'elle permet d'annoncer des faits à heure fixe et des siècles d'avance, elle se retrouve dans tous les faits physiques qu'observent et que découvrent tous les jours les hommes de science, jusque même dans les phénomènes météorologiques, toujours si changeants, si compliqués, par suite des causes accidentelles et multiples qui les déterminent. La science constate aussi cette liaison dans le cycle perpétuel où, les forces et la matière se transformant ensemble et sans jamais être séparées, il y a évolution des corps bruts à la plante, de la plante à l'animal, pour que cette évolution revienne à la suite de ces changements, à l'état primitif de matière inanimée ; car ce cycle se répète toujours alternativement de même.

Et surtout, dans le développement de ce qui a vie, développement spécial qui nous intéresse, — ainsi par exemple, dans la ressemblance successive et continue des êtres de chaque espèce, lesquels se suivent de génération en génération et ressemblent tour à tour à chacun et aux autres dans leur manière de se reproduire, de naître, de se développer, de vieillir et de disparaître ; ainsi encore dans la régularité continue des fonctions que ces êtres exécutent tout le temps de leur existence ; enfin, dans toutes les grandes lignes des divers phénomènes vitaux et solidaires que chacun d'eux présentent, — la science constate des lois indéniables de causes à effets.

Maintenant qu'on admet avec M. Dmitri Mendeleiew,

que les évolutions invisibles des corps chimiques sont absolument semblables aux évolutions visibles des corps célestes et qu'elles obéissent aux mêmes lois simples de l'attraction universelle ; que les édifices moléculaires des chimistes sont établis d'une manière analogue à ceux des systèmes solaires des étoiles doubles ou isolées des astronomes ; que tous ces phénomènes paraissant si opposés suivent par conséquent les mêmes lois de causes à effets, pourquoi hésiterait-on d'admettre que, dans les corps vivants, les manifestations de la pensée unies aux organismes, obéissent aussi elles-mêmes à une suite continue de causes et d'effets, on ne sait pas encore trop comment il est vrai, tant les lois dont elles sont les résultantes apparaissent compexes ? Comment la pensée, qui pénètre et dirige l'organisme où l'on retrouve les lois de la progression bien ordonnée des mondes, dans la constitution intérieure de ses particules les plus petites ; comment la pensée unie intimement à la matière moléculaire des tissus où elle est toujours présente, pourrait, dans sa marche et ses évolutions variées, échapper à une loi de nécessité semblable à celle qui règle les infiniment petits aussi bien que les infiniment grands ? Et comment alors n'y échappant pas, cette pensée ne pourrait pas être parfois connue d'avance dans ses manifestations à une époque ultérieure et déterminée, de même que la conjonction des planètes est prévue à heure fixe par les astronomes ?

Quand enfin, chez l'homme particulièrement, depuis le langage qui est soumis à des règles invariables dans ses constructions, et qui, dans son développement inconscient chez tous, est l'expression d'une intelligence profonde, jusqu'aux fonctions organiques : circulation, digestion, sécrétion, etc., toutes autres expressions continues et harmoniques de cette même intelligence ; quand il est reconnu que la pensée y agit avec ordre, peut-on douter que des dormeurs ou des médiums, dans leur état de concentration d'esprit, ne soient, par une observation inconsciente que nous soupçonnons, capables même de découvrir. dans les profondeurs des organes d'autrui, les marques de l'enchaînement psychique de causes à effets qui y existe, enchaînement qui leur permet d'y prévoir des événements futurs ? On n'admettrait pas que, dans le mécanisme compliqué de la vie humaine, lequel dépend de diverses séries d'actions pensantes; l'on n'admettrait pas que des séries d'événements psychiques et organiques réguliers devant faire leur jonction dans les tissus, l'on n'y puisse entrevoir, dans l'avenir le moment où. d'après ces actions peut-être aussi régulières que celles qui régissent les astres, un grain de sable obéissant à une cause un peu différente, se détacherait dans l'organisme et en arrêterait les rouages ?

Je conclus. Si de nouveau l'on arrive à contaster des faits analogues à ceux que je viens de relater en dernier lieu, on aura le droit d'être porté à croire que certains somnambules et certains médiums, — sans doute grâce aux impressions nerveuses excessivement délicates dont ils sont affectés, et grâce ensuite à l'interprétation que leur intelligence surexcitée fait de ces signes sentis, — ont réellement la faculté encore cachée de prévoir sur autrui, la production d'événements organiques même très éloignés. S'ils ont cette faculté, ainsi que les deux faits précités portent à le croire, je dois dire qu'il est difficile pourtant de découvrir : 1° d'un côté, d'après quelles impressions sensibles reçues par eux ; d'après quelles opérations intellectuelles à la suite, ils parviennent à trouver le fil conducteur : c'est-à-dire la loi qui les mène à entrevoir sur un sujet pour l'avenir des pertubations à heures fixes, telles que la mort ; et 2° de l'autre côté, comment tenant ce fil, ils peuvent sur ce sujet, en suivre la direction à travers les successions variées de phénomènes de causes à effets qui ont lieu, dans son organisme, du moment que cet organisme est toujours exposé aux influences multiples et variables d'une foule de causes imprévues et incidentes qui en gênent ou en entravent les mouvements, telles que : modifications par l'action des milieux, contacts fortuits d'êtres ou d'objets qui les portent à chaque instant, à changer leurs déterminations et leurs actes, ce qui, par suite, amène des changements dans le fonctionnement interne des organes. Il y a là de quoi exercer la perspicacité des chercheurs.

APPENDICE

CONFESSION D'UN MÉDECIN HYPNOTISEUR

A M. LE Dr BÉRILLON

Rédacteur de la *Revue de l'Hypnotisme*

Comme je vous l'ai promis, je vous envoie ma confession d'hypnotiseur. Les petits malheurs qui nous arrivent, de même que les grands, sont aussi utiles pour notre instruction que les succès. C'est donc des petits malheurs de ma pratique de l'hypnotisme dont j'ai tiré profit, que je viens vous entretenir.

Les endormeurs d'autrefois n'étaient pas sans avoir observé des accidents pendant leurs opérations. Ayant l'idée préconçue qu'ils chargeaient d'un fluide les personnes sur lesquelles ils croyaient agir, ils attribuaient à un excès de ce fluide tous les effets de leurs manœuvres. Et comme ils s'étaient aperçus, qu'une fois produits, ces effets ne se dissipaient pas tout de suite, pour en hâter la disparition, ils avaient pris la précaution de toujours *démagnétiser;* c'est-à-dire, de faire sortir du corps de leurs sujets le fluide qu'ils croyaient y avoir accumulé. Si la théorie était fausse, on doit avouer que la pratique était sage.

Dès le début de mon entrée dans la carrière difficile d'hypnotiseur, je fis usage de la méthode la plus employée pour déterminer le sommeil artificiel, celle de Dupotet et de Lafontaine. Elle s'imposait nécessairement à moi pour commencer. Je constatai qu'elle ne produisait le plus souvent des résultats qu'avec une lenteur désespérante et, qu'à la fin, par suite de la mise en retraite de leur attention sur une sensation unique, le plus grand nombre des personnes auxquelles je recommandai de fixer leurs yeux sur les miens, finissaient à mesure que par là elles isolaient leurs autres sens du monde extérieur, par présenter à mon observation une respiration plus ou moins haletante, en même temps que l'accélération du pouls, etc., et ne s'endormaient que consécutivement après ces symptômes d'excitation. J'attribuai ces symptômes, à l'effort, que ces personnes faisaient pour fixer leur attention sur mes yeux et à leur contention d'esprit ; et si je n'avais remarqué que, par l'habitude de s'endormir, elles ne présentaient bientôt plus ces signes anormaux, j'aurais sans doute longtemps hésité à admettre, comme aujourd'hui, que l'état produit était simplement un état semblable au sommeil naturel.

De ce procédé classique, auquel je trouvai des inconvénients, je passai à l'essai de celui de Braid. Son auteur, en faisant concentrer le regard de ses sujets sur un objet en dehors de tout voisinage de personne, eut le grand mérite de démontrer à jamais que le sommeil provoqué, ou improprement l'hypnose, n'est pas l'effet de l'action d'un fluide étranger et humain, mais qu'il naît de l'isolement des sens et d'une concentration de l'attention. Cependant, ce procédé si utile pour la démonstration du mécanisme de la détermination du sommeil, et pour déblayer le terrain des hypothèses conçues afin d'en expliquer la cause ; ce procédé, dans son application, me présenta de graves inconvénients. D'abord, comme certitude des résultats, il fut inférieur à celui de Dupotet, et ensuite, dans ses effets, il fut bien moins innocent. Un jour surtout, et c'est ce qui mit le comble aux déboires qu'il me procura, un jour que j'avais mis en rang, sur des chaises, six personnes qui voulurent se confier à moi pour être endormies, et dont les yeux, d'après mes indications, restèrent fixés en haut sur un objet brillant mis au-dessus du front, l'une d'entre elles, presque aussitôt tomba à la renverse prise de violentes convulsions. Si j'en fus quitte pour la peur, car cet accès n'eut aucune suite fâcheuse, je fus pourtant obligé, sous peine de discrédit, de renoncer à un procédé qui exposait à de tels accidents. Ce ne fut pas l'arrêt de l'attention sur l'objet de la vision qui fut pour quelque chose dans le développement de cet accès ; mais ce furent l'éclat de cet objet et le pseudo-strabisme fatigant des globes oculaires qui produisirent tout le concert désordonné des mouvements réflexes qui eurent lieu.

Cette aventure me fit pour longtemps abandonner la méthode de Braid, et si j'y revins plus tard, et cela seulement comme moyen préparateur du sommeil, ce fut dans certaines circonstances particulières où les sujets étaient rebelles à d'autres procédés ; mais alors je l'employai modifiée selon les indications de M. le docteur Durand (de Gros) : l'objet à regarder était peu brillant, et le sujet à influencer le maintenait lui-même, loin des yeux et à peine à leur hauteur. De cette manière, il n'y avait plus de production de faux strabisme, ni d'excitation trop grande de la rétine.

Peu content de ces deux procédés, j'y substituai un moyen mixte. Tout en me faisant encore regarder dans les yeux par les sujets à hypnotiser, pendant une à deux minutes, je leur fis surtout l'affirmation de dormir, ainsi que le pratiquait l'abbé Faria ; et si les yeux ne se fermaient pas, je leur abaissais les paupières et, en plus de Faria, j'annonçais ensuite les principaux symptômes de la production du sommeil : le besoin de dormir, la pesanteur des paupières, le sentiment du sommeil, la diminution de l'acuité des sens, etc. Et ces symptômes je les leur répétais plusieurs fois d'une voix douce. Ainsi, par une suggestion multiple, mais tendant au même but, l'idée de dormir s'insinuait peu à peu dans leur esprit, et elle finissait enfin par s'y fixer.

A partir de l'établissement de cette réforme capitale dans ma manière d'hypnotiser, mes malades s'endormirent tranquillement et beaucoup plus vite. Je ne rencontrai plus que rarement des sujets qui, même dans les premières séances, présentassent de la dyspnée ; le sommeil se produisait bientôt, et avec autant de facilité et de calme que lorsqu'on s'endort du sommeil ordinaire. J'étais certainement en voie de progrès, et j'agissais à juste titre selon la devise : *tuto, cito et jucunde.* Mais les hommes sont ainsi faits ; ils ne sont jamais satisfaits et veulent toujours faire mieux. Et à cause de cette insatiabilité, pour ma part encore. j'eus dans l'avenir de nouvelles surprises désagréables. Comme il se présenta davantage de clients à mes séances, je voulus satisfaire le plus grand nombre d'entre eux, et afin de ménager du temps, je diminuai, puis je supprimai presque en entier le premier temps de mes hypnotisations. Je mis surtout mes soins à leur suggestionner les signes du sommeil, et je leur en inculquai les idées, non plus avec calme et avec douceur, ainsi que je faisais auparavant pour imiter le recueillement psychique de l'entrée en sommeil ordinaire, mais je parlai avec feu et une certaine brusquerie. En outre de quelques mouvements musculaires et convulsifs plus ou moins généralisés dont je devins facilement maitre, je vis apparaître ce que je n'avais pas encore rencontré : des accès de syncope. Par un retour trop brusque de l'attention sur les idées formatrices du sommeil, il m'advint de déterminer ces accès que l'on voit arriver si souvent dans la pratique de la médecine, à la suite d'une surprise, d'une émotion, de la vue du sang, de la crainte d'une opération, etc. etc. Dans ces cas de défaillance, la force nerveuse étant appelée trop vivement au cerveau sur l'idée émotive l'action motrice de ce dernier vers le cœur en est diminuée, puis à son tour, privé qu'il est de son excitant naturel : le sang, le cerveau cesse de penser activement en même temps que le cœur cesse presque d'agir. A part l'élément émotif, ce fut par un semblable mécanisme que se manifestèrent ces nouveaux accidents. Ils se renouvelèrent sept à huit fois. Ce fut trop. Mais je demande les circonstances atténuantes, car il y a des sujets qui tombent en faiblesse pour des riens. J'en ai rencontré un qui, malgré les meilleures précautions, eut de nouveau une syncope à la seconde fois que je tentai de le plonger dans le sommeil provoqué. Ce ne fut qu'en le couchant sur un canapé, à la troisième séance, que je parvins à pouvoir l'endormir. Dans ces derniers temps, j'eus encore un désagrément du même genre avec une dame sujette à la syncope, et cela pendant que je la laissais sommeiller dans un fauteuil. Les conséquences de ces accidents furent que je ne me pressai plus autant pour endormir mes malades : je refis mes suggestions avec plus de précautions et de lenteur, et depuis lors j'ai toujours eu à me féliciter d'être ainsi revenu à résipiscence.

S'il est des accidents qui surviennent pendant la période de la formation des états du sommeil provoqué, à l'opposé, il en est d'autres qui prennent naissance au sortir de ces états. La cause de ces seconds accidents est attribuée par moi à ce que je désuggestionnais mal pour réveiller ou à ce que je ne désuggestionnais pas du tout. J'ai prouvé ailleurs, et c'est une partie de mon credo, que le sommeil provoqué et le sommeil ordinaire sont du même ordre, parce que, du commencement à la fin, les phénomènes de l'un et de l'autre sont parallèlement identiques, et que l'idée de la mise en retraite de la pensée active caractérise ces états une fois qu'ils sont produits. Ils ne diffèrent qu'en ce que le dormeur ordinaire s'auto-suggestionne pour entrer dans son sommeil, au contraire de l'autre qui, dans le même but, est suggestionné par autrui; et qu'enfin le premier, tout au contraire encore, et pour la raison qu'il s'auto-suggestionne, reste isolé et conséquemment ne présente pas de catalepsie : il ne s'est endormi dans l'idée de qui que ce soit. Eh bien ! pour pousser la comparaison avec fruit sur le terrain que j'aborde, de même qu'au réveil pendant le sommeil ordinaire, s'il se fait brusquement, les personnes sortant de cet état sont comme étourdies, ou voient trouble, ou ont des tournoiements, ou chancellent, etc. ; de même au sortir du sommeil provoqué, il se présente des troubles physiologiques semblables chez ceux que l'on réveille. Ce sont ces phénomènes ultimes de perturbation qu'il faut savoir prévenir ou dissiper chez les hypnotisés. Faute d'avoir assez agi en ce sens, à cette époque même où j'étais débordé par trop de clients et où j'eus quelques sujets pris de défaillance, il m'advint une série d'incidents pathologiques par trop de précipitation pour réveiller, et, quoiqu'ils fussent légers, ils me donnèrent à réfléchir. Des malades restèrent somnolents le reste de la journée qui suivit l'hypnotisation : d'autres éprouvèrent de la céphalalgie, de la pesanteur de tête ou un engourdissement général, ou du malaise, ou des envies de vomir ; quelques-uns s'en allèrent comme s'ils étaient ivres, et l'un de ces derniers, en sortant de chez moi, alla tomber même contre une porte, etc. etc. C'était trop, et ce fut là plus qu'il n'en fallait, dès que j'en eus connaissance, pour me ramener dans le bon chemin que je n'aurais pas dû quitter. Je compris alors mieux que jamais que si, comme on l'a remarqué plus haut, trop de précipitation pour endormir par suggestion pouvait être nuisible, trop de précipitation pour réveiller amenant une désuggestion incomplète, pouvait encore avoir de fâcheuses conséquences. Instruit par ces remarques, j'en suis revenu à une désuggestion moins rapide à l'égard de mes malades, et, depuis, quand ils sortent de leur premier sommeil, je les fais attendre quelque temps encore, afin de les réveiller tout à fait, s'il leur reste quelques symptômes anormaux.

Depuis cette époque déjà lointaine, il m'est arrivé, sous ce rapport, de m'oublier encore quelquefois. Naguère, pour n'avoir pas été suffisamment désuggestionné, un de mes bons somnambules, qui avait reçu l'ordre désagréable de déganter une dame de force, à son réveil, fut tellement agacé de la résistance de cette dame que, rentré dans sa famille, il fut pris, pendant vingt minutes, de mouvements violents dans tout le corps, qu'au moment même du réveil, un rappel suggestif et immédiat au calme aurait empêché. Et si le médecin qui fut appelé eût eu connaissance de ce moyen, il aurait bien plus facilement maîtrisé l'accès et ses suites qu'avec des agents thérapeutiques.

C'est aussi pour une même étourderie qu'une fillette très nerveuse, âgée de neuf ans, et qui fut une première fois hypnotisée par moi, eut encore un long accès convulsif, cinq heures après être sortie de ma clinique. Elle y revint depuis lors, et grâce à des précautions attentives, l'accès qu'elle avait eu ne récidiva pas, et elle put continuer le traitement commencé, avec avantage. Voilà, certes, de gros péchés : que le médecin qui n'en a pas sur la conscience me jette la pierre !

Dans ma longue carrière d'hypnotiseur, j'ai en outre

observé d'autres accidents qu'il est bon de raconter pour l'instruction des lecteurs : ils présentent un véritable intérêt. Ils ne furent pas l'effet d'une entrée trop rapide dans les états de sommeil provoqué, ni d'une désuggestion finale, nulle ou incomplète. Ils résultèrent d'expériences que je fis sur des somnambules et, par eux-mêmes, ils démontrent qu'il faut être sobre de suggestions qui, quoique instructives, affectent douloureusement les sujets. Une fois que, pendant son sommeil, j'eus affirmé à l'une de mes somnambules qu'elle ressentirait de la douleur au pied gauche, dès qu'elle serait éveillée, cette douleur se manifesta en effet assez vivement pour qu'elle ne pût marcher. La chose constatée, je désuggestionnai aussitôt et je laissai partir la somnambule. Mais, ce à quoi je ne m'attendais pas, c'est que la douleur imaginaire revint dans la journée et força la malade à se coucher. Il faut admettre que la douleur, que je lui avait suggérée, ayant été fortement imprimée dans la mémoire, elle se reproduisit par une remémoration intestine et automatique de l'esprit. Toujours est-il que, quoique le remède ici soit à côté du mal, je ne recommencerai plus. Que de douleurs, que de symptômes nerveux prennent ainsi naissance chez des personnes impressionnables, par une affirmation inscient qu'elles s'en font ! Témoins les hypocondriaques.

Un autre somnambule avait reçu de moi la suggestion d'apercevoir, étant éveillé, un perroquet perché sur un meuble de mon bureau. Un jour, car je n'en avais pas fait la désuggestion, je le vis faire dans le vide un geste de la main et ensuite porter la même main à l'une de ses oreilles, comme s'il se fût passé quelque chose autour de lui. Je lui demandai la cause de son geste insolite. Il me répondit qu'il venait de repousser mon perroquet qui lui avait pincé l'oreille, et il me montra sur la main dont il s'était servi, des taches de sang que les assistants ni moi ne voyaient, pas plus qu'ils ne voyaient aussi l'oiseau taquin. Evidemment, cet homme rêvait éveillé de l'objet de son hallucination, et son rêve était une prolongation par association d'idées, de l'idée que je lui avais suggérée pendant son somnambulisme antérieur, un jour auparavant. Ce rêve s'était développé dans le sens étroit, constaté plus haut, mais, sous tous les autres rapports, il ne rêvait pas : il était resté sain d'esprit. — Conclusion : pour éviter le développement de pareils faits, il faut encore toujours désuggestionner.

Ce que je vais ajouter est aussi d'une grande utilité. Il y est démontré qu'on ne doit pas se contredire dans les suggestions que l'on fait à ses dormeurs, même à deux jours de distance.

Cette fois donc, je dis à un de mes somnambules, à peu près guéri de son mal, qu'il dormirait toute la nuit. Le lendemain, pour une autre raison, je lui ordonnai d'uriner deux à trois fois dans le même temps consacré au repos. Il me revint trois jours après, mais accompagné de sa femme. Tous deux étaient désolés. Une nouvelle maladie, de l'incontinence d'urine nocturne, s'était déclarée. Jugez de ma stupéfaction ! Je m'aperçus que cette incontinence était l'effet des affirmations contradictoires que j'avais faites il y avait quelques jours. Une simple affirmation de la guérison pendant l'état de somnambulisme suffit pour débarrasser le malade de cette émission d'urine d'un nouveau genre, et je passai aux yeux des deux époux pour un habile homme.

Tous les faits psychiques, plus ou moins pathologiques, dont je viens de parler, sont survenus dans diverses formes du sommeil provoqué. Ce sommeil, ce que Braid a démontré le premier, a pour élément formateur une concentration de l'attention des sujets à influencer sur une sensation prolongée et toujours la même de la vue, et par conséquent sur l'idée dont cette sensation est le point de départ; et elle est caractérisée par l'impossibilité absolue qu'ont les sujets bien endormis de pouvoir évoquer, par un effort volontaire, les idées qu'ils ont dans l'esprit, et de ne pouvoir se servir de leurs sens devenus inertes[1].

Mais, en outre des états du sommeil provoqué et du sommeil ordinaire, ce dernier remplissant le tiers de l'existence, ce qui implique son importance psychique et physiologique, il est d'autres phénomènes appartenant au même ordre de l'état passif et qui, chez l'homme éveillé, se développent encore comme les précédents par l'appel plus ou moins énergique de l'attention sur des idées. Il y a plus de vingt ans[2] que, par simple affirmation verbale, j'ai fait disparaître des symptômes morbides sur des malades non endormis et qui n'avaient jamais été hypnotisés. Déjà autrefois, les magiciens, les sorciers, en leur propre nom ou au nom du diable, opéraient des miracles en mal, comme le zouave Jacob, au nom des esprits, comme les saints et la Vierge qu'on implore en produisent encore aujourd'hui en bien, par une autosuggestion qu'on s'en fait. M. le Dr E. Lévy (de Nancy) raconte[3] « qu'à l'aide de la suggestion, il a pu rendre brusquement aphasique, pendant quelques instants, des personnes au cours d'une conversation. Dans un salon, il

[1] C'est par le même mécanisme, et je ne saurais trop le répéter, que se développe le sommeil ordinaire et l'engourdissement psychique et organique qui le caractérise. Ce qui confirme l'identité de ces deux états, c'est que le sommeil ordinaire se transforme en sommeil artificie par suggestion, et que ce dernier se résout en sommeil ordinaire. Du reste, dans le somnambulisme provoqué, le sujet dort du sommeil ordinaire pour ceux dont il est isolé. Le rapport établi avec l'endormeur et la catalepsie qui en découle, en sont les seuls signes surajoutés.

[2] *Du sommeil.* Paris, V. Masson.

[3] *Revue médicale de l'Est,* août 1886.

a même arrêté à la fois au milieu d'une partie de cartes, deux jeunes gens, au moment même où leurs mains se levaient pour abattre les cartes ». Cette méthode d'affirmation inopinée est très inférieure dans ses résultats à celle qui consiste à suggestionner pendant la durée des états de sommeil provoqués : elle a à sa disposition moins d'attention accumulée, quand on l'emploie à produire les effets que l'on désire ; aussi est-elle impuissante le plus souvent. Mais, c'est surtout chez les personnes que l'on a hypnotisées déjà souvent, ce qu'a surtout démontré M. le professeur Bernheim, qu'apparaît, dans toute sa réalité, la facilité de recevoir alors la suggestion verbale pendant la veille. Aussi, de cette prédisposition acquise, il peut en résulter, comme on va le voir, des inconvénients désagréables.

Une fois je voulus démontrer devant une mère que son fils que je traitais et qui avait déjà été hypnotisé par moi, était à même, tout éveillé, d'éprouver le contre-coup sur l'organisme d'une suggestion verbale. Aussitôt, par simple affirmation, je le rendis quelque temps muet. La chose démontrée, je le désuggestionnai. Ils repartirent jabotant ensemble et étonnés du prodige. Mais le lendemain, de grand matin, à ma grande surprise, le jeune homme m'arriva tout effaré ; il s'était habillé à la hâte et avec négligence : je me souviens même qu'il avait mis un bas bleu à une jambe et un rouge à l'autre. C'est qu'à son réveil, il avait voulu parler : mais sa voix était restée figée au fond de son gosier ! Qu'on juge de son effroi ! Je me hâtai, par suggestion, de lui rendre la parole dans le cours d'un nouveau sommeil provoqué, et je me promis, dans pareil cas, de mieux affirmer, désormais, l'oubli du phénomène suggéré. Je ne puis expliquer ce singulier mutisme qu'en ce que, sans doute, ce malade en dormant avait rêvé qu'il était redevenu muet.

Un de mes somnambules était aussi très sensible à

l'affirmation durant l'état de veille. Il suffisait de lui dire, avec l'air de la conviction, une chose fausse de l'ordre des sensations ou des idées à exécuter, pour qu'il y crût : on l'hallucinait et on lui faisait exécuter alors tout ce que l'on voulait. Ses compagnons d'atelier s'en étant aperçus, en abusèrent. Mais, averti par le contremaître, je mis ordre à ce qui se passait. Je le réendormis et je lui suggérai que personne, excepté MM. Bernheim, Liégeois et moi, n'aurait pouvoir de l'endormir et de le suggestionner. Dès lors on ne put plus abuser, que je sache, de sa crédulité excessive. Et ce fut un bien. C'est ainsi que les hypnotiseurs de Nancy agissent tous pour mettre leurs sujets à l'abri de l'action des profanes. Et puis, dans l'intérêt de ces hommes trop suggestibles, on a encore une autre ressource, c'est d'éviter, ce que d'après son expérience me disait, au Congrès, M. le Dr A. Voisin, c'est d'éviter de produire des hallucinations, etc., dans un but inutile ; ainsi on n'active pas leur mobilité psychique déjà trop grande, et l'on ne brise pas le peu de ressort qui leur reste pour résister aux impulsions provenant d'autrui.

Un autre de mes malades, étant guéri d'une sciatique très ancienne, afin d'empêcher le retour de son mal, j'eus plusieurs jours l'idée, ce qui m'avait réussi quelquefois, de le faire tressaillir en le surprenant par un mouvement inattendu et brusque, et en lui faisant en même temps l'affirmation de sa guérison. Peu après je rencontrai cet homme dans le service médical de M. Bernheim. Il avait à chaque instant des secousses nerveuses qui ébranlaient tout son corps et qui étaient analogues à celles que, pendant l'état de veille, je lui avais procurées auparavant. Sans doute qu'il se les était affirmées ; car il était très hypnotisable. A l'aide d'ingénieuses suggestions, M. Bernheim parvint à le débarrasser de ce tic venu de mes manœuvres perturbatrices.

Je me souviens encore qu'autrefois, en présence d'un médecin qui m'accompagnait dans une tournée chez mes malades, j'ai guéri de cette même manière, c'est-à-dire par surprise, une personne anémique et gastralgique depuis longtemps. Son affection disparut du coup. C'était encourageant. Mais il lui resta une soif vive qui ne se passa que peu à peu, d'après ce que j'appris d'elle plus tard. Si j'en avais eu l'idée, une seule suggestion, dans le sommeil provoqué, aurait sans doute pu suffire pour la débarrasser de ce besoin pénible ; mais on ne peut tout prévoir.

Des faits importants dont je viens de parler et qui me sont advenus, il découle qu'il ne faut jamais faire d'expériences de pure curiosité ; qu'il faut éviter l'emploi des procédés violents ; et que dans tous les cas, on doit, par suggestion pendant le sommeil, mettre dans l'esprit des somnambules que, sauf quelques hypnotiseurs, personne n'aura le pouvoir de les endormir et de les suggestionner à l'état de veille.

Cette dernière et sage précaution eut pourtant, un jour, entre mes mains, un fâcheux résultat. Une jeune fille, d'une intelligence hors ligne et qui, à la suite de mes hypnotisations, avait été débarrassée d'une hystérie à symptômes très anormaux, fut privée, pour cause de maladie, d'entrer à l'école normale supérieure où elle avait été reçue la première, parce que le médecin chargé de lui donner un certificat de santé, ayant voulu à son tour l'endormir, n'y parvint pas et lui procura bel et bien un accès nerveux très violent. Prise entre l'idée de dormir que ce médecin lui suggérait, et celle que, dans son dernier somnambulisme, je lui avais imposée de ne pas dormir avec d'autres qu'avec moi, ce dont je ne l'avais pas avertie, il en résulta pour elle un choc mental avec ses conséquences ; c'est-à-dire une nouvelle manifestation de ses accès hystériques antérieurs. Pour éviter un tel accident, il aurait fallu que je prévinsse d'avance cette jeune fille qu'elle ne pouvait être endormie par personne autre que moi, sous peine de troubles organiques ; ce à quoi je n'avais nullement songé.

Telle est ma confession, Monsieur le rédacteur ; je vous fais mon *meâ culpâ*. Il y a sans doute encore quelques gros péchés que j'ai omis, et quelques peccadilles qui m'échappent, perdus qu'ils sont dans l'oubli ; mais je n'ai rien celé.

Cette énumération de mes petits malheurs paraît importante de prime abord ; mais ces accidents, à ne les considérer que comparativement au nombre des malades que j'ai traités (car j'en ai hypnotisé plus de 7,500, dont beaucoup l'ont été plusieurs fois, et quelques-uns des centaines de fois), ces accidents n'apparaissent plus à l'examen que comme de légers nuages dispersés sur le ciel bleu. Et maintenant que la période des tâtonnements est passée ; que de nombreux adeptes se livrent à la pratique de l'hypnotisation, on peut dire qu'en raison de l'expérience acquise de jour en jour, les troubles organiques inhérents aux manœuvres hypnotiques deviendront de moins en moins fréquents et plus insignifiants. M. Bernheim confirme cette manière de voir par les résultats de sa clinique. Il dit dans son livre récent [1], « qu'il a seulement remarqué, chez ses sujets, quelques tremblements nerveux, quelquefois une respiration halitueuse, du malaise, de l'accélération du pouls, etc., et il note que ces phénomènes disparaissent dans les séances suivantes. Il ajoute que « l'hypnotisation bien maniée n'offre pas le moindre inconvénient. L'habitude prise, les sujets s'endorment paisiblement comme du sommeil ordinaire et se réveillent de même sans le moindre malaise. »

[1] Voy. *De la suggestion*, p. 411, 1886, Octave Doin. Paris.

Ces observations de M. Bernheim sont très justes, et il n'y a guère d'hypnotiseurs à Nancy, que je sache, qui aient eu les désagréments éprouvés par moi dans ma longue carrière hypnotique, en un temps où je marchais dans les ténèbres et presque sans guide.

Il a été constaté plus haut que, par l'affirmation des signes du sommeil ordinaire, on produit le sommeil provoqué; que par suggestion, dans le cours de ce dernier, on détermine sur les sujets endormis une foule de phénomènes psychiques et physiologiques ; enfin que, par une même injonction, celle de se réveiller, les sujets sortent de l'état passif dans lequel on les a mis. On a vu aussi que, dans la période de la veille, même chez les personnes qui n'ont pas encore été hypnotisées, on peut déterminer des effets qui sont le résultat des idées suggérées et dont on pénètre leur esprit. J'ai signalé encore, sans en démontrer la certitude, car ce n'est pas ici la place de soutenir cette thèse, que le sommeil ordinaire lui-même est la conséquence de la mise en retraite de la pensée loin des sens, à la suite d'une suggestion que l'on se fait à soi-même ; ce qui amène le repos des organes.

Il est aussi d'autres états de l'esprit, et conséquemment du corps, qui se manifestent très souvent ainsi dans le cours de la vie, et que je ne fais que signaler ; tels sont : les maladies, par autosuggestion plus ou moins inconsciente, plus communes qu'on ne le suppose ; tels sont : des états d'esprit comme *l'abstraction*, la colère, la peur, l'extase, la fascination, etc. Pour ne parler que de la fascination, il est des procédés, des tours de main, des manières de regarder, de parler, des influences par les bruits, la lumière, etc., qui amènent cet état, et dont le point de départ suggestif est une idée imposée. Une fois le sujet mis dans l'inertie de la pensée, le fascinateur s'empare de la volonté, de même que cela se pratique dans les états du sommeil provoqué, et il en est le maître absolu. Les magnétiseurs Donato, Hansen, etc., dans ces dernières années, se sont fait une grande réputation dans le genre d'expérimentation, et il faut l'avouer sans vergogne, par la production de faits curieux et étranges, ils ont grandement contribué à la vulgarisation de l'hypnotisme. N'étaient leurs expériences convaincantes, et même ces accidents, plus ou moins graves, qu'ils ont causés par suite de trop de brusquerie dans la production des phénomènes suggestifs, et surtout par l'oubli de désuggestionner, les savants n'auraient certainement pas été aussitôt appelés à s'emparer de l'étude des phénomènes excessivement intéressants qui sont sortis de cette monstruosité scientifique occulte que l'on appelait : le magnétisme animal.

Actuellement que les hommes de science se livrent à l'étude de l'hypnotisme et des autres états plus ou moins analogues qui sont des effets du moral sur le physique, les séances d'amateurs n'ont plus de raison d'être, pas plus que les appels à la proscription poussés contre cette nouvelle science tant de fois maudite. Ces appels n'auront guère d'écho, à présent que les vrais savants s'en occupent Déjà les adversaires qui la niaient hier, la reconnaissent aujourd'hui, il est vrai, comme dangereuse ; demain, forcés dans leurs derniers retranchements, ils la déclareront peut-être inutile, jusqu'à ce qu'enfin confondus et vaincus par l'évidence, ils seront obligés de l'admirer pour la lumière qu'elle répandra sur la psychologie, la médecine, le droit, la pédagogie, la philosophie, la religion, l'histoire etc., et sur eux-mêmes.

Veuillez recevoir, Monsieur le rédacteur en chef, l'assurance de ma considération la plus distinguée.

A. LIÉBEAULT.

Extrait de la revue de l'hypnotisme, 1er octobre et 1er novembre 1886, p. 105 et 143.

TABLE DES MATIÈRES

PREMIÈRE PARTIE

DEUXIÈME PARTIE

APPENDICE

Tours, imprimerie Deslis Frères, rue Gambetta, 6.

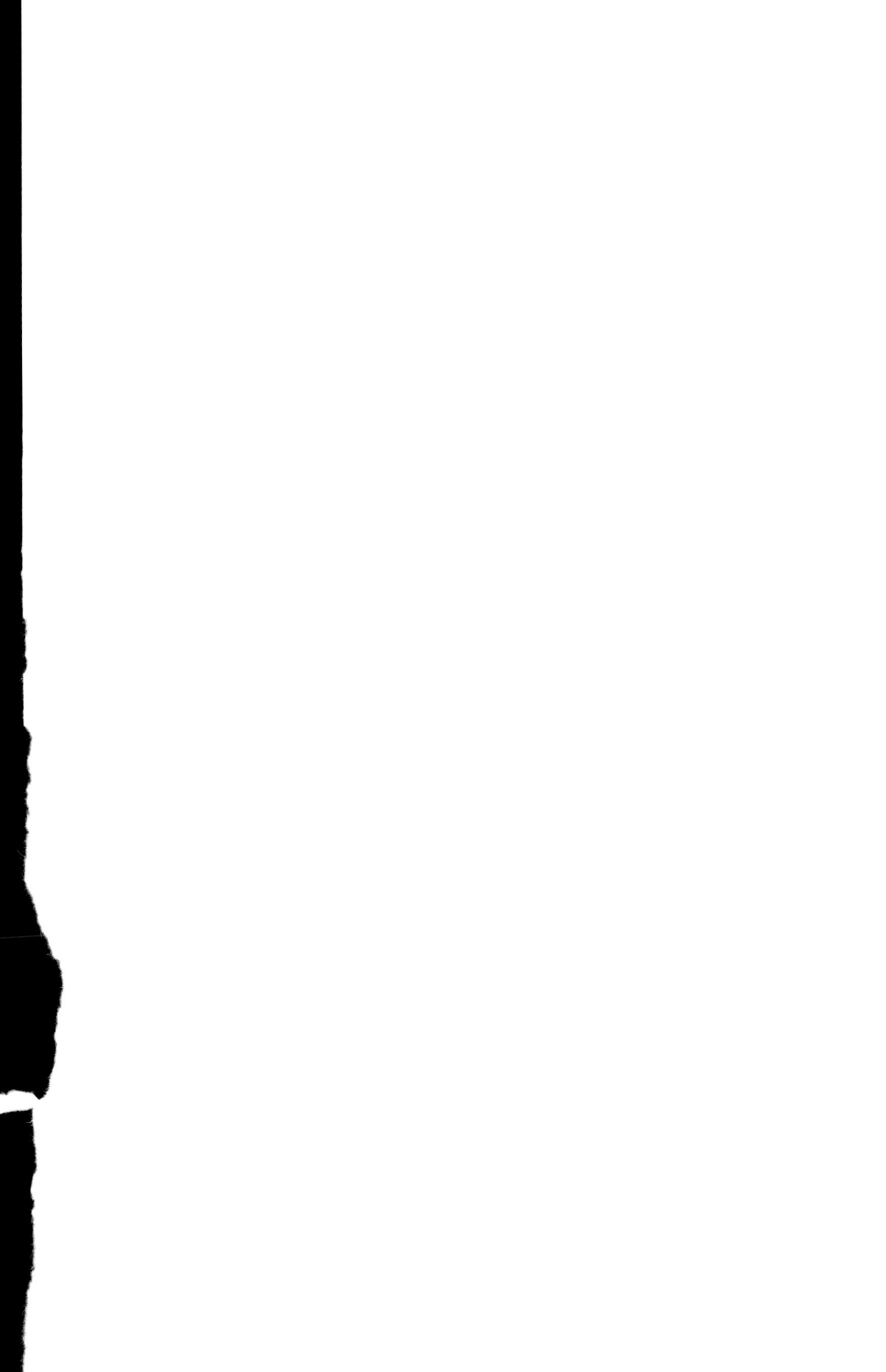

www.ingramcontent.com/pod-product-compliance
Ingram Content Group UK Ltd.
Pitfield, Milton Keynes, MK11 3LW, UK
UKHW012158240726
13966UKWH00002B/426